# Inhalt

7 Einleitung

12 Labor beim Gesunden
Vorsorgeuntersuchung – Blutgruppenbestimmung

18 Blut und Labor
Rote Blutkörperchen – Anämien – weiße Blutkörperchen – Leukämie – Blutplättchen – Differentialblutbild – Blutgerinnung – Blutsenkung

69 Leber und Labor
Bilirubin – Gamma GT – Alkalische Phosphatase – GOT und GPT – LDH und HBDH – Ammoniak – Hepatitis-Serologie

100 Herz und Labor
Herzinfarkt – Myoglobin – Myosin – CPK und CK-MB – Herzschwäche

110 Lunge und Labor
Lungenentzündungen – Lungenkrebs

117 Bauchspeicheldrüse und Labor
Pankreatitis – Amylase – Lipase – Pankreasfunktionstests – Chymotrypsin im Stuhl

125 Schilddrüse und Labor
Überfunktion und Unterfunktion – Thyroxin – Trijodthyronin – TSH und TRH-Test

136 Harnwege und Labor
Kreatinin – BUN – Harnuntersuchung

155 Stuhluntersuchungen

161 Bluthochdruck und Labor

164 Zuckerkrankheit und Labor
Blutzucker – oraler Glukose-Toleranztest – Insulin und C-Peptid – HbA1c – Fructosamin

174 Rheuma und Labor
Rheumafaktoren – zirkulierende Immunkomplexe – Antinukleäre Antikörper

# Inhalt

182 Gicht und Labor
Harnsäure

186 Fettstoffwechselstörungen und Labor
Cholesterin – Triglyceride

191 Entzündungen und Labor
Akute-Phase-Proteine – Phosphohexose-Isomerase

200 Infektionskrankheiten und Labor
Immunglobuline – Borrelien-Antikörper – Chlamydien-Antikörper – Campylobacter-Antikörper – Streptokokken-Serologie – Syphilis-Serologie

220 Krebs und Labor
Tumormarker

245 AIDS und Labor

248 Alkoholismus und Labor

252 Mineralstoffe im Labor
Natrium – Kalium – Kalzium – Chlorid – Phosphat – Magnesium – Eisen – Kupfer – Selen

289 Hormone und Vitamine im Labor
Katecholamine – Parathormon – Gastrin – Vitamin D und Calcitriol – Vitamin B 12 und Folsäure

303 Eiweiß im Labor

308 Medikamentenbestimmung

312 Mikrobiologie und Bakteriologie

314 Zytologie und Histologie

316 Medizinische Fachausdrücke von A–Z

368 Verwendete und weiterführende Literatur

372 Register

# Einleitung

Laboruntersuchungen spielen in der modernen Medizin eine immer größere Rolle. Sie werden nicht nur zur Diagnose, also Erkennung der Krankheit herangezogen, sondern auch zur Verlaufskontrolle und zur Überwachung der Behandlung. Es ist ja schließlich für den Arzt sehr wichtig zu wissen, ob sich seine Maßnahmen bewähren, ob der Patient auch seinen Teil beiträgt (Diät, regelmäßige Medikamenteneinnahme usw.) und ob Komplikationen (Metastasen bei Krebs, neue Erreger bei Infektionen) drohen.

Der medizinischen Wissenschaft stehen derzeit rund 1000 verschiedene Labortests zur Verfügung. Es ist jedoch zu erwarten, daß die Zahl der möglichen Untersuchungen in den nächsten Jahren noch rasant steigen wird. Beinahe wöchentlich entdecken die Forscher neue chemische Verbindungen, Eiweißkörper und Hormone. Auch diese lassen sich erfahrungsgemäß sehr rasch für diagnostische Zwecke nutzen.

Einem einzelnen Menschen (selbst wenn er Medizin studiert hat) ist es kaum möglich, all diese Tests zu kennen und die Zusammenhänge genau zu verstehen. Viele Untersuchungen haben alleine zuwenig Aussagekraft – sie sind nur ein Baustein des Mosaiks, aus dem sich die Diagnose zusammensetzt. Andere deuten nur einen unbestimmten Verdacht an oder sind nur bei ganz seltenen Fragestellungen wertvoll.

Worauf wir hinauswollen: Dieses Buch soll weder Panik erzeugen noch mithelfen, den behandelnden Arzt zu ersetzen. Wir sehen unsere Aufgabe darin, durch Information mehr Verständnis für ärztliche Maßnahmen zu erzeugen, aber auch die aktive Selbsthilfe zu fördern. Wer versteht, was in seinem Körper gerade vorgeht, kann sich dieser Situation gezielt anpassen und so entscheidend zum Heilungsprozeß beitragen.

**Einleitung**

## Wie wird eine Diagnose gestellt?

Auch heute noch sind das ärztliche Gespräch und die genaue, körperliche Untersuchung des Patienten die Grundpfeiler der ärztlichen Diagnostik. Hier wird der Arzt aus Fleisch und Blut auch in Zukunft allen technischen und laborchemischen Neuerungen überlegen bleiben.

Auch die elektronische Datenverarbeitung wird hier keine wesentliche Änderung bringen. Kein noch so perfekter Computer kann binnen weniger Minuten einen Patienten in all seiner Vielschichtigkeit derart genau erfassen wie ein erfahrener Arzt. Viele Diagnosen werden ja schon mit einem Blick gestellt, in dem Augenblick, wo der Patient die Praxis betritt. So erkennt man einen an Morbus Parkinson (Schüttellähmung) Leidenden an seiner Stimme, am kleinschrittigen Gang und am seltsam starren Gesichtsausdruck (herabgesetzte Mimik). Diesen Eindruck kann kein Laborwert vermitteln.

Andere Diagnosen ergeben sich erst durch gute Menschenkenntnis und genaue Beschreibung der Symptome. Nur der Arzt, niemals die Labormaschine, kann eine larvierte (»versteckte«) Depression erkennen – eine Seelenkrankheit, die sich hinter einer Vielzahl von körperlichen Beschwerden verschanzt. Ohne ausführliches Gespräch wird sich diese Krankheit niemals entlarven lassen.

Grob geschätzt, werden nach wie vor rund 80 Prozent aller Diagnosen nur mittels der fünf Sinne des Arztes gestellt. Für die restlichen 20 Prozent wird der immense technische Aufwand in der Medizin getrieben. Mit teuren Darstellungsmethoden (Computertomogramm usw.) und teils aufwendigen Laboruntersuchungen.

Labortests sollen möglichst gezielt erfolgen. Es ist überhaupt nicht sinnvoll, gleichsam schrotschußartig eine große Zahl an Untersuchungen durchführen zu lassen, in der Hoffnung, daß irgend etwas »hängenbleibt«. Selten bringt eine große Menge nahezu gleichartiger Tests eine wertvolle Zusatzinformation. Nicht

## Einleitung

der Arzt ist der beste, der die meisten Werte bestimmen läßt (»Der bemüht sich halt für mich...«), sondern jener, der mit sparsamen Mitteln zur richtigen Diagnose gelangt. Der seinen Patienten nicht unnötig belastet.

Auch ist die routinemäßige Bestimmung einer ausgedehnten Laborpalette wirtschaftlich nicht vertretbar. Schon laut Statistik werden bei derart unkontrolliertem Vorgehen sehr häufig falsch-positive Befunde erhoben, was zu unnötiger Beunruhigung des Patienten, allenfalls sogar zu falscher Behandlung führt. Meistens reicht es, für gewisse Fragestellungen eine oder zwei Laboruntersuchungen durchführen zu lassen.

Ziel dieses Buches soll es sein, dem mündigen Patienten und interessierten Leser die Deutung wichtiger Laboruntersuchungen zu ermöglichen. Es wird kaum gelesen werden wie ein Roman, sondern ist als Nachschlagewerk gedacht.

### Was bedeuten normale oder abnormale Befunde?

Was ist schon normal? Normal kann den weitgesteckten Rahmen zwischen nicht festgestellter Krankheit und bestmöglicher Gesundheit umfassen. Normal kann in der Labordiagnostik manchmal auch nur rein statistischen Wert haben.

Bei den meisten Laborwerten werden obere und untere Grenzen angegeben. Oft mit genauen Kommastellen, obwohl der Normbereich sehr breit ist. Solche Werte sind eine Frage der Übereinkunft. Hier wird statistisch ermittelt, welche Werte 95 Prozent der gesunden Menschen aufweisen — daraus ergeben sich Ober- und Untergrenzen. Was keinesfalls heißt, daß Werte knapp darüber oder darunter bereits schweres Siechtum bedeuten. Andererseits auch nicht, daß Werte im normalen Grenzbereich hundertprozentige Gesundheitsgarantie liefern. Gerade dann liegt es am guten Arzt, zu werten und weitere Zusatzinformationen einzuholen.

Normal kann also bedeuten, daß bei 95 Prozent aller gesunden Menschen das Ergebnis der Untersuchung

## Einleitung

in diesem Bereich rangiert. Gleichzeitig bedeutet das aber auch, daß bei 5 Prozent aller Menschen die Werte nicht im Normalbereich zu finden sind, ohne daß eine Krankheit vorliegt. Umgekehrt kann es bei vielen Erkrankungen auch Überschneidungen in den Normbereich hinein geben. Daraus muß geschlossen werden, daß auch Kranke noch normale Werte aufweisen können. Der menschliche Organismus ist ein überaus kompliziertes System – manches läßt sich eben nicht von vornherein genau abschätzen. Daher warnen wir vor der Überbewertung von Laborbefunden und raten dringend, sich in jedem Fall dem Arzt anzuvertrauen.

Bei manchen Laborwerten hat die wissenschaftliche Entwicklung bestimmte Annahmen immer wieder überholt. Beispiel Cholesterinspiegel: Vor einigen Jahren wurden in vielen Labors Werte bis 299 mg% als normal eingestuft. Dann sank die Grenze auf 270 mg% (steht heute noch in Lehrbüchern angehender Ärzte). Heute heißt der Schlachtruf zwar: »Cholesterin 200!« Aber schon wieder haben die Forscher etwas Neues entdeckt. Nämlich das HDL-Cholesterin, das »gute« also, das als Schutzfaktor gegen das »böse« LDL dient. Gesamtcholesterin 240 bedeutet also keinesfalls gesundheitliche Verdammnis, wenn der HDL-Wert hoch genug ist. Diese Information muß sich der Arzt eben verschaffen.

Cholesterin
→ Seite 187

Laborbefunde werden nach Empfindlichkeit (Sensitivität) und Krankheitsbezogenheit (Spezifität) beurteilt. Die Sensitivität gibt an, mit welcher Wahrscheinlichkeit ein Labortest die richtige Diagnose einer Erkrankung ermöglicht. Eine Sensitivität von 100 Prozent heißt, daß eine Krankheit durch einen abnormalen Befund mit Sicherheit erkannt werden kann. Eine Sensitivität von 60 Prozent heißt hingegen, daß nur bei 60 Prozent der Kranken dieser Test krankhaft ausfällt. Die Spezifität gibt die Fähigkeit eines Tests an, wirklich Gesunde als solche zu erfassen. 100 Prozent heißt, daß jede Person mit einem Normalwert auch tatsächlich gesund ist.

# Einleitung

## Aufbau des Buches

Wir haben uns in diesem Werk auf die häufigeren Laborwerte beschränkt. Das heißt, dieses Buch ist natürlich nicht vollständig. Auf solche Untersuchungen, die nur sehr selten erhoben werden, oder jene, deren Erklärung alleine dem Arzt vorbehalten bleiben sollte, wurde verzichtet.

Im Hauptteil haben wir versucht, Organsysteme zu beschreiben und in Beziehung zu entsprechenden Laboruntersuchungen zu setzen.

»Leber und Labor« zum Beispiel erklärt die Aufgaben dieses Organs, die wichtigsten Krankheiten und alle Tests, die in diesem Zusammenhang Bedeutung haben. Der zweite Teil beschäftigt sich mit den verschiedenen Krankheitsgruppen und den bei deren Diagnose und Behandlung eingesetzten Labortests. Im dritten Teil werden Werte beschrieben, die ebenfalls häufig bestimmt werden, sich aber nicht bestimmten Organen oder Krankheiten zuordnen lassen, wie etwa die Mineralstoffe.

Im Register schließlich sind sämtliche besprochenen Labortests alphabetisch aufgelistet. Wenn Sie sich für einen bestimmten Test interessieren, so können Sie nachschlagen und erfahren: Was bedeutet der betreffende Wert überhaupt? Was bedeuten erhöhte bzw. erniedrigte Werte?

Einige Fachausdrücke sind in einem Buch über dieses Thema unumgänglich. Wir haben uns bemüht, die verschiedenen Begriffe immer gleich im Text zu erklären. Als weitere Verständnishilfe werden die häufiger genannten Vokabel im Anhang in einem kleinen Lexikon medizinischer Fachausdrücke nochmals kurz erläutert.

# Labor beim Gesunden

Bei der Durchführung von Laboruntersuchungen muß strikte zwischen Gesunden und Kranken unterschieden werden. Es wäre keineswegs sinnvoll, bei einem gesunden Menschen eine Laborpalette von, sagen wir, 20 verschiedenen Werten bestimmen zu lassen. Eine sinnlose und vor allem teure Maßnahme. Natürlich ist auch beim Gesündesten schon aus statistischen Gründen zu erwarten, daß bei so großem Aufwand der eine oder andere Wert nicht ganz im Normbereich liegen wird. Das hat aber meistens nicht viel zu besagen. Denn:

## Was ist normal?

Als normal werden bei Laboruntersuchungen jene Werte bezeichnet, die 95 Prozent der Gesunden aufweisen. Da der Körper des Menschen aber durchaus individuell gebaut ist und auch so reagiert, finden sich immer wieder von der Norm abweichende Werte, obwohl der Getestete nachweislich völlig gesund ist. Sein Körper ist eben auf einen etwas höheren Wert im Einzelfall programmiert.

Wobei außerhalb der Norm liegende Laborwerte immer wieder auch auf schlechte Vorbereitung des Patienten zurückzuführen sind: Wenn er zum Beispiel bei der Blutzuckerbestimmung doch nicht ganz nüchtern war. Dazu können Fehler bei der Probenentnahme kommen (zu lange oder zu warme Lagerung von Blut- und Harnproben, schlechte Durchmischung bei Gerinnungsuntersuchungen...) oder – selten, aber doch – Fehler im Labor auftreten.

*Blutzucker*
*→ Seite 165*

Wird also beim Gesunden oder sich gesund fühlenden Menschen ein mäßig abweichender Wert festgestellt, so ist es am vernünftigsten, diese Untersuchung vorerst einmal zu wiederholen. Nur nicht voreilig in Panik geraten!

Weicht ein erhobener Befund stark vom Normbereich ab, oder bestehen Symptome, die zum abweichenden

## Vorsorgeuntersuchung

Befund passen (zum Beispiel Muskel- und Gelenk-schmerzen bei stark erhöhter Harnsäure), so ist eine gezielte Laborkontrolle erforderlich.
Bei manchen Laborwerten müssen unbedingt Ge-schlecht und Alter der Testperson bekannt sein. Sexu-alhormone kommen zum Beispiel bei Männern, Frauen und Kindern in höchst unterschiedlicher Kon-zentration vor.
Die Alkalische Phosphatase muß bei Kindern im Wachstumsalter sogar erhöht sein, um als normal zu gelten (wegen des Knochenwachstums). Im Erwach-senenalter hingegen würde ein erhöhter Wert Ver-dacht auf Erkrankung der Gallenwege oder der Kno-chen bedeuten.
Manche Laborergebnisse können durch bestimmte Medikamente oder Nahrungsmittel beeinflußt wer-den. So bewirken Abführ- und Entwässerungsmittel Abweichungen im Elektrolythaushalt (Natrium, Ka-lium, Magnesium usw.). Manche Präparate (etwa ge-gen Epilepsie) können genauso wie Alkohol eine Erhö-hung der Gamma-GT hervorrufen.
Schließlich kann auch körperliche Belastung Verände-rungen von Laborwerten auslösen. Zum Beispiel wun-dern sich selbst viele Ärzte über gewaltige Erhöhungen der CPK (Kreatin-Phosphokinase) bei offensichtlich gesunden Menschen – bis sie herausfinden, daß sich diese, ohne trainiert zu sein, beim Sport völlig ver-ausgabt haben (häufig der Fall bei Hobby-Marathon-läufern, die dann oft auch Blut in Harn und Stuhl haben).

Harnsäure
→ Seite 183

Alkalische
Phosphatase
→ Seite 83

Gamma-GT
→ Seite 80

CPK
→ Seite 104

## Vorsorgeuntersuchung

Das im Rahmen von Vorsorgeuntersuchungen ange-botene Programm reicht aus, um einen recht guten Überblick über den Gesundheitszustand zu erhalten. Natürlich sollte von Krankenkassenseite neuen, wis-senschaftlichen Erkenntnissen rascher Rechnung ge-tragen werden, als dies der Fall ist. Wir denken da vor allem an die Messung des Cholesterinspiegels, wo der

## Labor beim Gesunden

Gesamtwert erst dann wirklich Aussagekraft hat, wenn er in Beziehung zum HDL (dem »guten« Cholesterin) gesetzt wird.

Derzeit umfaßt das Programm der Vorsorgeuntersuchung folgende Laborwerte:

Cholesterin
→ Seite 187

Triglyceride
→ Seite 190

Harnsäure
→ Seite 183

Blutzucker
→ Seite 165

Gamma-GT
→ Seite 80

Blutsenkung
→ Seite 67

Harnuntersuchung
→ Seite 141

Stuhltest
→ Seite 159

◆ Cholesterinspiegel

◆ Triglyceride

◆ Harnsäure

◆ Nüchtern-Blutzucker

◆ Gamma-GT

◆ Blutsenkung

◆ Untersuchung des Harns mittels Teststreifen

◆ Untersuchung des Stuhles auf Blut (zumindest bei über 40jährigen)

Alle diese Werte geben Auskunft über die Beschaffenheit der einzelnen Organsysteme – ohne Anspruch auf Vollständigkeit, aber geeignet als grobes Screening.

## Blutgruppenbestimmung

Der Österreicher Karl Landsteiner erhielt 1930 für seine Entdeckung der Blutgruppen A, B und 0 den Nobelpreis. Landsteiner erkannte, daß auf der Oberfläche von roten Blutkörperchen bestimmte Merkmale vorhanden oder nicht vorhanden sind, die bei Kontakt mit Fremdblut die Verträglichkeit beeinflussen.
Erhält ein Mensch eine unpassende Blutkonserve, so können schwerste Schockzustände, oft mit tödlichem Ausgang, auftreten. Es kommt zur Zusammenballung der roten Blutkörperchen und in weiterer Folge zur Zersetzung derselben (Hämolyse). Die zerstörten roten Blutkörperchen (Erythrozyten) verstopfen Blutgefäße. Das bringt den Kreislauf zum Erlahmen. Darüber

## Blutgruppenbestimmung

hinaus werden große Mengen des roten Blutfarbstoffes Hämoglobin frei und schädigen die Nieren. Im Extremfall stirbt der Betroffene an Nierenversagen.

### Das AB0-System

Erythrozyten weisen an der Oberfläche zwei Merkmale auf: das Merkmal A, das Merkmal B oder keines davon. In diesem Fall spricht man von Blutgruppe 0. Da ein Mensch von jedem Elternteil ein Merkmal erhält, sind folgende Kombinationen möglich: A und A sowie A und 0 ergeben Blutgruppe A, B und B sowie B und 0 sind Blutgruppe B, A und AB ergeben Blutgruppe AB, 0 und 0 natürlich Blutgruppe 0. Ein Mensch, der keine A- oder B-Merkmale im Blut hat, verträgt grundsätzlich kein Blut von Menschen, die eines dieser Merkmale oder beide haben. Das bedeutet, daß ein Mensch mit Blutgruppe 0 nur Konserven mit Gruppe 0 erhalten darf. Sein Blut allerdings wird in begrenzten Mengen von Menschen mit den Blutgruppen A, B oder AB vertragen. Er gilt somit als Universalspender.
Ein Mensch mit der Blutgruppe AB könnte in Notfällen Blutkonserven von allen Menschen erhalten. Er ist somit ein Allesempfänger. Als Spender hingegen kommt er nur für andere Menschen mit der Blutgruppe AB in Frage.
Menschen mit der Blutgruppe A oder B können von anderen Menschen mit einer dieser Blutgruppen, aber auch solchen mit Blutgruppe 0 Blut bekommen. Ihr Blut darf jedoch keinesfalls an Patienten mit der Blutgruppe 0 abgegeben werden.
Im deutschsprachigen Raum sind 43 Prozent Träger der Blutgruppe A, 13 Prozent haben Blutgruppe B, 38,5 Prozent Blutgruppe 0 und 5,5 Prozent Blutgruppe AB.

### Das Rhesus-System

1940 wurde ein weiteres Blutgruppensystem entdeckt. Es fand sich nämlich auf den roten Blutkörperchen von

## Labor beim Gesunden

Rhesusaffen ein Antigen, das dann auch bei den meisten Menschen (85 Prozent der Mitteleuropäer) nachweisbar war. Dieser Faktor wurde nach den Affen einfach Rhesus-Faktor genannt.

Die Entdeckung dieses Faktors ist ein ähnlich großer Durchbruch wie seinerzeit die Entdeckung des ABO-Systems. Damit konnte erstmals eine Erklärung für manchmal auftretende Blutzerstörung (Hämolyse) bei nicht erstgeborenen Neugeborenen sowie für Unverträglichkeitsreaktionen von Menschen gefunden werden, die schon mehrmals Blutkonserven erhalten hatten.

Menschen, die keinen Rhesus-Faktor im Blut aufweisen, entwickeln dann, wenn sie Rhesus-positives Blut erhalten, Abwehrstoffe (Antikörper) gegen den Rhesusfaktor.

Bei der Geburt eines Kindes, das vom Vater her Rhesus-positiv ist, tritt meist etwas Blut vom Kind in den Kreislauf der Mutter über. Diese entwickelt dann in ihrem Blut Antikörper gegen den Rhesus-Faktor.

Das erste Kind kommt völlig normal und ohne Komplikationen auf die Welt. Gefahr besteht erst für das zweite. Dann nämlich wirken die Antikörper der Mutter im kindlichen Blutkreislauf und zerstören die roten Blutkörperchen des Ungeborenen.

Das Kind kommt entweder tot zur Welt oder entwickelt eine schwere Störung, die man in der Fachsprache Morbus hämolytikus neonatorum nennt. Deutlichstes Anzeichen ist schwere Gelbsucht.

Man weiß heute, daß das Rhesus-System aus mehreren, unterschiedlichen Antigenen besteht. Diese werden als Merkmal D, C und E bezeichnet. Ist Merkmal D nicht nachweisbar, dann ist der Mensch Rhesus-negativ. Ist es aber nachweisbar, ist der Mensch Rhesus-positiv. Die Bestimmung der Faktoren C und E ist im allgemeinen weniger wichtig, da sie nur selten zur Bildung nennenswerter Konzentrationen an Antikörpern Anlaß geben. Ihre Bestimmung wird dann notwendig, wenn bei einem Patienten unerklärliche Blutgruppenunverträglichkeit auftrat. Außerdem sind die Untergruppen bei Vaterschaftsnachweisen von Bedeutung.

## Blutgruppenbestimmung

## Kell-System

Neben dem AB0- und dem Rhesus-System werden nun noch andere Blutgruppen-Antigene nachgewiesen. Das wichtigste, zusätzliche Antigen ist das sogenannte K-Antigen des Kell-Systems. Vergleichbar mit den Untergruppen C und E des Rhesus-Systems werden diese K-Antigene bei Vaterschaftstests angewendet. In letzter Zeit werden sie auch bei Blutgruppenbestimmungen berücksichtigt.

## Die Kreuz-Probe

Vor jeder Bluttransfusion muß eine Kreuz-Probe durchgeführt werden. Dabei wird die Verträglichkeit zwischen Spenderblut und Empfängerblut überprüft. Gefährliche Reaktionen durch Unverträglichkeit werden damit weitgehend vermieden.

Bei der Kreuzprobe wird das Serum des Empfängers mit den Erythrozyten des Spenders vermischt. Dabei kann man mit freiem Auge erkennen, ob im Spenderserum Antikörper gegen den Empfänger vorliegen. Es klumpen sich nämlich die roten Blutkörperchen des Empfängers deutlich sichtbar zusammen, wenn Antikörper vorhanden sind.

Auch der umgekehrte Test kann durchgeführt werden: Das Serum des Spenders wird mit Erythrozyten des Empfängers vermischt (daher der Name Kreuz-Probe). Auch hier wird Unverträglichkeit durch Zusammenballen (Agglutination) von roten Blutkörperchen sichtbar.

# Blut und Labor

Unser Blut ist eine höchst vielseitige Flüssigkeit. Es besteht aus der Blutflüssigkeit (Plasma) mit Eiweiß, Salzen, Nährstoffen und Stoffwechselprodukten sowie aus den Blutzellen. Zellen sind die weißen Blutkörperchen (Leukozyten), die für die Körperabwehr zuständig sind, die roten Blutkörperchen (Erythrozyten), die den Sauerstofftransport besorgen, und die Blutplättchen (Thrombozyten), die der Blutstillung dienen.

Leukozyten
→ Seite 30

Thrombozyten
→ Seite 34

Der Körper von Erwachsenen enthält rund fünf Liter Blut (Männer ein wenig mehr als Frauen). Lunge, Nieren, Leber und das blutbildende Knochenmark sorgen für die richtige Zusammensetzung des Blutes. Weil so viele Organe beteiligt sind, ist das Blut natürlich entsprechend störungsanfällig. Schon wenn die Konzentration der Wasserstoffionen (pH-Wert zwischen 7,38 und 7,44) nicht mehr ganz stimmt, liegt eine krankhafte Situation vor.

Atemstörungen können den Blut-pH-Wert in den sauren Bereich bringen, was lebensgefährlich sein kann (Azidose).

Das Blut besorgt den Gasaustausch, indem es in der Lunge mit Hilfe des Farbstoffes der roten Blutkörperchen (Hämoglobin) Sauerstoff an sich bindet und dann in alle Gewebe transportiert. Aus den Geweben nimmt das Blut Kohlendioxid auf, das dort als Endprodukt des Energiestoffwechsels entsteht. Kohlendioxid gelangt beim gesunden Menschen mit dem Blut in die Lunge und wird von dort ausgeatmet.

Nahrungsstoffe, die im Darm aufgenommen werden, gelangen mit dem Blut zur Verarbeitung in die Leber und in weiterer Folge von der Leber zu den einzelnen Zielorten im Körper, wo sie ihre verschiedenen Funktionen zu erfüllen haben. Das Blut bringt auch jene Stoffe, die der Körper als »Abfall« unbedingt ausscheiden muß, zu den Nieren, die dann Harn erzeugen, in dem der Abfall den Körper verläßt.

Unzählige weitere Stoffe (Hormone usw.) werden über das Blut von den Produktionsstätten (den Drü-

Erythrozyten

sen) zu den Erfolgsorganen transportiert. Weiße Blutzellen erzeugen Antikörper, die schädliche »Eindringlinge« (Bakterien, Viren usw.) angreifen und vernichten sollen.
Schon die Bestimmung des Verhältnisses der einzelnen Blutbestandteile zueinander sowie deren Gesamtzahl läßt für den Arzt Rückschlüsse auf eine ganze
Reihe von gesundheitlichen Störungen zu. Nicht nur
das Blut betreffend, sondern auch viele andere Organe und Organsysteme.

## Erythrozyten (rote Blutkörperchen)

**Mit der Zählung und Vermessung der roten Blut-
körperchen nach in der Folge erklärten Gesichtspunkten kann das Vorhandensein einer Anämie
(Blutarmut) oder Polyglobulie (Vollblütigkeit) festgestellt werden. Mit Hilfe der sogenannten Erythrozyten-Indizes können Abweichungen sowohl
der Größe als auch des Hämoglobingehaltes (roter
Blutfarbstoff, Sauerstofftransporteur) erkannt
werden.**
Normalwerte:
Erythrozyten: 3,9 bis 6 Millionen mm$^3$

Erythrozyten-Indizes:
MCV: 80 bis 100 fl
MCH: 27 bis 34 pg
MCHC: 31 bis 36 g/l

Hämatokrit (Anteil der geformten Bestandteile, also
der roten und weißen Blutkörperchen sowie der
Blutplättchen am Gesamtblut in Prozenten): 35 bis
52%.

Hämoglobin: 11,8 bis 17 g/dl.
Die Bestimmung erfolgt aus dem Vollblut (also
nicht nur aus dem Serum, der Blutflüssigkeit).

**Blut und Labor**

## Was sind Erythrozyten?

Die roten Blutkörperchen arbeiten als Transporteure des Sauerstoffes. Sie enthalten das Hämoglobin, das den Sauerstoff bindet.

Erythrozyten sind scheibenförmige Zellen, die im ausgereiften Zustand im Gegensatz zu fast allen Zellen keinen Kern besitzen. Sie erscheinen in der Mitte eingedellt und sind verformbar (sie passen sich damit auch kleinsten Blutgefäßen an). Das erleichtert den Gasaustausch.

Rote Blutkörperchen werden im Knochenmark gebildet. Für ausreichende Erzeugung zeichnen zum Beispiel Eisen, Vitamin B 12 und Folsäure mit verantwortlich. Mangel an diesen Stoffen verursacht Produktionsprobleme und somit eine Anämie (Blutarmut). Bei Blutarmut wird in den Nieren ein Hormon ausgeschüttet, welches das Knochenmark zur verstärkten Blutbildung anregt. Dieses Hormon heißt Erythropoetin. Es kann heute bereits gentechnologisch hergestellt werden und findet bei verschiedenen Krankheiten Anwendung.

Noch bevor sie in den Blutkreislauf abgegeben werden, verlieren die Erythrozyten ihren Zellkern. Junge, eben erst in den Blutkreislauf gelangte Erythrozyten (Retikulozyten) enthalten zwar keinen Kern mehr, aber noch Mitochondrien (diese sind die »Kraftwerke« der Zelle, in ihnen findet die Energiegewinnung statt. Rote Blutkörperchen benötigen diese Eigenschaft nicht). Bei Verdacht auf Anämie werden die Retikulozyten auch bestimmt. Ihr Anteil an der Gesamtzahl der roten Blutkörperchen ist ein Maß für die Blutneubildung.

Nach etwa 120 Tagen werden die roten Blutkörperchen aus dem Blutkreislauf entfernt und vorwiegend in der Milz (»Grab der Erythrozyten«) abgebaut. Freiwerdendes Hämoglobin wird durch Haptoglobin und Hämopexin aus den Blutgefäßen abtransportiert.

Eisen
→ Seite 275

Vitamin B 12
und Folsäure
→ Seite 298

Erythrozyten

## Was bedeuten die einzelnen Werte?

In modernen Labors erfolgen Zählung und Messung der Erythrozyten fast ausschließlich durch vollautomatische Geräte. Wir haben im Rahmen unserer Krankenhausausbildung die Erythrozyten noch unter dem Mikroskop gezählt. Die neuen Geräte aber zählen nicht nur, sie messen auch das Volumen (MCV) und den Gehalt an Hämoglobin. Aus diesen Werten können dann die anderen Indizes errechnet werden.

### Erythrozyten, Hämoglobin und Hämatokrit

Im Laborbefund wird unter »Erythrozyten« die Zahl der roten Blutkörperchen in einem Kubikmillimeter Blut angegeben. Hämoglobin, den roten Farbstoff und eigentlichen Sauerstoffträger, mißt man in Gramm pro Deziliter. Der Hämatokrit wird als Prozentsatz ausgewiesen.

Bei der Befundung werden der Reihe nach Erythrozyten, dann Hämoglobin und schließlich der Hämatokrit bewertet. Sind diese Werte erniedrigt, besteht Anämie (Blutarmut). Sind die Werte erhöht, besteht Polyglobulie (Vollblütigkeit).

Da die einzelnen roten Blutkörperchen unterschiedlich groß sein können und die Konzentration des Hämoglobins in den einzelnen Blutzellen stark schwanken kann, müssen diese drei Werte nicht im selben Ausmaß verändert sein.

Um eine Anämie oder Polyglobulie zu erkennen, ist das Hämoglobin der exakteste Wert. Dies deshalb, weil die Hauptfunktion der Erythrozyten der Sauerstofftransport ist und dieser vom Hämoglobin abhängt.

### MCV (Mittleres Corpusculäres Volumen)

Die Berechnung des MCV erlaubt die Unterscheidung zwischen Blutbildveränderungen mit kleinen Erythrozyten (Mikrozytose), normal großen Erythrozyten (Normozytose) und zu großen Erythrozyten (Makrozytose).

## Blut und Labor

### MCH (Mittleres Corpusculäres Hämoglobin)

Es wird auch manchmal HBE, Hämoglobin der Einzelerythrozyten, genannt. Ist das MCH erniedrigt, dann enthalten die einzelnen roten Blutkörperchen zuwenig Hämoglobin. Man spricht von hypochromem Blutbild. Bei normalem MCH ist das Blutbild normochrom, und bei erhöhtem MCH besteht eine hyperchrome Blutbildveränderung.

### MCHC (Mittlere Corpusculäre Hämoglobin-Concentration)

Die MCHC erlaubt die Feststellung, ob in den roten Blutkörperchen Hämoglobin relativ zu ihrer Größe vermehrt oder vermindert ist. Ist die MCHC hoch, so enthält der Erythrozyt relativ viel, ist sie tief, relativ wenig roten Blutfarbstoff.

### Was bedeutet Erniedrigung von Erythrozytenzahl, Hämoglobin und Hämatokrit?

Ist die Zahl der Erythrozyten erniedrigt, liegt Blutarmut (Anämie) vor. Das Auftreten von Symptomen hängt sehr davon ab, wie schnell sich eine Anämie entwickkelt. Beginnt diese Erscheinung langsam, so können Patienten selbst bei einem Wert von zwei Millionen noch wenig Beschwerden haben. Rascher Beginn jedoch (akuter Blutverlust) führt schnell zu dramatischen Folgen (Kollaps).

Patienten mit Anämie erscheinen blaß. Haben sie ursprünglich eine dunkle Hautfarbe oder sind braun gebrannt, so erkennt der geschulte Arzt den Verdacht auf Anämie an einer Abblassung der Augenbindehaut. Betroffene sind leistungsschwach, werden rasch müde, leiden bei geringer Belastung unter Atemnot und haben oft auch erhöhten Herzschlag.

Als Ursache einer Anämie kommen vier grundlegende Mechanismen in Frage:

### Akuter Blutverlust

Bei akuten Blutungen (Verletzungen, Geschwüre usw.) fällt die Zahl der Erythrozyten erst nach ein bis

Erythrozyten

zwei Stunden ab. Die erste Laborveränderung, die gefunden wird, ist ein Anstieg der Thrombozytenzahl. Die Retikulozytenzahl beginnt erst nach rund drei Tagen zu steigen. Der Körper versucht, durch eilige Nachproduktion den Mangel an roten Blutkörperchen zu beheben. Sind die Eisenspeicher erschöpft, kommt es zu denselben Blutbildveränderungen wie bei der Eisenmangelanämie.

## Verkürzte Überlebenszeit der Erythrozyten (Hämolyse)

Bei den sogenannten hämolytischen Anämien werden die roten Blutkörperchen nicht so alt, wie sie sollten (rund 120 Tage). Als Ursachen kommen abnorme Erythrozyten, Autoimmunerkrankungen, mechanische Schädigung (etwa durch künstliche Herzklappen) oder Milzvergrößerung (vermehrter Abbau der Erythrozyten) in Frage.

## Gestörte Reifung der Erythrozyten

Bei diesen Formen der Anämie gehen bereits die Erythroblasten, also die Vorstufen der roten Blutkörperchen, unter. Im Knochenmark sieht man rege Neubildung von roten Blutkörperchen. Die Anzahl der Jungformen (Retikulozyten) ist jedoch vermindert. Die Erythrozyten im Blut sind unterschiedlich groß. Bei Verdacht wird neben der Blutuntersuchung auch das Knochenmark im Bereich des Brustbeines untersucht. Der Arzt saugt ein wenig davon mit einer starken Nadel ab (Sternalpunktat).

## Verminderte Zellneubildung

Bei dieser Anämieform ist die Blutbildung im Knochenmark vermindert.

# Anämien

Sinkt bei einem Patienten das Hämoglobin unter 12 oder der Hämatokrit unter 35 Prozent ab, so spricht man von Anämie oder Blutarmut.

# Blut und Labor

Vitamin B 12
→ Seite 298

Eisen
→ Seite 275

Hämatokrit und Hämoglobin sind bei leichteren Formen zur Diagnose besser geeignet als die Gesamtzahl der roten Blutkörperchen. Diese können nämlich übermäßig groß sein (Makrozytose). Das kommt etwa vor bei chronischem Alkoholmißbrauch oder Mangel an Vitamin B 12 (Perniciosa). Dann kann trotz geringerer Gesamtzahl an Erythrozyten das Hämoglobin oder der Hämatokrit noch im Normalbereich sein. Auf der anderen Seite kann zum Beispiel bei Eisenmangelanämie die Zahl der Erythrozyten noch normal sein. Da aber dabei die roten Blutkörperchen besonders klein sind, treten dadurch erniedrigte Hämatokrit- und Hämoglobinwerte auf.

Eine chronische Anämie entwickelt sich, wie bereits angedeutet, langsam. Bei jedem hundertsten Mann und bei jeder zehnten Frau findet man Blutarmut. Daß Frauen soviel häufiger betroffen sind, liegt nicht zuletzt auch an der Tatsache, daß Frauen während der Menstruation oft ziemlich viel Blut verlieren. Eine Anämie verschlechtert sich meist in zunehmendem Alter.

Erst in fortgeschrittenem Stadium beginnen Beschwerden. Die Patienten werden leistungsschwächer, bekommen leicht Atemnot, die Herzfrequenz nimmt zu. Bei älteren Menschen kann Herzschwäche hinzukommen. Im Akutfall einer Anämie droht Kreislaufversagen (Schock).

Mittelschwere Anämie liegt vor, wenn das Hämoglobin unter 10 g/dl abfällt. Bei sehr schweren Formen liegt es sogar unter 7 g/dl. In diesen Fällen wird sich der Arzt zu einer Bluttransfusion entschließen. Bei Werten darüber ist man allerdings heute mit der Zufuhr von fremdem Blut wesentlich zurückhaltender als früher.

Zur groben ersten Zuordnung einer Anämie aber sind zwei Zahlen notwendig: die Menge der Retikulozyten und die Größe der roten Blutkörperchen.

Retikulozyten (junge Erythrozyten) kommen beim gesunden Menschen in einer Konzentration von rund 1,5 Prozent der Erythrozyten vor. Ihre Zahl ist dann erhöht, wenn gesteigerte Neubildung der Erythrozyten stattfindet. Das ist eine wichtige Information! Man

## Anämien

kann dann nämlich annehmen, daß entweder beschleunigter Abbau (Hämolyse) oder chronischer Blutverlust vorliegt.
Die Größe der Erythrozyten läßt sich aus den bereits beschriebenen Erythrozyten-Indizes ablesen. Diese werden heutzutage praktisch immer automatisch berechnet und ausgedruckt.
Was passiert bei Veränderungen der genannten Größen? Wir wollen dazu ein wenig ausführlichere Informationen geben:

### Kleine Erythrozyten und wenige Retikulozyten
Besteht diese Kombination, so sollte ein Blutausstrich unter dem Mikroskop untersucht werden. Weitere Blutbestimmungen: Serumeisen, Transferrin und Ferritin.

Transferrin
→ Seite 278

Der Häufigkeit nach kommen für die beschriebene Abweichung des Laborbefundes vorwiegend folgende drei Krankheitsbilder in Frage:

Ferritin
→ Seite 280

◆ Eisenmangelanämie

◆ Anämie im Zuge chronischer Krankheiten

◆ Beta-Thalassämie

Ist das Serumeisen erniedrigt, kann Eisenmangel oder auch eine chronische (etwa entzündlich bedingte) Anämie vorliegen. Hier hilft die Bestimmung von Transferrin weiter. Es ist bei Eisenmangel erhöht, nicht aber bei chronischen Erkrankungen, trotz niedrigen Serumeisens.
Eine sehr gute Unterscheidungsmöglichkeit besteht auch in der Bestimmung des Ferritins. Niedriges Ferritin beweist praktisch Eisenmangel. Bei Tumoren und schweren Entzündungen kann Ferritin auch erhöht sein.
Im Blutausstrich zeigen die roten Blutkörperchen bei der Thalassämie eine Besonderheit: Sie sehen aus wie kleine Schießscheiben und werden Target-Zellen genannt. Durch eine Spezialuntersuchung (Hämoglobin-Elektrophorese) kann das Vorliegen dieser Erbkrankheit bewiesen werden.

**Blut und Labor**

**Große Erythrozyten und wenig Retikulozyten**

Als Ursache für dieses Erscheinungsbild im Laborbefund kommen in Frage:

◆ Perniziöse Anämie

◆ Anämien bei Alkoholismus

◆ Anämien bei Leberkrankheiten

◆ Anämie bei Unterfunktion der Schilddrüse

◆ Anämie bei einer Vorstufe der Leukämie

Vitamin B 12
und Folsäure
→ Seite 298

MCV
→ Seite 19

LDH
→ Seite 89

Eisen
→ Seite 275

Bilirubin
→ Seite 77

Die bekannteste Form ist die Perniciosa. Die Ursache ist ein Mangel an Vitamin B 12 oder Folsäure. Dabei sind die Erythrozyten auffallend vergrößert, das MCV dementsprechend häufig über 120 fl erhöht. Erhöht ist zusätzlich auch LDH. Normale LDH schließt perniziöse Anämie praktisch aus. Serumeisen kann auch erhöht sein.

Durch den Vitaminmangel werden bei Perniciosa die roten Blutkörperchen schon im Knochenmark vermehrt abgebaut. Das erhöht auch das Bilirubin im Blut. Die Patienten haben dann eine ganz charakteristisch strohgelbfarbene Haut. Der Gehalt an Vitamin B 12 und an Folsäure kann im Blut direkt gemessen werden. Bei Mangel ist er natürlich erniedrigt. Grundsätzlich entsteht Mangel an den genannten Vitaminen in erster Linie durch Probleme mit der Darmschleimhaut, die für die Aufnahme dieser Stoffe in den Körper zuständig sind. Ob das der Fall ist, weist der Arzt mit dem sogenannten Schilling-Test nach:

Der Patient schluckt dabei radioaktiv markiertes Vitamin B 12. Nach zwei Stunden wird eine größere Menge nicht markiertes Vitamin B 12 injiziert. Die Menge des radioaktiven Vitamins wird im 24-Stunden-Harn gemessen. Wird in dieser Zeit weniger als 7 Prozent im Harn ausgeschieden, liegt eine Aufnahmestörung vor.

Bei den anderen aufgezählten Krankheiten weisen typische Beschwerden bzw. die für die jeweiligen Organsysteme »zuständigen« Laborbefunde auf Störungen hin.

Anämien

**Normal große Erythrozyten und wenig Retikulozyten**
Dieses Bild kommt vor bei:

◆ Anämie im Zusammenhang mit chronischen Krankheiten

◆ Anämien bei Nierenschwäche (Insuffizienz)

◆ Anämien bei allen Schädigungen des Knochenmarks

Praktisch jede Anämie kann anfangs normal große Erythrozyten (Normozytose) zeigen. Die Zellen ändern erst im weiteren Verlauf ihre Größe.

**Blutarmut mit vielen Retikulozyten**
Erhöhung der Retikulozytenzahl bedeutet gesteigerte Neubildung von roten Blutkörperchen. Dafür kommen als Ursachen in Frage:

◆ Zustand nach akutem Blutverlust

◆ Chronische Blutungen

◆ Hämolytische Anämien

◆ Anbehandete Anämien

## Hämolytische Anämie

Verkürzte Lebenszeit der Erythrozyten nennt man Hämolyse. Wir wollen im folgenden dem interessierten Leser einen kurzen Überblick über die verschiedenen Formen der hämolytischen Anämie geben:

◆ Kugelzellanämie
Erblich bedingt. Die roten Blutkörperchen sind kugelig (Name!), die Milz vergrößert. Es besteht erhöhte Neigung zu Gallensteinbildung.

◆ Elliptozytose
Die Erythrozyten erscheinen oval oder enthalten in der Mitte eine quere Delle.

◆ Abnorme Enzymausstattung der roten Blutkörperchen
Zum Beispiel Mangel an Glukose-6-Phosphat-Dehydrogenase. Es handelt sich dabei um das häufigste Erbleiden der Menschheit.

**Blut und Labor**

MCV
→ Seite 19

◆ Krankhaftes Hämoglobin
Zum Beispiel die schon erwähnte Thalassämie. Diese Erscheinung kommt nicht selten in Mittelmeerländern vor. Dabei sind die Erythrozyten auffallend klein (niedriges MCV) und sehen aus wie Schießscheiben.

◆ Autoimmunleiden
Das Abwehrsystem produziert in diesem Fall Antikörper gegen die eigenen Erythrozyten. Diese gehen daraufhin beschleunigt zugrunde. Zum Nachweis dieser Antikörper wird der Coombs-Test eingesetzt. Er beweist, ob sich Antikörper an den Wänden der roten Blutkörperchen befinden.

◆ Infektionen
Bei Infektionen mit Mykoplasmen (Kleinstlebewesen, die sich von Bakterien insofern unterscheiden, als sie nicht von festen Zellwänden begrenzt sind, sondern eine dreischichtige Membran aufweisen), beim Pfeifferschen Drüsenfieber, bei infektiöser Hepatitis (Leberentzündung), bei Malaria und bei Blutvergiftungen (Sepsis) werden ebenfalls hämolytische Krisen beobachtet.

◆ Medikamente
Phenacetin (Schmerzstiller, schädigt auch die Nieren), Penicilline, Chinin, Sulfonamide und noch einige andere Medikamente können mitunter eine Hämolyse auslösen. Daher sind bei längerer Behandlung immer Blutbildkontrollen angezeigt.

◆ Nieren- und Leberleiden
Schwere Erkrankungen dieser Organe können zu deutlicher Verkürzung der Lebenszeit der Erythrozyten führen.

◆ Milzvergrößerung
Wenn die Milz vergrößert ist – aus welchem Grund auch immer –, so erfolgt beschleunigter Abbau von roten Blutkörperchen in diesem Organ.

## Anämien

## Andere Anämieformen

Nur ein kurzer Überblick über einige spezielle, wichtige Anämieformen:

### Perniziöse Anämie
Eine Folge von Vitaminmangel (Vitamin B 12 und Folsäure). Dabei gehen bereits Vorstufen der roten Blutkörperchen unter. Die Reifung der Erythrozyten ist also gestört.

Vitamin B 12 und Folsäure
→ Seite 298

### Eisenmangelanämie
Dabei ist die Blutbildung im Knochenmark vermindert. In Europa die häufigste Anämieform. Als Ursachen kommen in Frage: chronischer Blutverlust (Geschwüre in Magen, Dünn- und Dickdarm, Polypen, Krebs, Entzündungen, aber auch starke Menstruation) oder ungenügende Eisenzufuhr bzw. mangelnde Aufnahme von Eisen über die Darmschleimhaut (oft im Zuge von Entzündungen). Oder erhöhter, nicht ausreichend gedeckter Eisenbedarf (Schwangerschaft, Kindheit). Die Erythrozyten sind dabei meist klein (niedriges MCV), niedrig auch der Gehalt an Hämoglobin (MCH erniedrigt). Zu tief auch der Eisenspiegel und das Ferritin. Erhöht dafür Transferrin bzw. Eisenbindungskapazität.

Eisen → Seite 275

Ferritin → Seite 280

Transferrin und Eisenbindungs- kapazität
→ Seite 278

### Aplastische Anämien
Ursache unbekannt. Diese Anämie kann als Folge einer Medikamenteneinnahme oder von Strahlenschäden auftreten. Bisweilen ist sie eine Vorstufe einer Leukämie.

### Tumorerkrankungen
Alle Krebsarten mit Metastasen in den Knochen oder Leukämie können zu schwerer Anämie führen, weil durch die Krebsprozesse eine Verdrängung der blutbildenden Zellen in den Knochen stattfindet.

## Was bedeutet die Erhöhung der Erythrozytenzahl, von Hämoglobin und Hämatokrit?

### Pseudoglobulie
Wenn es bei Patienten infolge hohen Flüssigkeitsverlu-

**Blut und Labor**

stes (Schwitzen, Durchfall, Erbrechen) zur Eindickung von Blut kommt, ist die Zahl der Erythrozyten relativ erhöht. Das heißt, sie wäre bei ausreichendem Flüssigkeitsgehalt völlig normal.

**Polyglobulie**

Erythrozyten
→ Seite 19

Hier besteht eine echte Vermehrung von roten Blutkörperchen. Dabei findet man auch stets das blutbildende Hormon Erythropoetin vermehrt. Eine Erscheinung, die sich bei Menschen findet, die im Hochgebirge leben – dort ein normaler Zustand. Allerdings tritt Polyglobulie auch bei chronischen Lungenleiden auf, bei manchen Herzerkrankungen und manchmal auch bei Tumoren, die in der Lage sind, Erythropoetin zu bilden (Niere).

**Polyzythämia vera**

Thrombozyten
→ Seite 34

Bei dieser Form der übermäßigen Blutneubildung vermehren sich die Erythrozyten ungehemmt. Oft sind auch die Thrombozyten und Leukozyten vermehrt. Eine Erkrankung ungeklärter Ursache.

## Leukozyten (weiße Blutkörperchen)

**Die Zählung der weißen Blutkörperchen in einer bestimmten Blutmenge ist eine überaus nützliche Untersuchung. Vorwiegend bei bakteriellen Infektionen, aber auch bei schweren Blutkrankheiten (Leukämie) ist die Zahl der Leukozyten mehr oder weniger stark erhöht. Schädigungen des Knochenmarks (wo ja das Blut hauptsächlich erzeugt wird) erkennt man oft frühzeitig an einer Verminderung der Leukozytenzahl.**
Normalwerte:
4000 bis 9000 Leukozyten/Mikroliter
Die Bestimmung erfolgt aus dem Blut.

### Was sind Leukozyten?

Weiße Blutkörperchen arbeiten als »Polizei« des Blutes. Wann immer der Organismus durch das Auf-

Leukozyten

treten von »Feinden« (Bakterien, Parasiten, Fremdkörper usw.) in Alarmbereitschaft versetzt wird, treten Leukozyten in vermehrtem Maß auf und erfüllen eine Reihe von Funktionen.
Den Hauptanteil der weißen Blutkörperchen machen die sogenannten Granulozyten aus. Diese,
aber auch die Lymphozyten und die Monozyten
reifen im Knochenmark heran. Granulozyten halten
sich für gewöhnlich nur wenige Stunden im Blut auf
und lauern dann noch einige Tage im Gewebe auf
einen eventuellen Arbeitseinsatz.
Das Kommando für die Mobilisation der Granulozyten geschieht über Makrophagen (»Freßzellen« im
Gewebe) und über Monozyten, eine Art der weißen Blutkörperchen. In dem Moment, wo diese
Zellen im Körper Fremdmaterial erkennen, setzen
sie Botenstoffe frei, um die Granulozyten anzulok-
ken.
Am Ort des Geschehens (Entzündung) angekom-
men, beginnen die Leukozyten ihren Kampf mit
dem Fremdgewebe bzw. mit den Bakterien oder
Viren. Die »Eindringlinge« werden abgetötet, ins
Zellinnere aufgenommen und dort verdaut. Zugleich setzen die Granulozyten ihre Granula (Spei-
cherkörnchen) frei, die eine Reihe von Enzymen
enthalten. Diese Stoffe können beim Abbau von
Fremdgewebe helfen.
Eine Vermehrung der Leukozyten wird Leukozytose,
eine Verminderung wird Leukopenie genannt.

**Wann sind die Leukozyten vermehrt?**

◆ Jede körperliche Belastung, manchmal sogar auch
  psychische (Streß) kann einen Anstieg der Leukozytenzahl im Blut bewirken. Darüber hinaus auch
  akute Blutverluste, Vergiftungen und Schockzustände.
◆ Die häufigste und regelmäßigste Erhöhung der
  Leukozyten findet sich bei Entzündungen, die
  nicht durch Viren verursacht werden (Bakterien,
  Pilze, zum Beispiel auch bei Malaria). Der An-

31

**Blut und Labor**

Thrombozyten
→ Seite 34

stieg liegt meist zwischen 15000 und 20000 pro Mikroliter.

◆ Bei schwersten Fällen von Blutvergiftung, bei einer Sonderform der Tuberkulose und bei schweren Verletzungen können die Leukozytenwerte über 50000 pro Mikroliter betragen.

◆ Stark ausgeprägte Leukozytose (Vermehrung) findet sich neben Infektionen bei Leukämien und der sogenannten Myelofibrose (noch rätselhafte Erkrankung, bei der das Knochenmark mit Bindegewebe durchwachsen wird). In beiden Fällen finden sich im Blut auch Vorstufen von Leukozyten (Blasten), die dort sonst nicht vorkommen. Die Leukozytenwerte steigen über 30000 pro Mikroliter an. Untersuchung des Knochenmarks und genaue Typisierung der Leukozyten sind als weitere Maßnahmen erforderlich.

◆ Bei der Polyzythämia vera sind alle Zellen des Blutes vermehrt.

◆ Wenn einem sonst gesunden Menschen die Milz entfernt wurde (etwa nach einem Unfall), ist weniger Speicherplatz für die weißen Blutkörperchen vorhanden. Es finden sich daher bisweilen jahrelang erhöhte Leukozyten- und auch Thrombozytenwerte im Blut.

**Wann sind die Leukozyten vermindert?**

◆ Im Rahmen schwerster Infektionen können die Reserven im Knochenmark und in den Speichern (Milz) aufgebraucht werden. Wenn dazu noch eine Schädigung des Knochenmarks durch giftige Substanzen hinzukommt, kann eine Leukopenie (Verminderung) entstehen.

◆ Sepsis (Blutvergiftung im ganzen Körper), Typhus und auch Malaria sind Zustände, die mit einer starken Verminderung der Leukozytenzahl einhergehen können. Bei der Malaria wird aber anderer-

## Leukämie

seits auch häufig eine Erhöhung der Leukozyten beobachtet. Das heißt, daß bei Verdacht jede Veränderung der Leukozytenzahl in den krankhaften Bereich Hinweise gibt.

◆ Bei manchen Virusinfektionen ist die Leukozytenzahl auffallend niedrig.

◆ Gefährliche Leukopenien können nach Röntgenbestrahlung, chemischer Behandlung von Krebs (Zytostatikatherapie) und nach Unfällen mit radioaktivem Material auftreten.

◆ Medikamente gegen Rheumatismus, manche Antibiotika und Präparate, welche die Funktion der Schilddrüse hemmen, können in seltenen Fällen für Schädigungen des weißen Blutbildes verantwortlich zeichnen.

◆ Derartige Störungen können auch im Spätstadium bösartiger Tumoren auftreten, wenn bereits Knochenmetastasen vorliegen.

## Leukämie

Wir wollen nur kurz die schwerste Erkrankung im Zusammenhang mit weißen Blutkörperchen beschreiben: die Leukämie. Wobei eigentlich in der Mehrzahl gesprochen werden müßte, weil es verschiedene Formen gibt.
Die Einteilung dieser bösartigen Erkrankung der Leukozyten (»Blutkrebs«) erfolgt erstens in akut und chronisch, zweitens in myeloisch und lymphatisch.
Akute Leukämien verlaufen in ziemlich kurzer Zeit (Wochen bis wenige Monate) tödlich, wenn nicht behandelt wird. Anzeichen sind stark erhöhte Infektionsanfälligkeit, Müdigkeit, Atemnot, Gewichtsverlust, oft Fieber, Schweißausbrüche. Später folgen Haut- und Schleimhautblutungen, Lymphknotenschwellung sowie Milz- und Lebervergrößerung. Die Zahl der weißen Blutkörperchen kann unmäßig erhöht, manchmal aber sogar erniedrigt sein. Die Ursache ist nicht geklärt. Behandlung erfolgt durch Krebs-

**Blut und Labor**

medikamente, durch Präparate zur Steigerung der Körperabwehr und durch Bluttransfusionen.
Bei der akuten lymphatischen Leukämie sind die Lymphozyten betroffen. Hauptsächlich Kinder leiden an dieser Krankheit. Sie kann gut behandelt werden und hat die günstigste Überlebensrate. Die akute myeloische Leukämie kommt vorwiegend im Erwachsenenalter vor. Die Behandlung ist schwierig und von Rückfällen gekennzeichnet.
Bei den beiden chronischen Formen kann die Zahl der weißen Blutkörperchen auf das 50fache des Normwertes erhöht sein. Auch diese Krankheiten äußern sich durch Lymphknotenschwellung, Leistungsschwäche, Infektionsneigung, Blutungsbereitschaft und Schwellung von Leber und Milz.
Bei der myeloischen Form allerdings kommt oft keine Vergrößerung der Lymphknoten vor. Die Überlebensrate beträgt meistens mehr als fünf Jahre, kann bis zu 15 Jahre betragen.

## Thrombozyten (Blutplättchen)

**Die Thrombozyten spielen bei der Blutgerinnung eine wichtige Rolle. Ein Abfall der Thrombozytenzahl oder mangelnde Funktionstüchtigkeit der Blutplättchen kann zu Blutungen führen. Andererseits kann eine Erhöhung der Zahl die Bildung von Blutpfropfen (Thrombosen) bewirken.**
Normalwerte:
140 000 bis 400 000 Thrombozyten/Mikroliter
Die Bestimmung erfolgt aus dem Blut.

### Was sind Thrombozyten?

Wir haben Thrombozyten bereits als Blutplättchen bezeichnet. Wenn in der Innenschicht der Blutgefäße irgendein Defekt entsteht, wird der Stoff Kollagen frei (ein spezieller Eiweißkörper, der gleichsam Gerüstfunktion in vielen Körpergeweben hat). Thrombozyten haf-

## Thrombozyten

ten sich daran fest und bilden bei Blutungen einen Pfropfen. Sie geben darüber hinaus auch Botenstoffe ab. Diese Stoffe wiederum setzen die Blutgerinnung in Gang und locken andere Blutzellen an.
Thrombozyten haben eine Lebensdauer von rund zehn Tagen. Ein Drittel der Blutplättchen wird in der Milz gespeichert und kann bei Bedarf sehr rasch freigesetzt werden.
Für die Überprüfung der Thrombozytenfunktion gibt es mehrere Methoden. Auf eine genaue Beschreibung wollen wir aber hier verzichten.
Ein Anstieg der Thrombozytenzahl über 400000/mikrol wird Thrombozytose genannt, bei einer Verminderung unter 140000/mikrol spricht man von Thrombopenie. Bei Werten unter 30000 ist mit plötzlichen Blutungen zu rechnen.

### Wann sind die Thrombozyten vermindert?

◆ Bei Leukämien und leukämieartigen Erkrankungen
Das heißt, bei allen bösartigen Erkrankungen des Knochenmarks wird im Laufe der Zeit das Mark durch Fremdgewebe überwuchert. Das verhindert nach und nach die Neubildung der Thrombozyten.

◆ Knochenmarkzerstörung durch Strahlen, Krebsmittel und beim Aplastischen Syndrom (Verminderung von weißen Blutkörperchen und Blutplättchen aus verschiedenen Ursachen).

◆ Mangel an Vitamin B 12 und Folsäure
Diese Erkrankung nennt man perniziöse Anämie. In ihrem Verlauf tritt auch eine verminderte Bildung aller Knochenmarkzellen auf. Nicht nur die roten Blutkörperchen, sondern auch die Thrombozyten sind dabei deutlich vergrößert.

Vitmamin B 12
und Folsäure
→ Seite 298

◆ Bei einer vergrößerten Milz
Dabei werden Thrombozyten in größerem Ausmaß aus dem Blut in die Milz geschleust. Ein Mangel an Blutplättchen ist die Folge.

**Blut und Labor**

◆ Erhöhter Thrombozytenverbrauch im Zuge starker Blutungen.

◆ Einige seltene Krankheiten, deren nähere Beschreibung hier den Rahmen sprengen würde.

**Wann sind die Thrombozyten vermehrt?**

◆ Als Folge von akuten Blutungen und massiven Infektionen.

◆ Nach Entfernung der Milz oder nach Verschluß der Milzarterie
Hier steigen die Thrombozyten auf Werte über eine Million an, weil die Milz als Speicherorgan ausfällt.

◆ Tumorartige Knochenmarkerkrankungen
Es gibt auch tumorartige Erkrankungen des Knochenmarks, bei denen Thrombozyten im Übermaß gebildet werden. Allerdings sind dann meist auch die anderen Blutzellen vermehrt.

## Das Differentialblutbild

**Bei vielen Bluterkrankungen sind Zusatzinformationen enorm wichtig. Die erhält der Arzt zum Beispiel aus einer genauen Aufschlüsselung der weißen Blutkörperchen. Diese Laboruntersuchung heißt Differentialblutbild. In diesem Rahmen können Besonderheiten nicht nur der weißen, sondern auch der roten Blutkörperchen unter dem Mikroskop erkannt werden.**
Normalwerte:

| | |
|---|---|
| Stabkernige | 3–5 |
| Segmentkernige Granulozyten | 50–70 |
| Eosinophile Granulozyten | 2–4 |
| Basophile Granulozyten | 0–1 |
| Lymphozyten | 25–40 |
| Monozyten | 2–6 |

Die Bestimmung erfolgt aus dem ungerinnbar gemachten Vollblut.

Differentialblutbild

## Was ist ein Differentialblutbild?

Mit Hilfe der Mikroelektronik gelang es in den vergangenen Jahren, Automaten zu entwickeln, die in einer bisher nicht gekannten Genauigkeit Aufschlüsse über die Aufteilung der weißen Blutkörperchen, aber auch über ihre Größe und ihr Verhalten bei Färbung geben. Wir wollen aber trotzdem darauf hinweisen, daß bei der genauen Beurteilung der weißen und roten Blutkörperchen das Auge des geübten Arztes allen Automaten überlegen ist und somit unersetzlich bleibt.

## Granulozyten

Dabei handelt es sich um eine spezielle Art von Leukozyten, die unter dem Mikroskop Granula, also Körnchen, erkennen läßt. Daher der Name. Nach ihrem Verhalten bei der Färbung (nach Pappenheim) werden die Granulozyten in eosinophile (rot), neutrophile (lila-bläulich) und basophile (dunkelblau) Granulozyten eingeteilt. Diese Zellen haben auch eindeutig unterschiedliche Aufgaben und biologische Eigenschaften.

### Neutrophile Granulozyten

Die neutrophilen Granulozyten sind beim Erwachsenen die häufigsten weißen Blutkörperchen. 60 Prozent aller weißen Zellen im Blut gehören dieser Art an. Bei der Mehrheit jener Erkrankungen, die mit Vermehrung der weißen Blutkörperchen (Leukozytose) einhergehen, verschiebt sich noch zusätzlich das Gleichgewicht zugunsten der neutrophilen Granulozyten, was zum Beispiel als Gradmesser für Entzündungen herangezogen werden kann.

Bei Kleinkindern überwiegen im Blutbild die Lymphozyten. Die neutrophilen Granulozyten machen nur etwa 30 Prozent aus. Die Werte dürfen daher keinesfalls so gedeutet werden wie beim Erwachsenen.

Je schwerer eine Infektion abläuft, je stärker auch unreife und jugendliche Granulozyten aus dem Knochen in die Blutbahn gelangen, desto mehr erscheinen

37

**Blut und Labor**

die Kerne der neutrophilen Granulozyten plumper und weniger gelappt. Daran orientiert sich der Betrachter, wenn er eine Krankheit auch mit Hilfe des weißen Blutbildes abschätzt.

Stabkernige Granulozyten sind junge und unreifere Zellen. Die reifen Granulozyten haben gelappte und segmentierte (unterteilte) Kerne. Unter »Linksverschiebung« des Blutbildes versteht man einen Anstieg der jugendlichen Formen, also der stabkernigen Leukozyten.

Des öfteren kann bei der mikroskopischen Beurteilung der Granulozyten eine Zunahme der Körnelung in den Zellen erkannt werden. Man spricht dann von toxischer (giftiger) Granulation. Derartige Veränderungen kommen eventuell bei schweren Infektionen, bei Tumoren und nach der Einwirkung von Giftstoffen vor.

**Eosinophile Granulozyten**

Diese Blutkörperchen gleichen in ihrem Aussehen ganz den neutrophilen Granulozyten. Lediglich die Farbe der Körnchen (rot!) unterscheidet diese beiden Arten voneinander.

Eosinophile Granulozyten finden sich in ungewöhnlich großer Zahl in der Nähe von Antigen-Antikörperkomplexen (also bei Reaktionen der Körperabwehr, etwa bei Allergien) und Parasiten.

Das Auftreten dieser Zellen ist typisch für allergische Geschehen im Körper. Die meisten allergischen Erkrankungen und viele Hautleiden gehen mit Eosinophilie (also Vermehrung dieser Blutkörperchen) einher. Zum Beispiel: Asthma bronchiale, Heuschnupfen, Urtikaria (Nesselfieber), angioneurotisches Ödem, allergische Gefäßentzündung, Pemphigus usw.

Sehr ausgeprägt tritt Vermehrung der eosinophilen Granulozyten auch bei Erkrankungen durch Parasiten auf. Wenn Parasiten in ein Körpergewebe eindringen oder die Darmwand durchwandern, ist die Eosinophilie besonders stark festzustellen. Zum Beispiel: Trichinen, Echinokokkus (Bandwurm), Bilharzien usw.

## Differentialblutbild

Bei allen schweren Streßsituationen, bei vermehrter Ausschüttung von Kortison aus der Nebenniere oder auch bei der Verabreichung dieses Medikamentes sinkt die Zahl der eosinophilen Granulozyten deutlich ab. Der Abfall ist sogar so regelmäßig, daß zum Beispiel die Diagnose von Bauchtyphus unwahrscheinlich wird, wenn im Blutausstrich eosinophile Granulozyten gefunden werden.

Umgekehrt ist das Auftreten und Ansteigen der Eosinophilenzahl bei schweren Infektionen ein günstiges Zeichen in bezug auf die Heilungsaussichten. Beim Typhus sprach man deshalb von einer »Morgenröte der Genesung«, wenn diese Zellen im Blutbild wieder nachweisbar waren.

Bei manchen Tumoren (Nieren, Eierstöcke, Morbus Hodgkin) ist die Zahl der Eosinophilen bisweilen erhöht. Über die Ursachen seltener Erkrankungen, die mit starker Erhöhung der Eosinophilen einhergehen, ist nur wenig bekannt.

### Basophile Granulozyten

Dunkelblau angefärbte Körnchen (Granula) sind Kennzeichen dieser Zellen. Während die basophilen Granulozyten im Blut rund erscheinen, verändert sich ihre Form nach dem Einwandern in das Bindegewebe. Sie werden dann länglich und heißen Mastzellen.

Die Körnchen der Mastzellen enthalten neben einer Reihe von Enzymen die Wirkstoffe Histamin, Heparin und Serotonin.

Im Blut wird Vermehrung der basophilen Granulozyten nur sehr selten beobachtet. Zum Beispiel bei einer Form der Leukämie, der chronisch myeloischen Leukämie und bei Polyzythämia vera (ungeklärte Bluterkrankung mit Vermehrung aller Blutkörperchen).

Die Funktion der basophilen Granulozyten kann in einer selten durchgeführten Untersuchung bestimmt werden, die bei der Diagnose von Allergien allenfalls nützlich sein kann, aber aufwendig ist.

**Blut und Labor**

## Monozyten

Die Monozyten werden auch Makrophagen (»Freß-zellen« des Blutes) genannt und sind die größten Zellen, die man unter dem Mikroskop im Blutausstrich erkennt. Ihre Lebenszeit ist lange. Im Blut halten sie sich im Schnitt 12 bis 24 Stunden auf. Dann verlassen sie den Blutkreislauf und übernehmen in den unterschiedlichsten Körpergebieten verschiedene Aufgaben. Sie sehen in Lunge, Leber, Gehirn, in der Milz, im Knochenmark oder in den Lymphknoten jeweils anders aus.

Bis jetzt konnten bereits mehr als hundert Wirksubstanzen »entlarvt« werden, die von Makrophagen abgesondert werden. Die Monozyten/Makrophagen spielen bei allen Phasen einer Entzündung wesentlich mit. Man könnte sie als »Polizeipräsidenten« des Blutes bezeichnen. Sie bringen durch ihre Kommandos (die eben erwähnten verschiedenen Wirksubstanzen) das gesamte körpereigene Abwehrsystem in Schwung.

Anders allerdings als menschliche Polizeipräsidenten legen die Makrophagen bei Infektionen auch gleich selbst Hand an. Sie können sich mit anderen Makrophagen zu Riesenzellen vereinigen und fremde »Eindringlinge« richtiggehend verschlingen (daher der Name »Freßzellen«).

Immunglobuline
→ Seite 201

Bei der sogenannten Immunantwort (Reaktion der Körperabwehr auf Fremdkörper) bereiten Makrophagen das körperfremde Material vor und bieten es den Lymphozyten an. Diese leiten dann die Produktion von Immunglobulinen ein, jenen Eiweißkörpern, ohne die die Körperabwehr nicht funktionieren würde. Weil es nicht zur Bildung von Antikörpern kommen könnte.

Auch beim Abtransport abgestorbener Zellen und bei der Wundheilung haben Monozyten/Makrophagen wichtige Aufgaben zu erfüllen.

Anders als die neutrophilen Granulozyten treten die Makrophagen nur sehr selten in Massen auf. Bei Vermehrung spricht man von Monozytose, bei Verminderung von Monozytopenie.

40

## Differentialblutbild

Für einige Infektionen ist eine Monozytose typisch. Zum Beispiel: Syphilis, Listeriosen, Brucellosen, Tuberkulose, Malaria, Kala-Azar. Auch bei gewissen Tumorerkrankungen und chronischen Entzündungen können die Makrophagen vermehrt sein: etwa bei Monozyten-Leukämie, bösartigen Lymphomen, Morbus Hodgkin, Karzinomen, Morbus Crohn, Sarkoidose, Colitis ulcerosa, Vaskulitis (Entzündung der Blutgefäße).

Alle Stoffe, die eine Leukopenie (Verminderung der weißen Blutkörperchen) verursachen, können auch Verminderung der Monozyten bewirken: Krebsmedikamente, radioaktive Strahlen usw.

Bei gewissen virusbedingten Infektionen kann die Arbeitsleistung der Monozyten gestört sein. Bei Grippe zum Beispiel vorübergehend, bei Retroviren-Infekten (AIDS!) anhaltend. Bei AIDS besteht daher erhöhte Infektanfälligkeit auf Keime, mit denen unser Abwehrsystem ansonsten recht gut fertig wird. Normalerweise erzeugen die T-Lymphozyten einen Stoff, der die Funktion der Monozyten anregt. Bei AIDS bleibt diese Reaktion aus.

### Lymphozyten

Die zwei wichtigsten Pfeiler im Abwehr- oder Immunsystem sind die T-Lymphozyten (T = aus dem Thymus stammend) und die B-Lymphozyten (B = aus dem Knochenmark stammend).

Beide Zellen sind Abkömmlinge der gleichen Stammzelle. Die meisten Lymphozyten im Blut sind T-Lymphozyten. In der Milz und in den Lymphknoten hingegen überwiegen die B-Lymphozyten. Im normalen Blutausstrich kann zwischen beiden Arten nicht unterschieden werden.

Vermehrung der Lymphozyten im Blut heißt Lymphozytose, Verminderung wird Lymphopenie genannt. Bei bestimmten Infektionen ist starke Vermehrung der Lymphozyten typisch. Die Zellen sind dann auch größer und schauen etwas anders aus. Derartige Infektionen sind zum Beispiel: Pfeiffersches Drüsenfieber

41

## Blut und Labor

(Mononukleose), Zytomegalie, AIDS sowie virusbedingte Lungen- und Leberentzündungen.
Auch manche chronische Infektionen, wie Tuberkulose, Syphilis und Brucellose, gehen häufig mit Lymphozytose einher.
Bei Röteln und bei der Hepatitis (Leberentzündung) sieht man mitunter im Blutausstrich Zellen mit tiefblauer Zellflüssigkeit (Plasma) und einem radspeichenartigen Kern. Es handelt sich dabei um ins Blut ausgeschwemmte Plasmazellen.
Extrem hohe Lymphozytenwerte finden sich bei Leukämien und leukämieartigen Erkrankungen.
Mangel an Lymphozyten (Lymphopenie) kann bei manchen Krebskrankheiten (wie etwa Morbus Hodgkin, bösartigen Lymphomen) beobachtet werden.
Wenn das Immunsystem durch Kortisonzufuhr oder vermehrte Produktion von Kortison in der Nebenniere (Morbus Cushing) gehemmt wird, ist die Zahl der Lymphozyten ebenfalls vermindert.

### T-Lymphozyten

Die Aufgaben dieser Zellen sind nicht einheitlich. Sie werden nach ihren Funktionen speziell benannt: T-Killerzellen, T-Helferzellen, T-Supressorzellen und T-Gedächtniszellen.
T-Killerzellen können Zellen und Antigene (feindliche Fremdkörper wie Bakterien, Viren usw.), die an ihrer Oberfläche bestimmte Merkmale aufweisen, direkt vernichten. Anhand dieser Merkmale können die T-Killerzellen den Feind gleichsam erkennen und gezielt angreifen.
T-Helferzellen übermitteln den B-Lymphozyten gewisse Botenstoffe und regen sie dadurch zur Produktion spezifischer Abwehrstoffe (Antikörper) an. Ein Antikörper richtet sich nur gegen ein ihm zugeordnetes Antigen, das heißt, er wird nicht grundsätzlich erzeugt, sondern nur ganz gezielt.
T-Supressorzellen hingegen tun genau das Gegenteil: Sie hemmen die Erzeugung von Antikörpern durch die B-Lymphozyten. Um das zu erreichen, produzieren sie Stoffe, die Lymphokine heißen und die den

42

## Differentialblutbild

B-Lymphozyten dann den entsprechenden Befehl geben.

T-Gedächtniszellen speichern langfristig den »Code« (besondere Kennzeichen) der verschiedenen Antigene. Gelangt so ein Antigen nach überstandener Krankheit irgendwann später wieder in den Körper, erinnern sich die T-Gedächtniszellen daran und bringen das Abwehrsystem wieder schnell in Schwung.

Die T-Zellen regulieren auch die Funktion der Monozyten/Makrophagen. Dieser Vorgang erfolgt über direkten Kontakt einerseits, andererseits auch über Absonderung von Lymphozytenhormonen, den Lymphokinen.

Zusammenfassend sind die T-Lymphozyten in der Lage, körperfremde und virusinfizierte eigene Zellen zu töten. Sie können Antigene (»Feinde«) erkennen und die B-Lymphozyten zur Erzeugung von Antikörpern (gezielte Abwehrstoffe; ein bestimmter Antikörper ist immer nur gegen ein bestimmtes Antigen gerichtet) anregen.

### B-Lymphozyten

Die B-Lymphozyten befinden sich vorwiegend in der Milz und in den Lymphknoten. Sie sind für die Bildung von Antikörpern verantwortlich. Zusätzlich können sie auch das sogenannte Komplementsystem anregen (Gesamtheit bestimmter Eiweißkörper im Blut, die eine Vielzahl von Aufgaben bewältigen. Einige Beispiele: Beeinflussung der Blutgefäßdurchlässigkeit, Hilfe bei der Virusvernichtung, Beeinflussung der Blutgerinnung, Freisetzung von Histamin aus den Mastzellen usw.). Sie verändern etwa Krankheitserreger derart, daß diese absterben und von anderen Zellen aufgefressen werden können.

Wenn eine B-Zelle zur Produktion von Immunglobulinen (also Antikörpern) angeregt worden ist, verläßt sie ihren Wirkungsort nicht mehr. Sie kann sich in ihre ausgereifte Form, die Plasmazelle, verwandeln. Diese erzeugt dann die speziell benötigten Antikörper und gibt sie in das Blut ab.

Immunglobuline
→ Seite 201

**Blut und Labor**

## Erythrozyten

Im Differentialblutbild kann neben der Beurteilung der Leukozyten natürlich auch eine Einschätzung von Veränderungen der roten Blutkörperchen vorgenommen werden. Vermehrte und verminderte Gesamtzahl, zu große und zu kleine Zellen, unregelmäßig geformte oder sonstwie veränderte Erythrozyten, deren Aussehen Rückschlüsse auf bestimmte Krankheiten erlaubt.

# Blutgerinnung

Diagnose und Behandlung von Störungen der Blutgerinnung sind ein nur schwer verständliches Spezialgebiet in der Medizin. Das große Spektrum der Gerinnungsstörungen umfaßt sowohl alle Zustände mit verminderter (verstärkte Blutungsneigung) als auch vermehrter Gerinnbarkeit (Neigung zu Thrombosen, also Blutpfropfen). Wir wollen in diesem Kapitel dem besonders Interessierten einige Informationen anbieten. Es ist klar, daß so beeindruckende Ereignisse wie Beinvenenverschluß (Thrombose) oder eine Lungenembolie (Loslösen eines Blutpfropfens meistens aus einer Beinvene und Transport in die Lunge, wo Blutgefäße verstopft werden. Ein lebensbedrohender Zustand!) durch eine Störung im Gerinnungssystem verursacht werden. Auch bei der erblichen Blutkrankheit, der Hämophilie, ist der Zusammenhang augenscheinlich. Diese Patienten entwickeln plötzlich, auch nach kleinsten Verletzungen, große Blutergüsse oder Blutungen.
Nicht so klar ist jedoch der Zusammenhang bei Verschlüssen von durch Verkalkung (Atherosklerose) veränderten Gefäßen. Auch bei der Entstehung von Herzinfarkt und Hirnschlag ist das Gerinnungssystem maßgeblich beteiligt. Es spielt auch bei der Behandlung der genannten Leiden eine entscheidende Rolle.

**Blutgerinnung**

## Was ist das Gerinnungssystem?

Für eine klaglos funktionierende Blutstillung müssen folgende Systeme in Ordnung sein:

**Blutgefäße**

Unmittelbar nach einer Verletzung ziehen sich die Gefäßwände zusammen (Kontraktion). Sie verfügen über einen Muskelmantel, der diesen Vorgang ermöglicht. Die Gefäßverengung wird durch ein örtliches Absinken des Blutdruckes unterstützt. Sinn und Zweck: Der Körper möchte im verletzten Abschnitt die Durchblutung vermindern, um den Schaden möglichst klein zu halten.

Schädigungen der kleinsten Blutgefäße, der sogenannten Kapillaren, können zum Auftreten kleiner, punktförmiger Blutungen (Petechien) führen.

Entzündliche oder abnützungsbedingte (degenerative) Veränderungen von Blutgefäßen bewirken unter Umständen die Freisetzung von Substanzen, welche die Blutgerinnung fördern. Damit kann eine raschere Blutstillung erzielt werden. Allerdings kann damit auch eine Thrombose ausgelöst werden, weil die geschädigte Gefäßwand den Blutplättchen (Thrombozyten) beste Voraussetzungen für ein Anhaften bietet. Im Krankheitsfall verlegt sich die Öffnung immer mehr mit Thrombozyten, bis kein Blut mehr durchfließen kann.

**Thrombozyten**

Wie eben beschrieben, haften sich also die Thrombozyten an dem geschädigten Blutgefäß an. Die Blutplättchen verlegen innerhalb von Minuten eine verletzte Wandstelle. Sie bewirken den ersten Wundverschluß.

Besteht eine Störung in der Thrombozytenfunktion, so bluten Patienten aus kleinen Hautverletzungen deutlich länger als üblich. Zur Feststellung dieser Störung gibt es einen einfachen Test: Der Patient wird mit einer kleinen Lanzette in den Finger gestochen. Dann mißt man die Zeit bis zur Blutstillung. Diese Blutungszeit dauert rund zwei bis vier Minuten. Ist sie verlängert, so

45

**Blut und Labor**

liegt mit großer Wahrscheinlichkeit eine Störung der Plättchentätigkeit vor. Ursache kann natürlich auch Mangel an Thrombozyten sein (Thrombopenie). Aber auch eine Fehlfunktion der Thrombozyten (Thrombopathie) kann ein derartiges Blutungsübel verursachen. Die an der Gefäßwand anhaftenden Thrombozyten bilden die Voraussetzung für den nächsten Schritt der Blutgerinnung, für die sogenannte Fibringerinnung.

**Fibringerinnung**

Nach der Bildung des ersten Gerinnungspfropfens geben die Thrombozyten verschiedene aktivierende Substanzen ab. Diese setzen dann die eigentliche Blutgerinnung mit der Entwicklung von Blutkoageln in Gang.

Für dieses ziemlich komplizierte Geschehen existieren im Plasma eine Reihe von Gerinnungsfaktoren (das unterscheidet auch das Plasma vom Serum: Plasma ist die Blutflüssigkeit ohne Zellen und mit Gerinnungsfaktoren, Serum nennt man die Blutflüssigkeit ohne Zellen und ohne Gerinnungsfaktoren). Einige davon haben die Aufgabe, die Gerinnung zu beschleunigen, andere wieder bremsen den Gerinnungsvorgang und versuchen damit, das Gerinnungsgeschehen auf das benötigte Maß zu beschränken. Andernfalls würden ja nur noch Blutpfropfen entstehen. Eine tödliche Komplikation . . .

Fibrinogen
→ Seite 53

Durch den Einsatz dieser Gerinnungsfaktoren entsteht ein Fibrinnetz. Dabei haften sich Moleküle des Fibrinogens, Vorläufer des Fibrins, aneinander. Das Fibringerinnsel ist viel fester und dauerhafter als der Pfropf, der bei der ersten Blutstillung entsteht. Mit der Zeit wird dieses Gerinnsel noch fester. Es zieht sich zusammen und dichtet das beschädigte Blutgefäß völlig ab. Bleibt dieser Schritt der Blutgerinnung aus, so kann der nicht so feste Thrombozyten-Pfropf vom Blutdruck wieder hinausgedrückt werden. Diese Gefahr besteht besonders dann, wenn nach einer Verletzung die beschriebene Gefäß-Zusammenziehung (Kontraktion) wieder nachläßt.

## Blutgerinnung

**Fibrinolyse**
Bei jedem Gerinnungsvorgang wird gleichzeitig aber auch jenes System in Schwung gebracht (aktiviert), das später die durch Fibrinpfropfen verschlossenen Blutgefäße wieder durchgängig macht. Man spricht vom fibrinolytischen System. Lyse heißt auf deutsch Auflösung.
Ist dieses System überaktiv, so können bereits verschlossene Wunden wieder zu bluten beginnen. Die Blutungsneigung ist dann auch generell gesteigert. Ist dieses System aber zuwenig aktiv, so neigen die Betroffenen zu Thrombosen aller Art.

**Wie werden Gerinnungsstörungen festgestellt?**

Die Diagnose von Fehlern im Gerinnungssystem ruht auf drei Säulen:

**Anamnese**
Darunter versteht man die Befragung des Patienten, die Krankengeschichte. Aus den Angaben des Patienten läßt sich meist schon eine Vermutungsdiagnose stellen, die zielführende weitere Maßnahmen erlaubt. Zum Beispiel ist es wichtig, über eine Gerinnungsstörung, die innerhalb der Familie bereits vorgekommen ist, Bescheid zu wissen. Auch, ob schon in der Kindheit Anzeichen aufgetreten sind. Das alles läßt den Arzt an die Möglichkeit einer erblichen Störung denken.
Besteht eine chronische Lebererkrankung oder gar eine Leberzirrhose, so muß verminderte Neubildung von Gerinnungsfaktoren angenommen werden. Besteht eine Leukämie oder eine Tumorerkrankung, kann ein Mangel an Thrombozyten erwartet werden. Bei einer massiven Gerinnungsstörung im Rahmen einer schweren Krankheit liegt der Verdacht auf eine sogenannte Verbrauchskoagulopathie nahe. Darunter versteht man, daß der Körper ganz einfach mehr gerinnungsfördernde Stoffe verbraucht, als er erzeugen kann.

Thrombozyten
→ Seite 34

**Blut und Labor**

**Klinisches Bild**
Wichtig ist natürlich auch, das Aussehen des Patienten zu beurteilen. Treten punktförmige Blutungen an den Beinen oder nach dem Blutdruckmessen auf, so liegt entweder ein Gefäßschaden oder eine Störung der Thrombozytenfunktion vor.
Kleinere, flächenhafte Blutungen auf der Haut (oft nach kleinen Verletzungen) weisen auf Gefäßschäden hin. Derartige Blutungen treten nicht selten bei älteren Menschen oder nach Behandlung mit Kortison auf.
Neigt der Patient zu Blutungen in Gelenken oder Muskeln, liegt wahrscheinlich eine Hämophilie vor. Das ist eine vererbbare Krankheit mit einem Mangel an bestimmten Gerinnungsfaktoren (VIII oder IX).

**Blutgerinnungsanalysen**
Labortechnische Untersuchungen liefern genaue Fakten für Diagnose und Behandlung von Gerinnungsstörungen. Liegt ein Verdacht vor, so können zunächst folgende Untersuchungen durchgeführt werden:

◆ Bestimmung der Thrombozytenzahl

Quick-Test
→ Seite 50

◆ Quick-Test (oder Normotest)

◆ Partielle Thromboplastinzeit (PTT)

PTT → Seite 58

◆ Thrombinzeit (TZ)

Thrombinzeit
→ Seite 55

Diese Tests erfassen einen Großteil des Gerinnungsprozesses im Plasma. Sind sie normal, liegt wahrscheinlich keine Gerinnung vor. Zusätzlich können aber, je nach Ergebnis dieser Untersuchungen, noch weitere Labortests vorgenommen werden. Wir wollen einige Anlässe für solche weiterführenden Maßnahmen auflisten:

**Gerinnungsanalysen bei Thromboseneigung**
Diese sind meist weniger ergiebig als bei Blutungsneigung. Dennoch sollten vor allem bei jungen Patienten folgende Bestimmungen erfolgen:

Antithrombin III
→ Seite 61

◆ Antithrombin III

# Blutgerinnung

◆ Protein C und Protein S

Protein C und
Protein S
→ Seite 63

**Labor bei Behandlung mit Marcoumar oder Sintrom**
◆ Quick-Test oder Thrombotest

Mit Hilfe eines dieser Tests kann eine Kontrolle der
»Blutverdünnung« mit diesen Medikamenten durchgeführt werden. Die Gabe von Marcoumar oder Sintrom ist bei allen Krankheiten, bei denen Thrombosen
im Vordergrund stehen (Herzinfarkt, Beinvenenthrombose, Lungeninfarkt), sinnvoll. Der Quick-Wert sollte
dabei zwischen 15 und 25 Prozent, der Thrombotest
zwischen 5 und 15 Prozent liegen. Es ist nur jeweils
der eine oder der andere Test nötig.

**Labor bei Behandlung mit Heparin**
◆ Thrombinzeit (TZ)

Bei der Behandlung mit niedrig dosiertem Heparin
kommt es noch nicht zur Verlängerung der Thrombinzeit. Wird jedoch Heparin hoch dosiert, strebt man
eine Verlängerung der Thrombinzeit auf 40 bis 80
Sekunden an. Dann ist zumeist auch der Quick-Test
und die PTT verlängert.

**Labor bei Verdacht auf eine
Verbrauchskoagulopathie**
◆ Quick-Test

◆ Partielle Thromboplastinzeit (PTT)

◆ Fibrinogenbestimmung

Fibrinogen
→ Seite 53

◆ Antithrombin III

◆ Thrombozytenzahl

Thrombozyten
→ Seite 34

◆ Thrombinzeit (TZ)

Bei überschießender Aktivierung der Blutgerinnung
(nach schwereren Blutverlusten) kommt es zum Verbrauch an Gerinnungsfaktoren. Die eben genannten
Laborwerte sind dann pathologisch (krankhaft).

**Blut und Labor**

**Labor bei verstärkter Fibrinolyse**

- Quick-Test

PTT
→ Seite 58

- Partielle Thromboplastinzeit (PTT)

- Fribrinogenbestimmung

Thrombozyten
→ Seite 34

- Thrombozyten

- Antithrombin III

Antithrombin III
→ Seite 61

Diese Laborwerte sind bei vermehrter Aktivierung der Fibrinolyse abnorm. Im Gegensatz zur Verbrauchskoagulopathie ist die Zahl der Thrombozyten aber nicht vermindert und Antithrombin III normal.

## Quick-Test (TPZ)
## Normotest (NT)
## Thrombotest (TT)

**Mit diesen Tests können wesentliche Aussagen über das Funktionieren der Blutgerinnung getroffen werden. Der Normotest reagiert bei der Diagnose von Gerinnungsstörungen am empfindlichsten. Der Thrombotest findet nur bei der Kontrolle einer Behandlung mit Marcoumar Anwendung. Mit der Bestimmung der Thromboplastinzeit (TPZ) ist sowohl die Feststellung einer Gerinnungsstörung als auch die Therapiekontrolle mit gerinnungshemmenden Mitteln (zum Beispiel Marcoumar) möglich.**
Normalwerte:
NT: 70 bis 130 Prozent
TPZ: 70 bis 120 Prozent (bei der Kontrolle von Marcoumar 15 bis 25 Prozent)
TT: 5 bis 15 Prozent bei der Behandlungskontrolle
Die Bestimmung erfolgt aus dem Plasma (Blutflüssigkeit ohne Zellen, aber mit Gerinnungsfaktoren), das genau 1 zu 9 mit Zitrat (Zitronensäure) vermischt sein muß.

**Blutgerinnung**

## Was sind TPZ, NT und TT?

Bei diesen drei Tests wird die Funktion des sogenannten Extrinsic-Systems der Blutgerinnung überprüft. Bei jedem Zelluntergang werden nämlich Thromboplastine (bestimmte Fett-Eiweißkörper) frei. Diese Substanzen lösen im Gerinnungssystem eine Kettenreaktion aus. Wenn einer der daran beteiligten Faktoren sowie Fibrinogen vermindert ist, sind diese Laborwerte erniedrigt. Ein wichtiger diagnostischer Hinweis! Alle drei Tests sagen im Prinzip dasselbe aus. Der Unterschied liegt in der Empfindlichkeit, mit der die Funktion des Gerinnungssystems gemessen wird. So wie ein Tachometer beim Fahrrad, bei einem Kleinwagen und einem Rennwagen in verschiedenen Geschwindigkeitsbereichen am genauesten mißt, ist auch der Meßbereich bei den genannten Laborparametern unterschiedlich.

Fibrinogen
→ Seite 53

Der NT kann am empfindlichsten Abweichungen im normalen Bereich anzeigen. Die TPZ ist im Normalbereich und bei der Behandlung mit Marcoumar noch von ausreichender Genauigkeit. Der TT ist hingegen im Behandlungsbereich am genauesten. Ein zu geringer Wert zeigt eine Blutungsneigung an, ein zu hoher weist dem Arzt die Unwirksamkeit der Behandlung nach. Er muß dann das Medikament anders dosieren.

## Was bedeutet ein zu hoher Gerinnungswert?

◆ Fehlerhafte Blutabnahme
Wenn bei der Blutabnahme der Arm zu lange gestaut, die Vene nicht sofort getroffen wurde oder die Durchmischung mit dem Zitrat nicht schnell genug erfolgt ist, kann der Gerinnungswert erhöht sein.

◆ Erhöhte Gerinnbarkeit des Blutes

**Blut und Labor**

### Was bedeutet ein gering erniedrigter Wert?

Ist der NT oder die TPZ zwischen 50 und 70 Prozent, die PTT aber noch normal, so kann angenommen werden, daß die Blutgerinnung noch funktioniert. Bei folgenden Zuständen ist der Wert mäßig erniedrigt:

◆ Lebergewebserkrankung
Hier kann ein erniedrigter Wert bereits auf eine herabgesetzte Produktion von Gerinnungsfaktoren hinweisen, obwohl die Gerinnung noch klappt.

◆ Heparinbehandlung

◆ Fibrinogenmangel

◆ Verbrauchskoagulopathie

◆ Mangel an einem Gerinnungsfaktor

In diese Richtungen wird der Arzt also denken und eventuell noch weiter untersuchen lassen, obwohl die Blutstillung seines Patienten vorläufig noch normal vor sich geht.

### Was bedeuten Werte im Behandlungsbereich?

Gemeint ist hier TPZ im Bereich von 15 bis 25 Prozent und TT von 5 bis 15 Prozent.

◆ Therapie mit Marcoumar
TPZ von 15 bis 25 Prozent und TT von 5 bis 15 Prozent zeigen an, daß die medikamentöse Einstellung gut ist.

◆ Vitamin-K-Mangel

◆ Schwere Leberschädigung

◆ Verbrauchskoagulopathie in fortgeschrittenem Stadium

◆ Schwerer Fibrinogenmangel

◆ Mangel an einem Gerinnungsfaktor

_Fibrinogen_

## Was bedeuten sehr tiefe Werte?

Gemeint ist hier eine TPZ unter 15 Prozent und ein TT unter 5 Prozent. In diesem Bereich besteht bereits eine schwere Gerinnungsstörung. Werte unter 5 Prozent können mit Gerinnungsfaktoren behandelt werden. Es besteht Blutungsgefahr für den Patienten.

# Fibrinogen

**Der Fibrinogenspiegel wird bei Verdacht auf Verbrauchskoagulopathien und zur genauen Bestimmung von Gerinnungsstörungen gemessen. Außerdem ist die Messung bei der Überwachung einer fibrinolytischen Therapie (Auflösung von Blutgerinnseln) sinnvoll.**
Normalwert:
200 bis 400 mg/dl
Die Bestimmung erfolgt aus Plasma, das im Verhältnis von genau 9 zu 1 mit Zitronensäure (Zitrat) verdünnt ist – 1 Teil Zitrat, 9 Teile Blut.

## Was ist Fibrinogen?

Fibrinogen ist das Vorläufermolekül des Fibrins (aus Eiweiß bestehender Faserstoff des Blutes, der sich vernetzt und bei Gerinnungsvorgängen einen Blutpfropf bildet, der für die Blutstillung letztlich verantwortlich zeichnet). Fibrinogen wird bei Gerinnungsstörungen durch Thrombin aktiviert. Thrombin ist ein Enzym im Blutplasma.

## Was bedeutet ein vermindertes Fibrinogen?

Hochgradiger Mangel an Fibrinogen geht mit mäßiger Blutungsneigung einher. Bei Fibrinogenwerten über 100 mg/dl funktioniert die Blutgerinnung noch weitgehend normal.

**Blut und Labor**

◆ Verminderte Erzeugung

Ein angeborener Mangel an Fibrinogen ist sehr selten. Häufiger werden verminderte Spiegel bei schweren Erkrankungen der Leber gefunden.

◆ Erhöhter Verbrauch

Bei ausgedehnten Thrombosen und bei einer Verbrauchskoagulopathie (einer bei schweren Erkrankungen vorkommenden Aktivierung des Gerinnungssystems) kann es zu einem starken Abfall des Fibrinogenspiegels kommen. Allerdings schließt ein normaler Fibrinogenwert beide Zustände nicht völlig aus.

◆ Medikamente

Im Zuge einer Behandlung mit Arwin (Gift der malaiischen Grubenotter) kann der Fibrinogenspiegel sinken. Das Gift bewirkt einen Abbau von Fibrinogen. Es findet in der Behandlung von schweren Durchblutungsstörungen (bei Verkalkung der Gefäße) seine Anwendung. Durch den Abbau des Fibrinogens wird das Blut dünnflüssiger. Damit kann die Durchblutung bei massiver Gefäßverengung noch gebessert werden. Bei bestmöglicher Therapie versucht man, den Fibrinogenspiegel auf 70 mg/dl zu senken.

◆ Erhöhter Verlust

Bei ausgedehnten Wunden, schweren Verbrennungen, Bauchhöhlenwassersucht (Aszites, etwa bei schweren Leberleiden) und starken Blutungen kann ebenfalls ein Abfall des Fibrinogens beobachtet werden.

**Was bedeutet ein erhöhtes Fibrinogen?**

Bei einem Fibrinogenspiegel über 500 mg/dl wird das Plasma erheblich dickflüssiger. Die Fließeigenschaft des Blutes wird also schlechter. Zusätzlich neigt das Blut mehr zur Gerinnung.

◆ Erhöhtes Verkalkungsrisiko

Nach neuen, ausgedehnten Studien scheint ein erhöh-

**Thrombinzeit**

ter Fibrinogenwert ein von anderen Auslösern (Rauchen, Übergewicht, Fehlernährung, Bewegungsmangel, erbliche Belastung) unabhängiger Risikofaktor für die Entstehung von Gefäßverkalkung (Atherosklerose) zu sein. Auch bei Diabetikern findet man häufig erhöhte Fibrinogenwerte.

◆ Entzündungen

Fibrinogen ist bei allen möglichen Entzündungsvorgängen erhöht. Es ist für die erhöhte Blutsenkung bei Entzündungsprozessen mit verantwortlich.

Blutsenkung
→ Seite 67

◆ Bösartige Tumoren

Bei Karzinomen (besonders Bauchspeicheldrüse und Lunge) werden oft stark erhöhte Fibrinogenspiegel festgestellt.

## Thrombinzeit (TZ)

**Mit der Thrombinzeit wird die letzte Phase der Gerinnung, nämlich die Bildung von Fibringerinnseln, nachgewiesen. Besonders zur Überwachung einer Behandlung mit dem gerinnungshemmenden Stoff Heparin ist die Bestimmung der Thrombinzeit nützlich.**
Normalwert:
18 bis 22 Sekunden
Die Bestimmung erfolgt aus mit Zitronensäure versetztem Blutplasma (1 Teil Zitrat, 9 Teile Blut).

### Was ist die Thrombinzeit?

Bei dieser Untersuchung wird dem ungerinnbar gemachten Plasma (durch Zitrat = Zitronensäure) Thrombin zugesetzt. Thrombin ist ein Enzym, das die Umwandlung des Fibrinogens in Fibrin bewirkt.
Eine Störung der Blutgerinnung führt zu einer Verlängerung der Thrombinzeit. Ist das der Fall, so ist auch

## Blut und Labor

PTT → Seite 58

Quick-Test
→ Seite 50

Antithrombin III
→ Seite 61

meist die PTT (Partielle Thromboplastinzeit) verlängert. Bei stark verlängerter Thrombinzeit fällt auch der Quick-Test krankhaft aus.
Bei einer geringgradigen Verminderung des Fibrinogens im Blut ist die Thrombinzeit noch nicht verlängert. Auch Schwankungen des Antithrombin-III-Wertes beeinflussen die Thrombinzeit nicht.

### Wodurch kann die TZ verlängert werden?

Fibrinspaltprodukte
→ Seite 65

Die Thrombinzeit reagiert in erster Linie konzentrationsabhängig auf die Anwesenheit gerinnungshemmender Substanzen, vor allem von Heparin und Fibrinspaltprodukten (D-Dimer).

◆ Heparinbehandlung

Heparin ist ein in Krankenhäusern häufig verwendetes Medikament zur Hemmung der Blutgerinnung. Es steigert im Blut die Aktivität eines wichtigen, thrombinhemmenden Moleküls, des Antithrombin III. Eingesetzt wird es zur Behandlung von Thrombosen, aber auch als Zusatztherapie bei Herzinfarkt. In geringer Dosierung dient es der Vermeidung von Thrombosen bei Patienten, die länger liegen müssen, deren Blut dann zur Eindickung neigt. Bei der Überwachung der Heparintherapie hat die Thrombinzeit gegenüber PTT den Vorteil, daß sie von anderen Einflüssen kaum beeinträchtigt wird.
Bei optimaler Einstellung mit Heparin (oft nur mit Hilfe fortlaufender Infusionen erreichbar) wird eine Verlängerung der Thrombinzeit auf das Drei- bis Vierfache angestrebt. In diesem Bereich besteht für den Patienten nur noch eine geringe Gefahr, die gefürchtete Thrombose (Blutpfropfen) oder als Folge eine Lungenembolie (losgelöster Blutpfropfen, der in die Lunge wandert) zu bekommen. Ein weiterer Anstieg der Thrombinzeit allerdings vergrößert die Gefahr von Blutungen.
Bei vorbeugender Gabe von Heparin wird dieses so niedrig dosiert, daß noch keine Verlängerung der Thrombinzeit beobachtet werden kann.

**Thrombinzeit**

◆ Fibrinspaltprodukte

Fibrinspaltprodukte entstehen beim Abbau von im Körper auftretenden Blutgerinnseln. Sie treten bei der medikamentösen Auflösung dieser Gerinnsel (zum Beispiel durch Streptokinase) in großen Mengen auf. Der Vorgang heißt Fibrinolyse. Fibrinspaltprodukte können die Vernetzung des Fibrins und damit die Entstehung von Thrombosen verhindern. Es gibt eigene Labortests, die das Vorhandensein von Fibrinspaltprodukten nachweisen.

◆ Penicilline

Bei hochdosierter Behandlung mit Penicillin und davon abgeleiteten Antibiotika kann – besonders bei nierenkranken Patienten – eine Verlängerung der Thrombinzeit beobachtet werden.

◆ Hemmkörper

Bei Leberzirrhose, beim Plasmozytom (bösartige Wucherung von Plasmazellen; die Krankheit wird auch Morbus Kahler genannt) und bei anderen Krankheiten, die mit einer starken Erhöhung der Immunglobuline im Blut einhergehen, ist bisweilen die Vernetzung des Fibrins gestört. Die Patienten leiden unter schwer stillbaren Blutungen.

◆ Mangel an Fibrinogen

Mangel an Fibrinogen (Vorstufe des Fibrins) oder nicht voll funktionsfähiges Fibrinogen kann ebenfalls eine Verlängerung der Thrombinzeit bewirken.

Fibrinogen
→ Seite 53

◆ Bei Neugeborenen

In den ersten zwei Wochen nach der Geburt hat eine erhöhte Thrombinzeit noch keinen Krankheitswert. Es handelt sich um einen normalen Zustand.

**Was bedeutet eine normale Thrombinzeit?**

Eine normale Thrombinzeit alleine schließt ein behandlungsbedürftiges Blutungsleiden keinesfalls aus. Erst die gleichzeitige Bestimmung der Thrombozyten-

Thrombozyten
→ Seite 34

**Blut und Labor**

Quick-Test
→ Seite 50

zahl, des Quick-Tests und der PTT erlaubt den Ausschluß einer schwereren Gerinnungsstörung.

## Partielle Thromboplastinzeit (PTT)

> **Bei der PTT handelt es sich um einen Suchtest, der Störungen der Blutgerinnung im sogenannten endogenen System anzeigt.**
> Endogen bedeutet, daß die Störung nicht durch äußere Einflüsse passiert ist, sondern im Körper selbst entstand.
> Normalwert:
> Abhängig von den verwendeten Reagenzien (Hilfsstoffen), aber meistens unter 40 Sekunden.
> Die Bestimmung erfolgt im Zitratplasma (Mischungsverhältnis: 1 Teil Zitrat, 9 Teile Blut).

### Was ist die PTT?

Gemeinsam mit dem Quick-Test ist die PTT der wichtigste Suchtest für Störungen im Gerinnungssystem. Während der Quick-Test Störungen durch äußere Einflüsse anzeigt, weist die PTT nach, ob die Fehlerquelle im eigenen Körper liegt. Für die Deutung der PTT ist unbedingt eine gewissenhafte Blutabnahme (kein langes Stauen, kein langes Suchen nach Venen, genaue Mischung des Blutes mit Zitrat) notwendig.

### Wann ist die PTT verlängert?

◆ Mangel an Gerinnungsfaktoren

Angeborener oder später erworbener Mangel an einer Reihe von Gerinnungsfaktoren kann eine Verlängerung der PTT bewirken. Zum Beispiel können Mangelzustände nach massiven Bluttransfusionen, selten auch einer Behandlung mit Penicillinen oder Cephalosporinen (Antibiotika gegen bakterielle Infektionen) beobachtet werden.

## Partielle Thromboplastinzeit

Eine normale PTT schließt milde Hämophilie (angeborene Blutkrankheit mit Mangel am Gerinnungsfaktor VIII oder IX) nicht aus.

◆ Heparinbehandlung

Bei der Therapie mit dem gerinnungshemmenden Heparin ist die PTT um etwa das Zweifache erhöht. Nicht jedoch bei der niedrig dosierten Therapie zur Vorbeugung von Thrombosen. Die Heparinbehandlung wird meist mittels der Thrombinzeit kontrolliert.

Thrombinzeit
→ Seite 55

◆ Gesteigerte Fibrinolyse

Will man Thrombosen medikamentös auflösen (manchmal muß auch operiert werden), so verabreicht man Mittel, die eine Vermehrung von Fibrinspaltprodukten bewirken. Die PTT ist dann verlängert.

Fibrinspaltprodukte
→ Seite 65

◆ Hemmkörper

In seltenen Fällen können bei Patienten auch Antikörper gegen bestimmte Gerinnungsfaktoren auftreten. Auch bei Autoimmunerkrankungen (die Körperabwehr richtet sich gegen körpereigene Gewebe) werden Hemmkörper gegen einzelne Gerinnungsfaktoren festgestellt.

### Was bedeutet eine PTT von 42 bis 50 Sekunden?

◆ Ist der Quick-Test normal, so kann eine milde Hämophilie vorliegen.

Ist auch der Quick-Test nicht im normalen Bereich, kommen folgende Ursachen in Frage:

◆ Behandlung mit Marcoumar

◆ Verbrauchskoagulopathie (etwa nach schweren Blutverlusten werden mehr Gerinnungsstoffe benötigt, als der Körper erzeugen kann. Es entsteht dann ein Mangel. Die Patienten werden unbehandelt zu Blutern)

◆ Starke Leberzellschädigung

**Blut und Labor**

◆ Auftreten von Hemmkörpern

◆ Normaler Zustand bei Neugeborenen

Thrombinzeit
→ Seite 55

◆ Ist auch die Thrombinzeit verlängert, kann eine Behandlung mit Heparin angenommen werden. Die Befragung des Patienten ist also auch wichtig, um unnötige Untersuchungen zu vermeiden.

**Was bedeutet eine PTT über 50 Sekunden?**

In diesem Fall liegt immer eine schwere Gerinnungsstörung vor. Mögliche Ursachen, die anhand der Labortests herausgefunden werden können:

Quick-Test
→ Seite 50

◆ Ist der Quick-Test normal, so besteht wahrscheinlich eine schwere Hämophilie, oder es liegen Hemmkörper vor.

◆ Ist der Quick-Test erniedrigt, liegt entweder eine schwere Störung bei der Erzeugung von Gerinnungsfaktoren vor (zum Beispiel Vergiftung mit Marcoumar bei falscher Dosierung) oder eine Verbrauchskoagulopathie.

Fibrinogen
→ Seite 53

◆ Ist zusätzlich auch die Thrombinzeit verlängert, besteht entweder eine Überdosierung mit Heparin, eine schwere Verbrauchskoagulopathie oder ein Mangel an Fibrinogen.

**Was bedeutet eine verkürzte PTT?**

Eine verkürzte Partielle Thromboplastinzeit weist im allgemeinen auf gesteigerte Gerinnungsaktivität hin. Sie kann auftreten:

◆ Bei nicht genauer Blutabnahme

◆ Unmittelbar nach Operationen

◆ Im Zuge einer Thrombose

◆ Bei Entzündungen

◆ Bei Einnahme von Ovulationshemmern (Anti-Baby-Pille)

◆ Nach einem Herzinfarkt

# Antithrombin III

**Die Bestimmung des Antithrombin III erlaubt bei manchen Patienten, die Ursachen einer erhöhten Gerinnungsbereitschaft zu erkennen.**
Normalwert:
72 bis 128 Prozent der Norm
Die Bestimmung erfolgt aus Plasma, das mit Zitrat ungerinnbar gemacht wurde (genaues Mischungsverhältnis: 1 Teil Zitrat, 9 Teile Blut erforderlich).

### Was ist Antithrombin III?

AT-III ist ein Enzym, das im Plasma vorkommt. Es soll im Blut die Thrombinwirkung ausbalancieren. Damit wird gewährleistet, daß die Blutgerinnung nicht im ganzen Körper, sondern bei einer Verletzung nur am Ort einer Schädigung der Blutgefäßwand abläuft. Beim Fehlen von AT-III würde sich die Gerinnung lawinenartig ausbreiten, das Blut wäre rasch eingedickt, der Patient tot. AT-III hemmt auch eine Reihe von Gerinnungsfaktoren zu demselben Zweck.
Die Wirkung von Antithrombin III wird durch Heparin verstärkt. Deshalb bezeichnet man AT-III auch als Heparin-Co-Faktor. Wenn bei einem Patienten die Behandlung mit Heparin nicht anspricht, so liegt der Verdacht auf Mangel an AT-III nahe.
Schwankungen in der Konzentration von AT-III werden von den üblichen Gerinnungstests (Quick-Test, PTT, Thrombinzeit) nicht erfaßt.

PTT → Seite 58

### Was bedeutet ein Antithrombin-III-Mangel?

◆ Angeborener Mangel

Patienten mit angeborenem AT-III-Mangel leiden unter stark erhöhtem Thromboserisiko. Es genügt bereits eine Verminderung auf 50 Prozent des Normalwertes,

**Blut und Labor**

um noch vor dem 30. Lebensjahr gehäuft Thrombosen und Embolien auftreten zu lassen. Immerhin bestehen bei etwa 4 Prozent jener Patienten, die bereits mehrmals Thrombosen erlitten haben, Mangelzustände an Antithrombin III.

◆ Unmittelbar nach Thrombosen

Nach Thrombosen, aber auch bei einer Verbrauchskoagulopathie (zum Beispiel nach schweren Blutungen, wenn die Speicher an Gerinnungsstoffen im Blut erschöpft werden), nach Operationen mit großen Wundflächen, nach Unfällen können häufig erniedrigte Werte gefunden werden. Bei diesen Zuständen wird das im Plasma vorhandene Antithrombin III verbraucht, ohne ausreichend nachproduziert zu werden.

◆ Bei Leberzellschädigung

Antithrombin III wird in der Leber gebildet. Daher ist es verständlich, daß bei schweren Leberschäden die Produktion nicht mehr ausreichend klappt. Zugleich sind natürlich auch andere, in der Leber erzeugte Gerinnungsfaktoren vermindert. Das führt für den Betroffenen zu stark erhöhtem Thromboserisiko.

◆ Sepsis

In der Frühphase einer Sepsis (generelle Blutvergiftung) kommt es oft zum Abfall von AT-III.

◆ Bei Heparinbehandlung

Besonders zu Beginn einer Therapie mit Heparin kann ein Abfall des AT-III-Spiegels um rund 30 Prozent beobachtet werden.

◆ Einnahme der »Pille«

Möglicherweise ist ein vermindertes Antithrombin III eine nicht seltene Ursache, warum Frauen unter Hormoneinnahme (eben der Anti-Baby-Pille) häufiger durch Thrombosen gefährdet sind.

## Was bedeuten erhöhte AT-III-Werte?

An sich haben erhöhte Werte keine medizinische Bedeutung. Das heißt, daß eine Erhöhung noch keine ärztlichen Maßnahmen erfordert. Dennoch gibt es Zustände, bei denen AT-III-Überschuß auftritt. Da muß die Ausgangssituation entsprechend berücksichtigt werden.

◆ Herzinfarkt

Antithrombin III ist ein sogenanntes Akute-Phase-Protein (Eiweiß). Es tritt daher bei schweren Akutgeschehen im Körper vermehrt auf.

Akute-Phase-Proteine
→ Seite 194

◆ Entzündungen

Aus demselben Grund wie oben ist AT-III bei schweren Entzündungen vermehrt.

◆ Vitamin-K-Mangel

Die Bildung des Antithrombin III ist nicht vom gerinnungsfördernden Stoff Vitamin K abhängig. Vitamin K beeinflußt die Entstehung anderer Gerinnungsfaktoren.

◆ Bei Nierenversagen

◆ Bei Verschlüssen der Gallenwege (Steine, Tumor)

## Protein C und Protein S

**Protein C und dessen Co-Faktor Protein S sind körpereigene Stoffe, die eine gerinnungshemmende Funktion haben. Mangel an diesen Stoffen bedeutet erhöhte Gefahr für Thrombosen.**
Normalwerte:
Protein C: 70 bis 120 Prozent
Protein S: 70 bis 120 Prozent
Die Bestimmung erfolgt, so wie bei allen Gerinnungsparametern, aus dem Zitratplasma (Mischung 1 zu 9, ein Teil Zitrat).

**Blut und Labor**

## Was sind Protein C und Protein S?

Protein C ist ein Enzym, das bestimmte Faktoren der Blutgerinnung spaltet. Damit hemmt es die Blutgerinnung. Das Protein S, dessen Bestimmung noch nicht routinemäßig möglich ist, arbeitet als Co-Faktor. Das heißt, daß es die Wirkung des Protein C steigert. Protein C wird unter Mithilfe von Vitamin K in der Leber erzeugt. Es dürfte vor allem in kleinen Blutgefäßen wirksam werden. Dort soll es verhindern, daß kleinste Blutpfropfen, die angeschwemmt werden, sich ausdehnen können.

Protein C und Protein S müssen immer dann bestimmt werden, wenn schon bei jugendlichen Patienten Thrombosen und Embolien auftreten.

## Was bedeutet ein vermindertes Protein C (Protein S)

◆ Angeborener Mangel

Bei dieser vererbten Erkrankung besteht ein deutlich erhöhtes Risiko für Thrombosen jeglicher Art. Bei 50 Prozent aller Betroffenen treten Thrombosen bereits vor dem 30. Lebensjahr auf, bei 80 Prozent vor dem 40. Lebensjahr.

Wichtig zu wissen ist, daß solche Patienten ein besonders hohes Risiko aufweisen, sogenannte Marcoumar-Nekrosen zu entwickeln. Nach der Gabe dieses gerinnungshemmenden Medikamentes (Gegenspieler zum Vitamin K, das die Bildung von Protein C steuert) fällt der Spiegel des Protein C rascher ab als jener anderer Gerinnungsfaktoren. Das bewirkt eine kurzzeitig stark erhöhte Thromboseneigung. Erst wenn auch die anderen Gerinnungsfaktoren abgesunken sind, ist der Patient weitgehend vor Thrombosen geschützt. Diese Schwierigkeit umgeht der Behandler, indem bei Patienten mit angeborenem Protein-C-Mangel die Therapie mit Marcoumar sehr langsam und vorsichtig und unter gleichzeitiger Verabreichung von Heparin begonnen wird.

◆ Verbrauchskoagulopathie

**Fibrinspaltprodukte**

Im Rahmen einer überschießenden Gerinnung mit nachfolgender Erschöpfung der Depots an gerinnungsfördernden Substanzen sinkt neben den anderen Stoffen auch das Protein C ab.

◆ Lebererkrankungen

Protein C wird in der Leber erzeugt. Bei Störungen der Leberfunktion kann dementsprechend ein Mangel an Protein C auftreten. Natürlich gleichzeitig auch Mangel an allen anderen Gerinnungsparametern, die in der Leber erzeugt werden. Daher resultiert daraus alleine noch keine erhöhte Thromboseneigung.

**Was bedeutet ein erhöhtes Protein C?**

◆ Verengung der Herzkranzgefäße (Koronare Herzkrankheit, Ausgangssituation für einen Herzinfarkt)

◆ Diabetes mellitus (Zuckerkrankheit)

Bei beiden Erkrankungen werden bisweilen hohe Protein-C-Spiegel beobachtet.

# Fibrinspaltprodukte und D-Dimer

**Im Blut nachweisbare Fibrinspaltprodukte, wie zum Beispiel das D-Dimer, zeigen an, daß im Körper das Gerinnungssystem aktiviert worden ist. Damit weiß der Arzt, daß sein Patient gerade irgendwo an einer Thrombose leidet.**
Normalwerte:
Latex-Test auf Fibrinspaltprodukte und D-Dimer negativ
D-Dimer: 20 bis 400 Mikrogramm/l
Die Bestimmung des D-Dimer erfolgt aus dem Zitratplasma (1 Teil Zitrat, 9 Teile Blut).

**Blut und Labor**

### Was sind Fibrinspaltprodukte und D-Dimer?

Das Ergebnis eines jeden Gerinnungsvorganges ist das Blutgerinnsel. Gleichzeitig mit jeder Entstehung von Fibrin (das netzartig dieses Gerinnsel bildet) werden Prozesse in Gang gesetzt, die Gerinnsel wieder auflösen können (Fibrinolyse). Dies ist sinnvoll. Nach dem Verschluß eines Wanddefektes in einem Blutgefäß soll verhindert werden, daß das Gerinnsel in der Folge weiter wächst und auch andere Gefäße verschließt. Andere Blutgefäße werden durch diese Maßnahme durchgängig gehalten.

Die Auflösung eines Thrombus (Blutpfropfen) geschieht durch ein Enzym, das Plasmin. Plasmin spaltet Fibrin auf. Die Endprodukte dieses Vorganges nennt man eben Fibrinspaltprodukte. Eines dieser Produkte ist das D-Dimer.

### Was bedeutet der Nachweis von Fibrinspaltprodukten bzw. von erhöhtem D-Dimer?

◆ Gefäßverschlüsse
Bei praktisch jeder Thrombose können Abbauprodukte von Fibrin nachgewiesen werden. Zum Beispiel bei Beinvenenthrombosen, arteriellen Gefäßverschlüssen, nach Operationen und bei Embolien (wandernde Blutpfropfen).

◆ Leberleiden

◆ Urämie (Blutvergiftung im Zuge eines Nierenversagens)

◆ Schwere Herzschwäche

◆ Alle Zustände mit beschleunigter Auflösung des Fibrins (Fibrinolyse)
Zum Beispiel im Zuge der fibrinauflösenden Behandlung mit Medikamenten. In gewisser Hinsicht kann mit diesen Untersuchungen auch der Erfolg der Behandlung kontrolliert werden.

◆ Verbrauchskoagulopathie

Blutsenkung

Während es bei der überschießenden Aktivierung des Gerinnungssystems zum Aufbrauchen der meisten Gerinnungsfaktoren kommt, sind die Abbauprodukte der Blutgerinnung verständlicherweise erhöht.

## Blutsenkung

**Die Senkungsgeschwindigkeit der Blutkörperchen läßt zwar keine gezielte Diagnose zu, liefert dem Arzt aber entscheidende Verdachtsmomente. Er kann dann weiterführende Maßnahmen einleiten.** Normalwerte (nach einer Stunde):
Frauen 10 bis 20 mm/Stunde
Männer 4 bis 10 mm/Stunde

### Wie erfolgt die Untersuchung?

Eine mit Zitrat versetzte Blutprobe wird in einem speziell gekennzeichneten Glas- oder Kunststoffröhrchen bis zur Höhe von 200 mm aufgezogen. In senkrechter Stellung des Röhrchens wird nach einer bzw. zwei Stunden gemessen, wie sich die absinkenden roten Blutkörperchen am Boden des Gefäßes abgelagert haben.

### Warum sind die Normalwerte bei Frauen und Männern verschieden?

Der Unterschied kommt hauptsächlich dadurch zustande, daß der Hämatokritwert (Anteil der Zellen im Blut in Prozenten angegeben) bei Frauen tiefer liegt als bei Männern. Das führt zu stärkerem Absinken der Blutkörperchen.

Hämatokrit
→ Seite 19

### Was bedeutet erhöhte Blutsenkung?

Am häufigsten deutet erhöhte Senkungsgeschwindigkeit auf einen Entzündungsherd im Körper hin. Ursa-

## Blut und Labor

che können Viren oder Bakterien sein. Auch rheumatische Prozesse bedingen eine Erhöhung der Senkungswerte. Zwar kann der Arzt aus dieser Untersuchung keine genaue Diagnose ableiten, aber er weiß dann, daß irgendwo ein Entzündungsgeschehen (es kann auch eine harmlose Verkühlung oder ein eitriger Zahn sein) abläuft, und kann gezielt weiterforschen. Bei Personen über 60 finden sich häufig erhöhte Werte ohne Krankheitsbild. Es kann jedoch die Möglichkeit nicht ganz ausgeschlossen werden, daß bei älteren Menschen eben häufiger chronische Entzündungen vorliegen.

Zum Teil sehr stark erhöhte Senkung kann darüber hinaus bei folgenden Krankheiten auftreten: Leukämien, Krebs, Lymphome, bestimmte Nierenleiden (nephrotisches Syndrom), akute Leberschäden, Blutarmut. Aber auch in der Schwangerschaft kann die Senkung erhöht sein.

Medikamente wie Heparin beschleunigen die Senkung stark. Falsch erhöhte Werte können auch bei Vermehrung des Zitratanteils eintreten.

### Was bedeutet verzögerte Blutsenkung?

Bestimmte Krankheiten, die zur Vermehrung der Blutkörperchen führen, verzögern die Geschwindigkeit der Blutsenkung. Zum Beispiel Polyglobulie (krankhafte Vollblütigkeit), Polyzythämie vera, Sichelzellanämie. Die Senkung kann dann unter 1 mm/Stunde betragen.

Auch Medikamente wie Kortison, Azetylsalizylsäure und andere Schmerzstiller können die Senkung verzögern.

68

# Leber und Labor

Größte Drüse und wichtigstes Stoffwechselorgan ist die Leber. Sie liegt im rechten Oberbauch und endet beim Gesunden ungefähr im Bereich des rechten Rippenbogens. Die Leber wird gerne »chemische Fabrik« des Körpers genannt, weil sie eine Unzahl von Funktionen erfüllt. Einige Beispiele:

◆ Erzeugung von Gallenflüssigkeit, die in der Gallenblase gespeichert und bei Bedarf an den Dünndarm abgegeben wird.

◆ Aufbau der meisten Eiweißkörper (Proteine), die der Organismus benötigt.

◆ Abbau von Hormonen, die ihre Aufgaben bereits erfüllt haben oder die im Übermaß erzeugt wurden.

◆ Herstellung lebenswichtiger Substanzen für die Blutgerinnung. Andernfalls würden die Menschen selbst bei kleineren Verletzungen hilflos verbluten.

◆ Abbau roter Blutkörperchen (Erythrozyten). Diese werden im Knochenmark neu gebildet.

◆ Umwandlung von Nahrungsbausteinen in Einzelteile, die der Organismus verwerten kann.

◆ Speicherung von Stoffen, die in Mangelzeiten gleichsam als Reserve zur Verfügung stehen. Zum Beispiel Glykogen, die Speicherform des Traubenzuckers (Glukose). Glykogen wird in Leber und Skelettmuskel eingelagert, um bei Bedarf an die Blutbahn abgegeben zu werden.

◆ Mithilfe bei Umwandlung und Abtransport von Schadstoffen (»Abfall«), die den Körper wieder verlassen müssen (zum Beispiel Harnsäure).

Wir wollen uns nun näher mit der Bedeutung der Leber für den Stoffwechsel befassen, weil eine Reihe von Laboruntersuchungen darauf abzielen, diese Funktionen zu überprüfen.

# Leber und Labor

## Eiweißstoffwechsel

Die Leber ist der wichtigste Bildungsort der Proteine, wie Eiweiß in der Fachsprache genannt wird. Bausteine der Proteine sind die Aminosäuren. Diese nimmt der Mensch zum Teil aus der Nahrung auf, zum Teil werden sie aus körpereigenen Proteinen wiedergewonnen, und zum Teil erzeugt sie die Leber neu.

**GOT und GPT**
**→ Seite 86**

Die Transaminasen (GOT, GPT) sind Enzyme, die für den Abbau der Aminosäuren benötigt werden. Sie kommen in der Leber in großer Konzentration vor. Freigesetzt werden sie bei Schäden der Leberzellen. Für die Diagnostik einer Leberzellzerstörung hat auch das Enzym GLDH eine Bedeutung. Es bewirkt den Abbau von Glutaminsäure und befindet sich in den Mitochondrien der Zellen, also jenem Teil, der als »Kraftwerk« der Zelle bezeichnet wird. Beim Untergang von Leberzellen wird dieses GLDH frei.

**Ammoniak**
**→ Seite 93**

Ein Abbauprodukt der Aminosäuren ist Harnstoff. Dieser wird aus Ammoniak gebildet, dem giftigen Endprodukt der Stickstoffumwandlung im Körper. Nur über die Umwandlung in Harnstoff kann dieser giftige Ammoniak vorwiegend über die Nieren ausgeschieden werden. Bei schweren Leberschäden wird Harnstoff vermindert gebildet. Das führt zur Anhäufung von Ammoniak im Blut und weist auf Leberversagen hin.

**Gesamteiweiß**
**→ Seite 303**

Nach der Muskulatur ist die Leber der größte Eiweißerzeuger. So werden zum Beispiel die meisten Proteine, die im Blut vorkommen, in der Leber hergestellt. Das mengenmäßig wichtigste Eiweiß ist Albumin. Die Leber bildet davon täglich 12 Gramm, etwa ein Viertel ihrer gesamten Eiweißproduktion. Albumin ist ein Transporteur für viele Stoffe im Blut und hält im Plasma den onkotischen Druck aufrecht (von Bedeutung für die Wasserbindung im Gewebe bzw. für die Wasserausscheidung durch die Niere). Ein Nachlassen der Leistungsfähigkeit der Leber ist daher auch am Abfall der Albuminkonzentration erkennbar.

Auch die Gerinnungsfaktoren werden großteils in der Leber gebildet. Ihre Konzentration kann ebenfalls ein Maß für die Leistungsfähigkeit der Leber sein. Da

**Stoffwechsel**

Gerinnungsfaktoren schnell abgebaut werden, können durch deren Messung kurzfristige Veränderungen in der Syntheseleistung der Leber gut erfaßt werden.

## Kohlenhydratstoffwechsel
Die Leber leistet den größten Beitrag zur Aufrechterhaltung eines normalen Blutzuckerspiegels. Sie kann in großen Mengen Glukose aufnehmen und wieder freigeben. Diese Regulation wird durch mehrere Hormone gesteuert: Insulin führt zur Aufnahme, Glukagon, Wachstumshormon und Katecholamine zur Freisetzung von Glukose.
Die Speicherform der Glukose ist Glykogen. Es macht bis zu 7 Prozent des normalen Lebergewichtes aus. Schon nach einem Fasttag sind die Glykogenspeicher erschöpft. Bei Patienten mit Leberzirrhose kann daher leichter eine Unterzuckerung (Hypoglykämie) auftreten.

Blutzucker
→ Seite 165

Insulin
→ Seite 170

Katecholamine
→ Seite 289

## Fettstoffwechsel
Die Leber ist auch aktivstes Organ des Fettstoffwechsels. Fettsäuren können weiterverarbeitet oder neu gebildet werden. Ebenfalls in der »chemischen Fabrik« erzeugt werden: Triglyceride, Cholesterin und Phospholipide. Die Freisetzung der Lipide (Fette) erfolgt in Form von Lipoproteinen (zum Beispiel LDL, VLDL), also den Fett-Eiweißkörpern.
Bei Lebererkrankungen mit gestörtem Galleabfluß (Cholestase nennt man diesen unangenehmen Zustand) wird ein abnormes Lipoprotein (LPX) gebildet.

Triglyceride
→ Seite 190

Cholesterin
→ Seite 187

## Hormonstoffwechsel
Die Leber ist für die Inaktivierung mancher Hormone zuständig. Zum Beispiel: Insulin, Glukagon, Thyroxin, Trijodthyronin, Steroidhormone, Testosteron, Östrogene. Bei der Leberzirrhose werden diese Hormone vermindert abgebaut. Das führt zu auffallenden Symptomen nicht zuletzt durch den plötzlichen Hormonüberschuß. Bei Männern etwa bewirkt ein Anstieg der Östrogene (weibliche Sexualhormone) einen Verlust von Achsel- und Schamhaaren, Verkleinerung der

Thyroxin
→ Seite 129

Trijodthyronin
→ Seite 132

**Leber und Labor**

Hoden oder Ausbildung von Brüsten. Weiters kann es allerdings auch zum Wachsen bereits schütter gewordener Kopfhaare kommen. Kaum anzunehmen aber, daß Glatzengefährdete sich eine Behandlung mit weiblichen Sexualhormonen wünschen, nur um wieder Haare zu bekommen...

## Leberkrankheiten

Krankheiten der Leber äußern sich selten in dramatischen Beschwerden. Denn der Schmerz der Leber ist die Müdigkeit, heißt es. Wurde dieses Organ »beleidigt«, so fühlen sich die Betroffenen müde, schlapp, leistungsschwach, oft auch depressiv. Diese Beschwerden können als ein Alarmzeichen angesehen werden. Ein gewissenhafter Arzt wird beim Auftreten von Depressionen und Müdigkeit auf jeden Fall auch die Leber näher unter die Lupe nehmen. Wobei ihm Laboruntersuchungen entscheidend helfen können.

Aber zuerst wird der Arzt Fragen stellen (Anamnese): »Wann waren Sie zum letzten Mal im Ausland, und wo (Infektionsgefährdung)? Trinken Sie regelmäßig Alkohol (Alkoholschäden)? Nehmen Sie irgendwelche Medikamente ein (medikamentenbedingte Leberschäden)? Haben Sie einmal eine Gelbsucht gehabt (infektiöse Gelbsucht als Vorschädigung der Leber)?...«
Aus den Antworten erhält der Arzt Informationen, die ihm Hinweise für weitere Maßnahmen liefern. Er kann dann gezielter vorgehen und muß seinen Patienten nicht mit unnötigen Untersuchungen quälen.

Anatomische Veränderungen der Leber lassen sich durch Abtasten, in weiterer Folge durch Ultraschall feststellen. Erst bei einem dringenden Verdacht (unter Einbeziehung von Labortests erhärtet) wird allenfalls eine Gewebsprobe entnommen (Leberbiopsie).

Aussagen über die Funktionstüchtigkeit des Organs sind nur durch Laboruntersuchungen möglich, wobei sowohl Blut als auch Harn getestet werden. Ist die Leber in ihrer Arbeitsweise gestört, werden aus ihr bestimmte Substanzen, Enzyme genannt, in abnormer

# Hepatitis

Menge ausgeschieden. Diese Enzyme gelangen im Übermaß ins Blut und werden im Zuge chemischer Analysen genau gemessen.

Welche Enzyme wie stark vermehrt sind, hängt von der Art der Erkrankung ab. Vergleichbar sind auch die Harnveränderungen krankheitsabhängig. Der Harn wird meist nur mit Teststreifchen überprüft. Im folgenden ein kurzer Überblick über wichtige Erkrankungen der Leber:

## Hepatitis

Hepatitis ist eine Entzündung der Leber. Sie wird meist durch Viren verursacht. Mitunter ist sie auch eine Begleiterscheinung bei anderen Erkrankungen. Nicht selten auftretend bei chronischem Alkoholmißbrauch (Fettleber-Hepatitis) mit oft gewaltigem Anstieg von GOT und GPT, besonders aber von Gamma-GT. Erste Anzeichen einer akuten Leberentzündung sind neben den bereits genannten Allgemeinerscheinungen (Müdigkeit usw.) gelbliche Verfärbung der Augäpfel, grippeähnliche Beschwerden, schließlich oft eine Hellfärbung des Stuhles und ein bierbrauner Harn. Die berühmte »Gelbsucht«, populärer Name der Hepatitis, muß aber nicht unbedingt auftreten. Es verläuft sogar ein großer Teil der Erkrankungen »stumm«, das heißt ohne Gelbfärbung der Haut.

GOT und GPT
→ Seite 86

Gamma-GT
→ Seite 80

Wenn man von Keimen als Ursache ausgeht, kommen verschiedene Viren in Frage. Teilte man früher lediglich in Hepatitis A, B sowie Non-A, Non-B ein, so kennen die Forscher heute noch eine Reihe von weiteren Viren (C, D, E) und Erregern. Auf diese wollen wir aber in diesem Buch nicht näher eingehen.

Relativ harmlos verläuft die Hepatitis A. Vom Zeitpunkt der Ansteckung bis zum Ausbruch der Krankheit (Inkubationszeit) vergehen rund sechs Wochen. Zwei Wochen größtmögliche Schonung, strikter Verzicht auf Alkohol, Vernunft bei der Ernährung – und das Leiden heilt völlig aus. Die Ansteckung erfolgt über verseuchte Nahrung (also im Urlaub auf ungewaschene Speisen – Muscheln, Früchte, Salate – aufpassen!).

# Leber und Labor

Weit gefährlicher sind alle anderen Arten der Leberentzündung. Deren Erreger gelangen in der Regel über Körperflüssigkeiten von Mensch zu Mensch. Das bedeutet eine Übertragung durch Blut, Harn, aber auch Samenflüssigkeit. Die Hepatitis B wird häufig durch Geschlechtsverkehr übertragen. Die Entstehungsgeschichte ist übrigens sehr ähnlich jener von AIDS ...
Die Hepatitis B (und auch die anderen schweren Virusentzündungen der Leber) hat eine wesentlich längere Inkubationszeit: rund sechs Monate. Daher wird bei Verdacht sinnvollerweise nach dem letzten Urlaub in fernen Gegenden gefragt. Selbst dann, wenn dieser schon monatelang zurückliegt, kann die Quelle der Ansteckung darauf zurückgehen.
Symptome werden aber wegen der langen Zeit einer möglichen Ansteckung sehr oft mißdeutet: Für Abgeschlagenheit, Kopfweh, Übelkeit, Abneigung gegen bestimmte Speisen (vor allem Fett, Fleisch, Alkohol), aber auch mitunter gegen Zigaretten macht man alles mögliche verantwortlich, nur nicht eine Hepatitis. Auch Symptome wie Fieber und entzündliche Hautausschläge werden meist nicht damit in Zusammenhang gebracht. Erst die – oft nicht auftretende – Gelbfärbung der Haut ist dann ein Symptom, das alle kennen.
Die Entstehungsgeschichte dieser Gelbfärbung: Durch die Leberentzündung wird der Abtransport von Bilirubin (Gallenfarbstoff, der aus dem Hämoglobin, dem Farbstoff der roten Blutkörperchen, entsteht) behindert. Somit erhöht sich der Anteil des Bilirubins in Blut

**Bilirubin → Seite 77**

und Harn mitunter beträchtlich.
Eine Hepatitis B klingt meist nach zwei bis sechs Wochen ab. Bei manchen ist die Krankheit damit jedoch noch nicht überstanden. Es besteht immer die Gefahr, daß sich aus einer akuten eine chronische Hepatitis entwickelt. Eine Bedrohung in diese Richtung kann aus bestimmten Laborbefunden vermutet werden. Diese sind für die Verlaufskontrolle demnach überaus wichtig. Zum Beispiel Gamma-GT, GOT, GPT, LDH und Bilirubin.
Eine gezielte Behandlung ist bei der Virus-Hepatitis

**GOT und GPT → Seite 86**

**LDH → Seite 89**

**Gamma-GT → Seite 80**

## Leberzirrhose

leider nicht möglich. Es gibt noch kein wirksames Medikament gegen Viren. Hauptanteil am Heilungsprozeß hat der Patient selbst durch sein Verhalten. So ist jeder Tropfen Alkohol für Hepatitis-Kranke pures Gift! Vorsicht auch mit Medikamenten: Gerade im Anfangsstadium des Leidens, wo Betroffene noch an Grippe glauben, werden oft Unmengen an Grippemitteln oder Schmerzstillern eingenommen. Diese Medikamente können unter Umständen den Verlauf einer Hepatitis ungünstig beeinflussen. Wir alle sollten daher lernen, ein gewisses Maß an Beschwerden auszuhalten, und nicht bei kleinsten Beschwerden sofort zur Tablettenpackung greifen...

Der Arzt wird strikte Bettruhe verordnen, unter Umständen im Krankenhaus, da dort die notwendigen Laborkontrollen am einfachsten vorgenommen werden können. Sinken die Leberenzyme ab, befindet sich der Patient auf dem Wege der Besserung.

Von beinharter Diät sind die Mediziner wieder abgekommen. Extrem fett- und eiweißarme Ernährung hat sich in der Praxis nicht eindeutig bewährt. Günstig kann allenfalls vitaminreiche Kost sein.

Aus immerhin rund 10 Prozent aller Fälle von chronischer Hepatitis entwickelt sich eine Leberzirrhose. Überdurchschnittlich oft neigen solche Patienten auch zu Leberkrebs.

## Leberzirrhose

Jedes Organ ist aus Zellen aufgebaut, die für dieses Organ typisch sind. Dazwischen aber gibt es gleichsam »verbindende« Zellen. Ein Gewebe, das auch dementsprechend »Bindegewebe« heißt. Es hat keine organspezifischen Aufgaben, kann also im übertragenen Sinn als »minderwertig« bezeichnet werden.

Wie zum Beispiel Narbengewebe: Nach einem Muskelfaserriß etwa wird der Defekt durch solches Bindegewebe geschlossen. An dieser Stelle aber erlangt der Muskel nie wieder seine normale Funktion. Denn Bindegewebe ist nicht elastisch, es kann sich nicht zusammenziehen und wieder erschlaffen wie das

# Leber und Labor

Muskelgewebe. Damit der betroffene Körperteil funktionstauglich bleibt, müssen umliegende Muskeln kräftiger werden, um die Aufgaben der verletzten Fasern zu übernehmen.
Leberzellen haben die eingangs geschilderten lebenswichtigen Funktionen im Körper. Werden sie nach und nach durch minderwertiges Bindegewebe ersetzt – wie das bei der Leberzirrhose passiert –, so herrscht Alarmstufe 1! Denn bis zu einem gewissen Maß können die restlichen Leberzellen den Organismus noch ausreichend betreuen, dann aber versagt die »chemische Fabrik« ihren Dienst. Der Mensch hat in diesem Fall keine Überlebenschance mehr: Er stirbt an einer Entgleisung des Stoffwechsels (Leberkoma).
Hauptursache der Leberzirrhose ist der Alkoholmißbrauch. Die Menge Alkohol, die eine Zirrhose auslösen kann, ist sehr unterschiedlich. Jeder Mensch verträgt unterschiedlich viel Alkohol. Manche trinken unmäßig und werden trotzdem alt. Andere ereilt schon bei wesentlich geringerem Konsum an Alkohol das Schicksal einer Leberzirrhose. Im allgemeinen kann aber ¼ l Wein täglich ohne Schaden konsumiert werden.

Eisen
→ Seite 275

Kupfer
→ Seite 282

Neben Alkoholmißbrauch und der chronischen Hepatitis kommen noch Erkrankungen, die mit einem Gallenstau einhergehen (primär biliäre Zirrhose), und Speicherkrankheiten (von Eisen und Kupfer) als Ursache einer Leberzirrhose in Frage.

## Leberkrebs

Eine in unseren Breiten zum Glück nicht so häufige Erkrankung ist der Leberzellkrebs. Er tritt wesentlich häufiger in Afrika und Asien auf. Viel häufiger als der eigentliche Leberkrebs finden sich in der Leber Tochtergeschwülste (Metastasen) von anderen Tumoren. Ursachen des sogenannten Primärkrebses der Leber sind neben Leberzirrhose mitunter bestimmte Schimmelpilze. Auch sind Personen, die an einer Hepatitis B oder C erkrankten, mehr gefährdet.

# Bilirubin

> Bilirubin ist ein Abbauprodukt der roten Blutkörperchen (Erythrozyten). Es handelt sich dabei um den Gallenfarbstoff, der für die gelbe Verfärbung der Haut bei Gelbsucht (Ikterus) verantwortlich zeichnet.
> Normalwert:
> bis 1,2 mg/dl
> Die Bestimmung erfolgt aus dem Serum.

## Was ist Bilirubin?

Nach einer Lebensdauer von rund vier Monaten werden die roten Blutkörperchen von sogenannten »Freßzellen« (Makrophagen) abgebaut. Im Zuge dieses Vorganges wird der rote Blutfarbstoff Hämoglobin in seine Bestandteile Globin, Eisen und Häm zerlegt. Häm wiederum baut der Körper weiter zu Bilirubin ab. Dieses Bilirubin ist eine wasserlösliche Substanz. Es kann bei einer gewissen chemischen Reaktion nicht direkt nachgewiesen werden und wird deshalb auch indirektes Bilirubin genannt. Indirektes Bilirubin muß über die Gallenwege ausgeschieden werden. Damit es auch zur Leber gelangt, wird es an Albumin (häufigster Bluteiweißkörper, der viele Transportfunktionen im Blut ausführt) gebunden.

*Makrophagen → Seite 40*

Die Leberzelle nimmt Bilirubin auf und wandelt es in eine wasserlösliche Form um, die mit dem Harn den Körper verlassen kann (es entsteht das an Glukuronsäure gekoppelte = konjugierte Bilirubin). Diese Form des Bilirubins ist direkt nachweisbar und wird deshalb auch direktes Bilirubin genannt.

Der nächste Schritt im Ausscheidungsprozeß ist am heikelsten: die eigentliche Einschleusung in die Gallenwege. Gelingt das nicht, kommt es zum Zurückfluten des Gallenfarbstoffes in das Blut. Die Nieren sind dann aber in der Lage, das direkte Bilirubin auszuscheiden. Bilirubin erscheint im Harn und gibt diesem die bierbraune Farbe.

# Leber und Labor

## Wann ist Bilirubin vermehrt?

◆ Bei hämolytischem Ikterus

Bei dieser Art der Gelbsucht ist die Leber nicht beteiligt. Der gesunden Leber wird nur mehr Bilirubin angeboten, als sie verarbeiten kann. Ursache ist meist ein beschleunigter Abbau von roten Blutkörperchen – dann, wenn der tägliche Abbau 5 Prozent (anstatt normal 0,8 Prozent) überschreitet. Bei einem hämolytischen Ikterus (eine Hämolyse kann zum Beispiel durch krankhafte Prozesse im Abwehrgeschehen oder durch Medikamenten-Nebenwirkung verursacht werden) sind meist auch andere Laborwerte nicht in Ordnung:

LDH
→ Seite 89

Hämoglobin
→ Seite 19

– LDH mehr als zwölfmal so hoch wie GOT!
– Vermehrung der Retikulozyten im Blut.
– Verminderung von Hämopexin.
– Im Harn erscheint Hämoglobin und Hämosiderin.
– Urobilinogen ist im Harn vermehrt, Bilirubin hingegen tritt im Harn nicht auf.

Eine Hämolyse kann akut als krankhafte Reaktion nach Bluttransfusionen auftreten (wenn der Patient das fremde Blut nicht verträgt, weil es nicht ganz paßt). Dann kann innerhalb von Minuten freies Hämoglobin (also nicht eingebaut in die roten Blutkörperchen) im Serum gefunden werden. Auch Haptoglobin fällt nach kurzer Zeit ab. Haptoglobin ist ein Eiweißkörper, der freiwerdendes Hämoglobin im Blut bindet und sofort aus der Blutzirkulation entfernt. Bilirubin steigt nach sechs bis zwölf Stunden an. Hämosiderin läßt sich erst nach zwei Tagen im Harn nachweisen. Ikterus, also Gelbsucht, ist bei Neugeborenen normal. Er tritt meistens am 2. oder 3. Lebenstag auf. Steigt dabei Bilirubin über 14 mg/dl an und dauert die Erscheinung länger als zwei Wochen, so ist der Zustand krankhaft.

◆ Bei Verschlußikterus

Diese Form der Gelbsucht ist beim Erwachsenen am häufigsten. Ursachen: Verschluß der Gallenwege durch Steine oder Tumorerkrankungen.

## Bilirubin

Bei dieser Form des Ikterus steigt vorzugsweise das direkte Bilirubin an. Bilirubin wurde ja bereits durch die Leberzellen ausscheidungsfähig gemacht und wird, da es infolge des gestörten Gallenabflusses nicht in die Gallenwege ausgeschieden werden kann, in den Blutkreislauf zurückgespült. Es erscheint im Harn. Urobilinogen hingegen ist im Harn nicht vermehrt. Bereits nach drei bis fünf Tagen ist bei einem kompletten Gallengangsverschluß eine Gelbsucht erkennbar. Die Bilirubinwerte steigen täglich um 1 bis 3 mg/dl an und erreichen nach rund zwei Wochen einen Höhepunkt von maximal 30 mg/dl.
Ein Anstieg über diesen Wert hinaus spricht für eine zusätzliche Komplikation, zum Beispiel Nierenversagen, schwere Infektion oder Blutzerfall (Hämolyse).

◆ Bei hepatischem Ikterus

Bei dieser Form der Gelbsucht besteht eine Schädigung der Leberzellen. Es besteht weder eine Abflußbehinderung in den Gallenwegen, noch wird der Leber vermehrt Bilirubin angeboten. Die Schädigung der Zellen entsteht meistens im Rahmen einer Infektion (Hepatitis), einer Gifteinwirkung oder einer sogenannten Autoimmunerkrankung (die Körperabwehr ist fehlgesteuert und richtet sich gegen eigene Organe). In diese Gruppe gehören auch die sogenannten Bilirubin-Stoffwechselstörungen. Dabei handelt es sich um angeborene Abbaustörungen des Bilirubins. Die Leberwerte sind normal, während bei Hepatitis (Leberentzündung) zum Beispiel die Transaminasen GOT und GPT stark erhöht sind.

GOT und GPT
→ Seite 86

Schließlich wird noch eine harmlose Abartigkeit des Stoffwechsels mit Bilirubin-Erhöhung im Serum beobachtet: ein Zustand, der Morbus Meulengracht genannt wird und vornehmlich bei jungen Menschen vorkommt, die nach seelischen oder körperlichen Anstrengungen eine leichte Gelbsucht entwickeln. Alle Leberwerte sind dabei in Ordnung. Das Bilirubin steigt kaum über 6 mg/dl an. Zur Diagnose macht man einen Fastenversuch: 48 Stunden Hungern bewirkt einen Anstieg des Bilirubins.

**Leber und Labor**

## Gamma-GT (Gamma-Glutamyl-Transferase)

Die Gamma-GT ist ein Enzym der Leber, das bei einer ganzen Reihe von Leber- und Gallenwegserkrankungen sehr empfindlich reagiert. Besonders bei Gallenabflußstörungen und bei alkoholbedingten Leberleiden ist der Wert oft stark erhöht.
Normalwerte:
Männer 6 bis 28 U/l
Frauen 4 bis 18 U/l
Die Bestimmung erfolgt aus dem Blut.

### Was ist die Gamma-GT?

Die Gamma-GT ist ein wichtiges Enzym im Eiweißstoffwechsel. Seine Aktivität regelt die Aufnahme von Eiweißbausteinen (Aminosäuren) in die Leberzellen. Im Organismus wird Gamma-GT auf den Zellwänden aller Gewebe gefunden, die in größerem Maße Sekret absondern: so auch an den Deckzellen der Nieren, des Dünndarmes und an den Zellen der Ausführungsgänge der Bauchspeicheldrüse (Pankreas). Die höchste Konzentration jedoch findet sich an den obersten Zellen in den Gallenwegen. Praktisch das ganze im Serum meßbare Gamma-GT entstammt der Leber. Aus diesem Grund gilt Gamma-GT als lebertypisches Enzym.
Obwohl die Gamma-GT hauptsächlich durch die Galle ausgeschieden wird, ist eine Erhöhung dieses Enzyms aber nicht durch seine verminderte Ausscheidung zu erklären. Vielmehr kann eine Störung des Gallenabflusses die Produktion des Gamma-GT gewaltig ankurbeln. Genau das kann aber auch Alkohol bewirken, ebenso wie manche Medikamente.

### Wann ist die Gamma-GT erhöht?

Die Gamma-GT ist ein sehr empfindlicher Gradmesser bei Leber- und Gallenwegserkrankungen. Von allen Leberwerten wird dieses Enzym am häufigsten erhöht

## Gamma-GT

gefunden. Das alleine beweist aber noch keine Lebererkrankung. Allerdings schließt ein normaler Wert eine
Leber-Gallen-Erkrankung mit hoher Wahrscheinlichkeit aus!
Sind jedoch Gamma-GT und andere Laborwerte wie
GPT, GOT oder GLDH im krankhaften Bereich, so          GPT und GOT
liegt mit Sicherheit eine Lebererkrankung vor.         → Seite 86
Mit Hilfe der Gamma-GT kann bei bestehender Gelbsucht (Ikterus) zwischen Lebererkrankungen mit einer
vorwiegenden Störung des Gallenabflusses sowie solchen mit vorwiegendem Leberzellschaden unterschieden werden. Liegt nämlich eine Abflußbehinderung
vor, sind die Zeichen für eine Stauung erhöht: AP,     AP
LAP, LP-X. Bei Leberzellschaden hingegen kommt es      → Seite 83
zur stärkeren Erhöhung von GPT, GOT und GLDH.
Ursachen für eine starke Erhöhung der Gamma-GT
können sein:

◆ Alkoholismus

Nur bei chronischem Alkoholmißbrauch kommt es
zur Erhöhung der Gamma-GT. Die Höhe des Enzymanstieges nach Alkoholzufuhr ist im einzelnen sehr
unterschiedlich. Frauen reagieren meistens empfindlicher als Männer. Bei Männern im mittleren Lebens-
alter sind drei von vier Erhöhungen der Gamma-GT
alkoholbedingt! Oft ist zugleich das MCV erhöht.      MCV
Sind bei stark gesteigerter Gamma-GT auch die         → Seite 19
Transaminasen GOT und GPT erhöht, so liegt ein
dringender Verdacht auf eine alkoholische Fettleber-
Hepatitis vor. Nach Verzicht auf Alkohol normalisieren sich die Werte innerhalb von längstens zwei
Monaten.

◆ Medikamente

Medikamente können im Stoffwechsel die Aktivität
gewisser Enzyme »anheizen«. Bei der Mehrzahl von
Patienten, die Medikamente gegen Epilepsie nehmen
müssen, sind die Gamma-GT-Werte bis höchstens
100 U/l erhöht. Eine stärkere Erhöhung spricht für
einen zusätzlichen Schaden.

# Leber und Labor

◆ Leberstauung

Bei einer chronischen Belastung des rechten Herzanteils steigen oft nur die Gamma-GT-Werte alleine an. Allerdings nur selten über 100 U/l. Menschen mit chronischer Belastung des rechten Herzens haben auch meistens eine vergrößerte Leber, Beinschwellungen (»Wasser«) und bisweilen Ergüsse in der Lunge.

◆ Hepatitis (Leberentzündung)

GOT und GPT
→ Seite 86

Bei Entzündungen der Leber ist Gamma-GT meist geringer erhöht als die Transaminasen (GOT, GPT). Ist der Anstieg der Gamma-GT mit jenem der Transaminasen vergleichbar, spricht man von einer cholestatischen (also mit Gallenstau einhergehenden) Verlaufsform.

◆ Pankreatitis

Auch bei Entzündung der Bauchspeicheldrüse werden Anstiege der Gamma-GT auf bis 100 U/l gefunden.

◆ Leberkrebs, Lebermetastasen

Bestehen in der Leber Absiedelungen von Krebszellen (eine Reihe von Tumoren sendet Metastasen in die Leber), so ist in 90 Prozent der Fälle die Gamma-GT erhöht. Die Höhe des Wertes hängt mehr von der Geschwindigkeit des Wachstums des Tumors als von dessen Größe ab.

◆ Andere Erkrankungen

Bei Herzinfarkt, Diabetes mellitus (Zuckerkrankheit, wenn Gefäßkomplikationen vorliegen), Nierenleiden, Hirntumoren und Hirnblutungen können ebenfalls Gamma-GT-Erhöhungen festgestellt werden.

# Alkalische Phosphatase

## AP (Alkalische Phosphatase)

**Dieses Enzym ist nicht einheitlich, sondern hat organtypische Anteile. Es gibt zum Beispiel eine Gallengangs-AP oder eine Knochen-AP. Beurteilt werden damit dementsprechend Lebererkrankungen mit Stau von Gallenflüssigkeit (Cholestase), Knochenleiden und Krankheiten mit Beteiligung des Knochensystems.**
Normalwerte:
60 bis 170 U/l
Bei Kindern sind die Werte grundsätzlich höher.
Die Bestimmung erfolgt aus Serum bzw. Plasma.

### Was ist AP?

Die Alkalische Phosphatase ist ein Enzym, das in großen Mengen auf den Zellmembranen von Leber- und Gallenwegszellen und auf Knochenzellen gebunden ist. Bei Erkrankungen dieser Organe wird die AP vermehrt gebildet.
In den Knochen wird die AP vorwiegend von den Osteoblasten gebildet. Osteoblasten sind die Knochenbildner, die die Knochengrundsubstanz bereitstellen, in die sich dann die Knochenmineralien ablagern.
Sind die Osteoblasten in Ruhe, bilden sie keine AP. Wenn der Knochen hingegen wächst oder umgebildet wird, steigen die Werte stark an. Bei Kindern im Wachstumsalter finden sich zehnfach erhöhte Werte. Umgekehrt kann ein Abfall der Serumwerte auf Erwachsenenniveau das Ende des Knochenwachstums signalisieren. Ein Teil der AP wird auch von wachsenden Bindegewebszellen (Fibroblasten) gebildet.
Die Alkalische Phosphatase wird durch die Leber abgebaut und zum Teil über die Gallenwege ausgeschieden. Zugleich wird aber auch die AP bei vielen Gallenwegs- und Lebererkrankungen vermehrt gebildet.
Die Halbwertszeit im Serum beträgt drei bis sieben Tage.

**Leber und Labor**

## Wann ist die AP erhöht?

◆ Lebererkrankungen

Lebererkrankungen sind die häufigste Ursache krankhaft erhöhter AP-Werte.

Gamma-GT
→ Seite 80

Bei der Differentialdiagnose von Lebererkrankungen hilft die AP, diejenigen Krankheiten zu erkennen, die auf einer Störung der Gallenwege beruhen. So finden sich bei Gallenausscheidungsstörungen fast immer zusätzlich die Gamma-GT und die LAP erhöht. Bei alkoholischen Leberschäden ist meist die Gamma-GT stark, die AP hingegen weniger erhöht. Bei infektiösen Leberentzündungen (Hepatitis A, B, C...) weist ein Anstieg über 300 auf eine cholestatische (d. h. mit Galleabflußstörung einhergehende) Verlaufsform hin. Bei den häufigeren Formen der Leberzirrhosen ist die AP nur gering erhöht. Es gibt aber auch eine seltene Form einer Zirrhose, die primär biliäre Zirrhose, bei der die Bindegewebsvermehrung vorwiegend in dem Bereich der Gallenkanälchen auftritt. Bei dieser Art der Zirrhose ist die AP deutlich erhöht. Bei der primär biliären Zirrhose handelt es sich um eine Autoimmunerkrankung (der Körper entwickelt Abwehrstoffe gegen sich selbst), bei der im Serum meist Antikörper gegen Mitochondrien (AMA) nachgewiesen werden können. Bei einem Verschlußikterus (Ikterus = Gelbsucht) werden Gallenwege durch Gallensteine oder Tumoren verlegt. Dabei kommt es zu einem Rückstau gallepflichtiger Substanzen. Eine Gelbsucht entsteht. Der Anstieg der AP ist erst nach einigen Tagen feststellbar. Die Werte können bis über tausend ansteigen. Medikamentenbedingte Gallenabflußstörungen können bei der Einnahme von manchen Arzneimitteln auftreten.

◆ Knochenerkrankungen

Bei praktisch allen Knochenerkrankungen, die mit erhöhtem Knochenumsatz einhergehen, finden sich er-

# Alkalische Phosphatase

höhte AP-Werte. Im Gegensatz zu AP-Erhöhungen bei Lebererkrankungen sind hier die anderen Leberwerte normal. Als weitere Hinweise auf Störungen im Knochenstoffwechsel können sich hier von der Norm abweichende Werte von Kalzium, Phosphat, Saure Phosphatase, Osteocalcin oder Hydroxyprolin finden. Von den gutartigen Knochenerkrankungen finden sich bei folgenden die AP-Werte am regelmäßigsten erhöht:

– Morbus Paget: Bei dieser Knochenerkrankung kommt es zu Verbiegungen und Verformungen von Knochen. Bei einem Morbus Paget finden sich regelmäßig stark erhöhte AP-Werte, wobei Werte von einigen Tausend erreicht werden.

– Rachitis und Osteomalazie: Bei beiden Erkrankungen liegt ein Mangel an Vitamin D oder eine Verwertungsstörung von Vitamin D vor. Es kommt zu Knochenverformungen, Knochenschmerzen und Schwäche von Muskeln. Die Erhöhung der AP kann ein Hinweis auf das Vorliegen dieser Erkrankung sein.

– Hyperparathyreoidismus: Eine Überfunktion der Nebenschilddrüsen mit einer vermehrten Bildung des Parathormons verursacht Knochenveränderungen und erhöht die Neigung zu Nierensteinen. Auch hier werden erhöhte AP-Werte beobachtet.

– Bei Knochenbrüchen finden sich in der Heilungsphase über einige Wochen erhöhte Werte.

– Alle Knochentumoren mit einem erhöhten Knochenumsatz bewirken einen AP-Anstieg. Die Tumoren können dabei von dem Knochen ausgehen oder auch von Metastasen im Knochen herrühren.

Kalzium
→ Seite 263

Phosphat
→ Seite 270

Saure Phosphatase
→ Seite 244

Vitamin D
→ Seite 296

Parathormon
→ Seite 291

## Wann ist die AP erniedrigt?

◆ Bei einer sehr seltenen Erkrankung, der Hypophosphatasie, werden erniedrigte AP-Werte gefunden. Bei dieser vererblichen Erkrankung sind die Osteoblasten nicht in der Lage, eine normale AP zu bilden. Die Erkrankten (meist Kinder) entwickeln abnorme Knochen und neigen zu Nierensteinen und Kalkablagerungen außerhalb der Knochen.

85

# Leber und Labor

◆ Bei der Unterfunktion der Schilddrüse (der Hypothyreose) werden ebenfalls erniedrigte AP-Werte gefunden.

## GOT und GPT (die Transaminasen)

**Die Bestimmung der Transaminasen GOT (Glutamat-Oxalazetat-Transaminase) sowie GPT (Glutamat-Pyruvat-Transaminase) hilft bei Diagnose und Verlaufskontrolle von Erkrankungen der Leber, aber auch der Muskeln. Besonders bei Zelluntergang dieser Organe kommt es zu einem starken Anstieg der Transaminasen.**
Normalwerte:
GOT: Männer bis 19 U/l, Frauen bis 15 U/l.
GPT: Männer bis 23 U/l, Frauen bis 19 U/l.
Die Bestimmung erfolgt aus dem Blut.

### Was sind die Transaminasen?

Die beiden Enzyme GOT und GPT bewirken die Übertragung (Trans-) von Aminosäuren (-aminasen) auf Ketosäuren. Dieser Vorgang ist ein wichtiger Schritt beim Abbau der Eiweißbausteine (Aminosäuren). Die gefährlichen Stickstoffgruppen in den Aminosäuren werden dadurch zurückgehalten und in eine Form gebracht, die vom Organismus leichter ausgeschieden werden kann.
GOT findet sich vorwiegend in Leber und Muskelzellen (Herz- und Skelettmuskel) in höherer Konzentration. Ein Zellschaden in diesen Organen bewirkt einen Anstieg der GOT!
GPT ist in der Leber in zehnfach höherer Konzentration nachweisbar als in der Muskulatur. Daher weist im allgemeinen eine stärkere Erhöhung der GPT (im Vergleich zur GOT) auf einen Leberzellschaden hin. Während hingegen zum Beispiel bei einem Herzinfarkt (Untergang von Herzmuskelgewebe) GOT im Verhältnis zu GPT stärker ansteigt.

## GOT und GPT

Bei Lebererkrankungen kann aus dem Verhältnis der
Erhöhung der Transaminasen zur Erhöhung der LDH
(Lactat-Dehydrogenase) auf das Ausmaß der Leber-
zellschädigung geschlossen werden.
Während GPT vorwiegend in der Zellflüssigkeit (Zytoplasma) gelöst vorkommt, ist die GOT zum größeren
Teil in den Mitochondrien (den »Kraftwerken« der
Zellen, wo die Energie erzeugt wird) daheim. GLDH –
ein Leberenzym, mit dessen Hilfe man die Arten einer
Leberzellzerstörung unterscheiden kann – wiederum
kommt fast ausschließlich in den Mitochondrien vor.
Diese Verteilung der Enzyme in den Zellen hat Auswirkungen auf die Höhe des Anstieges der Werte: Geringere Schäden in den Leberzellwänden lassen vorwiegend GPT ansteigen. Je größer der Schaden wird,
desto stärker steigt die GOT im Verhältnis zum GPT
an, weil die Zellen dann ganz zerstört werden und
GOT auch aus den Mitochondrien freikommt. GLDH
wird praktisch nur bei völliger Zerstörung der Leberzellen freigesetzt. Eine Erhöhung ist somit ein Zeichen
des Unterganges von Leberzellen.

LDH
→ Seite 89

### Was bedeuten erhöhtes GOT und GPT?

◆ Lebererkrankungen

Eine Erhöhung von GOT und GPT findet sich bei allen
Leiden, in deren Rahmen die Zellwände in der Leber
gestört sind, zum Beispiel bei Virushepatitis. Da werden mitunter Enzymanstiege bis 2 000 U/l beobachtet.
Bei unkompliziertem Verlauf normalisieren sich die
Werte innerhalb von zwei Monaten. Die GPT ist dabei
immer stärker erhöht als GOT. Je stärker aber GOT
oder gar GLDH im Vergleich zu GPT ansteigen, desto
ärger ist die Zellschädigung, und desto geringer sind
die Heilungsaussichten.
Haben sich die Werte innerhalb von sechs Monaten
noch immer nicht normalisiert, so liegt wahrscheinlich
bereits eine chronische Hepatitis vor. Die Unterscheidung zwischen einer sehr gefährlichen und einer
etwas günstiger verlaufenden Form ist dann nur durch

87

# Leber und Labor

eine Leberpunktion möglich. Dabei werden kleine Leberstückchen entnommen und unter dem Mikroskop untersucht. Andere Hepatitisformen können allein aus dem Verhalten von GOT und GPT auch nicht unterschieden werden. Ausnahme: die alkoholische Fettleberhepatitis. Sie ist der einzige Fall, wo der GOT-Wert höher ist als GPT. Zusätzlich sind natürlich auch Gamma-GT, LAP und AP erhöht.

AP
→ Seite 83

Bei Vergiftungen können die Transaminasenanstiege je nach Art des Giftes sofort oder erst nach Tagen auftreten. Zum Beispiel sind nach dem Genuß von Knollenblätterpilzen deutliche Enzymerhöhungen erst nach rund drei Tagen feststellbar.

Die Bestimmung der Transaminasen ist nicht zur Diagnostik einer Leberzirrhose geeignet. Allerdings geben Anstiege oft entscheidende Hinweise auf krankhafte Prozesse in der Leber, die in weiterer Folge zur Leberzirrhose führen.

Bei Verschlußikterus (Gelbsucht durch Verschluß der Gallenwege) steigen die Transaminasen nach einem Tag an, jedoch nicht so ausgeprägt (GPT-Werte über 500 U/l sind ungewöhnlich).

◆ Herzerkrankungen

Bei Herzinfarkt steigt die GOT nach vier bis sechs Stunden an. Nach ein bis zwei Tagen ist der maximale Wert überschritten. Nach ungefähr fünf Tagen normalisiert er sich bei unkompliziertem Verlauf wieder. Die Höhe des GOT-Anstieges geht nur sehr locker mit der Ausdehnung eines Infarktes parallel. Werte über 200 U/l bedeuten jedoch zunehmend ungünstigere Heilungsaussichten.

Die GPT steigt wesentlich weniger an. Fast immer ist die GOT doppelt so hoch wie GPT, wenn die Leber beim Infarktgeschehen nicht mitbeteiligt ist. Geringere Enzymanstiege werden bei anderen Herzkrankheiten wie Myocarditis (Herzmuskelentzündung), Pericarditis (Entzündung des Herzbeutels) oder Verletzungen des Herzens beobachtet.

# LDH und HBDH

◆ Skelettmuskelerkrankungen

Dabei steigt die CPK stärker an als GOT. Dividiert man den CPK-Wert durch den GOT-Wert und erhält ein Ergebnis über 10, so spricht das für einen geschädigten Skelettmuskel als Quelle der Enzymfreisetzung. Was vielleicht wissenswert ist: Völlig gesunde Menschen können bei ungewohnter körperlicher Belastung, bei Krämpfen oder Prellungen erhöhte GOT- und CPK-Werte zeigen. Der CPK-Wert dient sehr gut der Überwachung einer Muskelerkrankung.

CPK
→ Seite 104

Transaminasenanstiege können noch bei folgenden schweren Erkrankungen auftreten:

◆ Beginnendes Herzversagen
◆ Infektionen
◆ Unfälle
◆ Operationen
◆ Rheumatische Leiden
◆ Nierenschäden

## LDH und HBDH

> **LDH (Lactat-Dehydrogenase) und HBDH (= LDH1; 2-Hydroxybutyrat-Dehydrogenase) sind Enzyme, die bei einer Schädigung von Leber, Blut, Herz und Muskulatur freigesetzt werden. Das Verhältnis LDH/HBDH (also der Quotient) erlaubt eine nähere Eingrenzung der in Frage kommenden Organsysteme.**
> Die Normalwerte bei Erwachsenen:
> LDH zwischen 120 und 240 U/l
> HBDH zwischen 68 und 135 U/l
> Die Bestimmung erfolgt aus dem Blut und aus Ergußflüssigkeiten.

**Leber und Labor**

### Was sind LDH und HBDH?

LDH ist ein Enzym, das praktisch in allen Geweben gefunden wird. Das heißt, daß eine alleinige Messung von LDH noch wenig über den Ort eines krankhaften Geschehens aussagt. Die LDH ist in der Zellflüssigkeit der Zellen (Zytoplasma) gelöst und ermöglicht die Verbrennung von Milchsäure zu sogenannter Brenztraubensäure. Milchsäure ist das Endprodukt des Zuckerstoffwechsels. Sie steigt bei Muskelarbeit an und verursacht den berühmten Muskelkater mit. Brenztraubensäure dient nach einem äußerst komplizierten Verwandlungsprozeß schließlich der Energiegewinnung. Schon geringe Schäden in der Zellwand ermöglichen den Austritt von LDH. Von diesem Enzym sind fünf Unterenzyme mit zum Teil etwas anderen Eigenschaften bekannt. Diese Unterenzyme sind eher typisch für bestimmte Organe als LDH. Ein wichtiges davon ist HBDH. Das Verhältnis zwischen LDH und HBDH hat somit bei einer Reihe von Erkrankungen eine diagnostische Bedeutung:

◆ Ist LDH durch HBDH kleiner als 1,30, so besteht Verdacht auf einen abgelaufenen Herzinfarkt oder eine Hämolyse (Blutzersetzung).

◆ Ist das Verhältnis LDH/HBDH normal, also zwischen 1,38 und 1,64, und dennoch LDH erhöht, so kommen Infektionskrankheiten, Thrombosen (Blutpfropfen) und bösartige Tumoren in Frage.

◆ Ein Verhältnis LDH/HBDH von über 1,64 spricht für einen Lebergewebeschaden als Ursache für die Enzymerhöhung.

### Was bedeutet eine erhöhte LDH?

◆ Herzmuskelschaden

CPK → Seite 104

GOT → Seite 86

Von den bei Verdacht auf Herzinfarkt kontrollierten Enzymen CPK, GOT und LDH reagiert LDH am langsamsten. Erst nach einem halben Tag steigen die

## LDH und HBDH

Werte allmählich an und erreichen nach zwei bis drei Tagen ihren Höhepunkt. Die Normalisierung erfolgt erst nach einer bis zwei Wochen. Mäßiggradige LDH-Erhöhungen können auch nach entzündlichen oder mechanischen »Beleidigungen« des Herzens auftreten. Auch haben Patienten, denen eine künstliche Herzklappe eingesetzt wurde, meistens erhöhte LDH-Werte. Hier spielt sicherlich auch eine mechanische Schädigung der roten Blutkörperchen durch die Herzklappen eine Rolle.

◆ Lungenembolie

Bisweilen kann die Abgrenzung zwischen einem Lungeninfarkt (Lungenembolie) und einem Herzinfarkt schwierig sein. Auch beim Lungeninfarkt steigt in 60 Prozent der Fälle die LDH an. Hier kann der Quotient LDH/HBDH weiterhelfen. Ein Wert im Normalbereich (1,38 bis 1,64) spricht für eine Lungenembolie, ein Wert unter 1,30 für einen Herzinfarkt.

◆ Lebererkrankungen

Da LDH ja in allen Körpergeweben vorkommt, ist ein Anstieg auch bei schwereren Lebererkrankungen zu erwarten. Bei Vergiftungen etwa trifft das sehr stark zu. Der Quotient LDH/HBDH liegt dabei über 2,0. Das Enzym normalisiert sich bei Besserung des Zustandes schon nach wenigen Tagen.

◆ Skelettmuskelerkrankungen

Im Gegensatz zu Herzmuskelschäden ist dabei der Quotient LDH/HBDH über 1,4 erhöht. Bei einer seltenen Muskelerkrankung, der Muskeldystrophie Duchenne, treten schon Jahre vor den ersten Beschwerden LDH-Erhöhungen über 1000 auf. Bei dieser Erkrankung besteht nämlich eine angeborene Störung in der Erzeugung gewisser Untereinheiten der LDH. Dieser Umstand ermöglicht oft durch Zufall (Routineuntersuchung) eine Früherkennung des Leidens.

# Leber und Labor

LDH-Erhöhungen werden auch bei entzündlichen und abbauenden (degenerativen) Muskelerkrankungen festgestellt.

◆ Hämolytische Anämien

Bei der Erkennung einer Hämolyse (Blutzersetzung) und bei der Unterscheidung von Gelbsuchtursachen kann ein LDH-Anstieg Hinweise liefern. Auch hier hilft der Quotient LDH/GOT weiter. Besteht nämlich eine Gelbsucht mit Bilirubinerhöhung unter 6 mg/dl, so kommen sowohl Leberleiden als auch Zustände mit beschleunigter Blutzerstörung (Hämolyse) in Frage. Ist nun aber der LDH/GOT-Quotient über 12, so kann eine Hämolyse als Ursache der Gelbsucht angenommen werden. Beträgt der Wert hingegen weniger als 12, so spricht das für eine Leber-Gallenweg-Erkrankung.

Bilirubin
→ Seite 77

GOT → Seite 86

◆ Niereninfarkt

Ein LDH-Anstieg mit einem Abfall des LDH/HBDH-Quotienten unter 1,2 kann Folge eines Niereninfarktes sein und noch drei Wochen nach dem Infarktereignis nachweisbar sein.

◆ Perniziöse Anämie

Bei Perniciosa, einer Folge von Mangel an Vitamin B 12, kommen die stärksten LDH-Anstiege vor. In allen Fällen von erhöhtem LDH weiß der Arzt, daß irgend etwas nicht in Ordnung ist, und hat die Möglichkeit, gezielte Maßnahmen zur »Entlarvung« der Ursache zu treffen.

Vitamin B 12
→ Seite 298

Ammoniak

# Ammoniak

Die Bestimmung des Ammoniaks kann bei der Diagnose von komatösen Zuständen, insbesondere aber bei der Diagnose und Verlaufsbeobachtung von Bewußtseinstrübungen, wie sie bei schweren Lebererkrankungen auftreten können, sinnvoll sein.
Normalwert bei Erwachsenen:
bis 55 mikromol/l (95 mikrogramm/dl)
Die Bestimmung erfolgt aus dem Blut, am besten aus einer Arterie.

## Was ist Ammoniak?

Ammoniak ist ein Stoff, der beim Abbau von Eiweiß oder von Aminosäuren (Eiweißbausteine) im Organismus entsteht. An sich eine giftige Substanz, die in der Leber zu Harnstoff umgewandelt und in dieser Form über die Nieren ausgeschieden wird. Auch Muskeln und Gehirn sind in der Lage, Ammoniak aufzunehmen und in Harnstoff umzuwandeln.
Ein großer Teil des Ammoniaks wird aus dem Darm aufgenommen (resorbiert). Es entsteht dort im Gefolge der Zersetzung der Nahrung durch bestimmte (nützliche) Bakterien.

## Was bedeutet ein erhöhtes Ammoniak?

Zwei Umstände können dazu beitragen, daß erhöhtes Ammoniak im Blut feststellbar ist:

◆ Vermehrte Aufnahme von Ammoniak aus dem Darm

Das ist besonders der Fall bei starken Blutverlusten in den Darm (etwa bei Blutungen aus Magen- oder Zwölffingerdarmgeschwüren).

◆ Verminderter Umbau des Ammoniaks in der Leber

Das wiederum wird bei herabgesetzter Arbeitsleistung

93

**Leber und Labor**

der Leber beobachtet, sogenannter Leberzellinsuffizienz.

Ein normales Ammoniak schließt ein Koma infolge einer schweren Lebererkrankung aus (etwa Zirrhose im Endstadium, Krebs). Bei einer starken Erhöhung muß an diese Gefahr gedacht werden.

◆ Angeborene Stoffwechselerkrankungen

Schließlich gibt es noch eine Reihe von seltenen Stoffwechselerkrankungen, bei denen Enzyme, die an der Entstehung von Harnstoff beteiligt sind, unzureichend gebildet werden. Diese Erkrankungen sind vererblich und treten schon bald nach der Geburt in Erscheinung. Die betroffenen Kinder sind meist schwachsinnig.

## Hepatitis-A-Serologie

> **Mit Hilfe der Hepatitis-A-Serologie kann eine bestehende Infektion sowie die Immunität auf Hepatitis A nachgewiesen werden.**

### Hepatitis-A-Antigen (HAAg)

Bereits wenige Tage vor Auftreten von Beschwerden lassen sich im Stuhl HAAg, also Hepatitis-A-Viren, nachweisen. HAAg im Stuhl beweist eine frische Infektion. Patienten mit diesem Befund können andere Menschen anstecken. Bei tatsächlichem Krankheitsbeginn (Einsetzen der Symptome) ist nur noch etwa bei der Hälfte der Patienten das HAAg im Stuhl zu finden. Die meisten Kranken sind schon wenige Tage nach Erkrankungsbeginn nicht mehr ansteckend.

### Anti-HAV-IgM

IgM
→ Seite 201

Durch den Hepatitis-A-Antikörper-IgM kann eine momentan oder erst vor kurzem abgelaufene Hepatitis A diagnostiziert werden. Bereits zu Krankheitsbeginn ist

Hepatits-Serologie

dieser Antikörper im Serum feststellbar. Wird er nicht gefunden, schließt das eine frische (innerhalb der letzten sechs Monate abgelaufene) Hepatitis A aus.

## Anti-HAV

Schon zu Krankheitsbeginn ist zumeist auch Anti-HAV (Hepatitis-A-Antikörper) im Serum nachweisbar. Sein Fehlen schließt eine frische Hepatitis A aus. Im Gegensatz zu Anti-HAV-IgM bleibt jedoch Anti-HAV ein Leben lang erhalten. Sein Vorkommen beweist eine früher überstandene Hepatitis A. Sein Fehlen hingegen bedeutet, daß der Untersuchte diese Erkrankung noch nie durchgemacht hat.
Menschen mit Anti-HAV im Serum brauchen bei Reisen in verseuchte Gebiete nicht gegen Hepatitis A geimpft werden!

## Hepatitis-B-Serologie

**Mit Hilfe der verschiedenen Parameter der Hepatitis-B-Serologie können über Infektiosität, Immunität und Aktivität der Entzündung Aussagen gemacht werden.**
Folgende Bestimmungen können durchgeführt werden:
◆ Hepatitis B-Oberflächenantigen (HBsAg)
◆ Antikörper gegen HBsAg (Anti-HBs)
◆ Antikörper gegen HBcAg (Anti-HBc)
◆ Anti-HBc der IgM Klasse (Anti-HBc-IgM)
◆ Hepatitis Be-Antigen (HBe-Ag)
◆ Antikörper gegen HBeAg (Anti-HBe)
◆ DNS-Polymerase
◆ HBV-DNS-Nachweis
Die Bestimmung erfolgt aus dem Blut.

**Leber und Labor**

## Was bedeuten die Hepatitis-B-Parameter?

Die Hepatitis B ist eine Viruserkrankung der Leber. Der Erreger wird durch Transfusionen, Injektionen, Blutprodukte, kleine Hautverletzungen, aber auch durch Geschlechtsverkehr übertragen.
Die Inkubationszeit (Zeit zwischen Infektion und Auftreten von Symptomen) beträgt ein bis drei Monate. In Einzelfällen kann sie bis zu sechs Monaten dauern. Das Virus vermehrt sich ausschließlich in der Leber.
5 bis 10 Prozent aller Infizierten entwickeln eine chronische Hepatitis. Rund 3 Prozent aller mit Hepatitis-B-Virus Infizierten werden chronische Virusausscheider. In manchen Regionen sollen sogar bis 30 Prozent aller Infizierten chronische Ausscheider sein.
Das Hepatitis-B-Virus besteht aus einer Hülle (surface, entspricht dem HBsAg) und einem Kern (core, HBcAg). Das HBeAg ist ein Nebenprodukt, das bei der Synthese des HBcAg entsteht. Das HBcAg selber kann im Serum nicht bestimmt werden.
Gegen diese drei Hepatitis-B-Virus-Bestandteile können im Serum auch die entsprechenden Antikörper nachgewiesen werden (Anti-HBs, Anti-HBe, Anti-HBc).
Sinnvoll ist zusätzlich die Bestimmung des IgM-Anteils

*Immunglobuline → Seite 201*

des Anti-HBc. IgM sind die Immunglobuline der ersten Kampfphase der Immunabwehr und weisen einen erst kürzlich abgelaufenen Infekt nach. Wie bei der Hepatitis A ist auch das Hepatitis-B-Virus selber nicht für die Leberzelle toxisch. Leberzellschädigungen sind Folge der Immunabwehr des Organismus.

### Hepatitis B-Oberflächenantigen (HBsAg)

Der Nachweis von HBsAg weist entweder auf eine akute Infektion oder ein chronisches HBsAg-Trägerstadium hin.
HBsAg entspricht der Hülle des Hepatitis-B-Virus. Es ist schon Wochen vor Erkrankungsbeginn im Serum nachweisbar. Bei über 90 Prozent ist es zu Erkrankungsbeginn vorhanden. Das Vorhandensein läßt eine Infektiosität vermuten.

**Hepatitis-Serologie**

Bei einem normalen Hepatitis-B-Verlauf verschwindet HBsAg binnen vier Monaten aus dem Serum. Ist HBsAg auch noch nach sechs Monaten vorhanden, bleibt der Patient wahrscheinlich auch weiterhin ein chronischer HBsAg-Träger.

## Antikörper gegen HBsAg (Anti-HBs)

Anti-HBs-positive Menschen sind immun gegenüber einer Hepatitis B.
Anti-HBs ist der nach einer Hepatitis B zuletzt auftretende Antikörper. Er tritt bei den meisten Patienten nach zwei bis sechs Monaten auf.
Zu diesem Zeitpunkt ist HBsAg nicht mehr nachweisbar. Da zwischen dem Verschwinden des HBsAg und dem Auftreten des Anti-HBs ein Zeitraum von Wochen bestehen kann (diagnostische Lücke), kann der Ablauf einer Hepatitis B nicht allein mit der Bestimmung dieser beiden Werte überwacht werden.
Anti-HBs beweist die Immunität (als Folge der Infektion oder einer Impfung) gegenüber Hepatitis B. Nach einer durchgemachten Infektion ist Anti-HBc positiv, nach einer Impfung nicht.

## Antikörper gegen HBcAg (Anti-HBc)

Ist Anti-HBc im Serum nachweisbar, beweist dies eine abgelaufene Hepatitis B.
Schon vor Auftreten klinischer Symptome ist Anti-HBc im Serum bestimmbar.
Ein negativer Befund schließt eine bestehende oder abgelaufene Hepatitis B aus.
Ein anhaltend sehr hoher Titer (über 1:5000) spricht für eine chronische Hepatitis B, auch wenn HBsAg negativ ist.

## Anti-HBc der IgM Klasse (Anti-HBc-IgM)

Die Bestimmung dieses Antikörpers erlaubt die Diagnose einer akuten Hepatitis B. Anhaltend hohe Titer werden bei chronischen Infektionen beobachtet.

**Leber und Labor**

Schon zu Beginn einer Hepatitis-B-Erkrankung ist Anti-HBc-IgM in einer hohen Konzentration nachzuweisen.
Anti-HBc-IgM verschwindet binnen eines Jahres aus dem Serum. Bleibt es nachweisbar, spricht dies für eine chronische Hepatitis B. Dabei ist die Höhe des Titers ein Maß für die Aktivität der Entzündung.

### Hepatitis Be-Antigen (HBeAg)

Patienten mit HBeAg sind praktisch immer sehr infektiös.
Sämtliche Körperprodukte, Blut, Speichel, Stuhl, Harn, Tränenflüssigkeit, Samenflüssigkeit und Schweiß, müssen als infektiös angesehen werden.
Titerbewegungen geben bei chronischen Infekten gewisse Hinweise auf die Prognose einer Hepatitis B. Abfallende Titer sind ein günstiges Zeichen.

### Antikörper gegen HBeAg (Anti-HBe)

Im Gegensatz zum HBeAg macht ein nachweisbares Anti-HBe es sehr unwahrscheinlich, daß die betroffene Person infektiös ist.
In den seltenen Fällen, in denen ein Patient HBeAg und Anti-HBe positiv ist, kann die Bestimmung der DNS-Polymerase weiterhelfen. Das Auftreten von Anti-HBe ist ein prognostisch günstiges Zeichen.

### DNS-Polymerase

Nur ein positives Resultat ist aussagekräftig. Es beweist die Infektiosität des Serums.

### HBV-DNS

Auch der Nachweis der Hepatitis B-Virus-DNS ist ein sicherer und empfindlicher, leider auch sehr aufwendiger Test zum Nachweis der Infektiosität des Serums.

Hepatitis-Serologie

# Delta-Hepatitis-Serologie

Bei einer Hepatitis B beweisen Delta-Antigen und
Delta-Antikörper die zusätzliche Infektion der Leberzellen mit dem Delta-Virus.

## Was ist die Delta-Hepatitis?

Man kann diese Erkrankung ohne Übertreibung als
sonderbar bezeichnen. Das Delta-Virus kann den Körper nur befallen, wenn bereits eine akute oder chronische Hepatitis B vorliegt. Viren sind keine kompletten
Lebewesen. Sie sind Parasiten, die sich nur unter
bestimmten Umständen vermehren können: Sie benötigen lebende Zellen. Ohne eine lebende Zelle sind
Viren nur leblose Bausteine. Das Delta-Virus nennt
man ein inkomplettes Virus – für seine Vermehrung
reicht nicht einmal eine normale lebende Zelle aus.
Die Leberzelle muß zusätzlich von einem Hepatitis-B-
Virus befallen sein.
Das Delta-Virus schädigt im Gegensatz zum Hepatitis-
B-Virus die Leberzelle unmittelbar selbst. Betroffen
sind meistens Risikogruppen. Zum Beispiel Drogen-
süchtige und Homosexuelle, also dieselben Men-
schengruppen, die auch durch AIDS besonders gefährdet sind. Im Nahen Osten und im Mittelmeerraum
ist die Delta-Hepatitis verbreiteter als in Mitteleuropa.
Besonders schwerer Verlauf einer Hepatitis B oder
plötzliche Verschlechterung des Befindens im Rahmen
einer infektiösen Gelbsucht sollte an eine Zusatzinfek-
tion mit Delta-Viren denken lassen.
Bei der Diagnose wird im Blut nach Delta-Antigenen
(das gleichzeitig das Delta-Virus ist) und Delta-Anti-
körpern (speziellen Abwehrstoffen, die gezielt gegen
die Delta-Viren gerichtet sind) gefahndet. Bei der akuten Infektion ist das Virus nur kurzfristig im Serum
nachweisbar. Bei schwerem Verlauf und bei chronischen Infektionen der Leber werden hohe Werte an
Antikörpern gemessen.

# Herz und Labor

Wir wollen uns in diesem Kapitel auf die Besprechung zweier Krankheitsbilder beschränken: der Herzschwäche (Herzinsuffizienz, Dekompensation des Herzens) und des Endstadiums der schweren Verkalkung der Herzkranzgefäße, des Herzinfarkts.

## Herzinfarkt (Myokardinfarkt)

Eine Verengung jener Arterien, die das Herz selbst mit Blut und Sauerstoff versorgen, verursacht ein bekanntes Krankheitsbild, die Angina pectoris (Brustenge, Stenokardie). Die Erkrankten empfinden bei körperlichen oder psychischen Belastungen ein beklemmendes, einengendes Gefühl hinter dem Brustbein. Der Schmerz hält 10 bis 20 Minuten an und spricht im allgemeinen auf Nitropräparate gut an.

Cholesterin
→ Seite 187

Für die Entstehung einer Angina pectoris sind eine Reihe von Risikofaktoren bekannt: Ein erhöhter Cholesterinspiegel spielt hier eine wesentliche Rolle. Auch Zigarettenrauchen verengt die Blutgefäße, ebenso wie eine fettreiche Ernährung. Das Erbgut (ein Elternteil erlitt vor dem 55. Lebensjahr einen Herzinfarkt) ist ebenfalls wichtig. Auch spielen Streßbelastung und körperliche Untätigkeit eine gewisse fördernde Rolle.

Eine Verengung jener Röhren, durch die Blut in alle Körpergewebe transportiert werden soll, betrifft natürlich nicht nur die beiden Herzkranzgefäße, sondern alle Adern im Körper. Das wiederum steigert den Blutdruck in krankhafte Bereiche. Diesen Vorgang dürfen wir anhand eines einfachen Beispiels erklären:

Stellen Sie sich bitte vor, Sie müßten einen Liter Wasser durch ein 20 Zentimeter langes und drei Millimeter dickes Rohr blasen. Dafür werden Sie eine bestimmte Zeit benötigen. Anschließend lautet Ihre Aufgabe, dieselbe Wassermenge in derselben Zeit durch ein ebenfalls 20 Zentimeter langes, aber nur einen

## Herzinfarkt

Millimeter dickes Rohr zu blasen. Da werden Sie sich gehörig mehr anstrengen müssen, enorm mehr Druck zu erzeugen haben.

Genauso ergeht es dem menschlichen Herzen, dieser nimmermüden Muskelpumpe. Um Blut durch die Arterien zu transportieren, erzeugt das Herz einen bestimmten Druck, der als Blutdruck ja jedem bestens bekannt sein sollte. Sind die Arterien stark verengt, braucht der Körper dennoch dieselbe Blutmenge. Also bleibt dem Herzen nichts anderes übrig, als kräftiger und schneller zu pumpen, also ganz einfach mehr zu arbeiten.

Jeder arbeitende Muskel aber wird größer und schwerer. Die Zahl der Muskelzellen nimmt zu. Mehr Muskelsubstanz müßte aber gleichzeitig auch eine erhöhte Zufuhr von Blut und Sauerstoff erhalten, um eine ausreichende Ernährung dieses Gewebes zu gewährleisten. Im Zuge von Verengungsvorgängen der Herzkranzgefäße aber passiert genau das Gegenteil: Der größere, schwerere Muskel wird noch schlechter mit Blut versorgt.

Wenn ein Körpergewebe zuwenig Blut und Sauerstoff erhält, stirbt es ab. Man spricht von Nekrose (Gewebstod). Betrifft es das Herz, heißt dieser lebensbedrohende Prozeß Infarkt (übrigens auch in der Lunge, in den Nieren, im Gehirn).

Absterbende Muskeln setzen Substanzen in die Blutbahn frei, die im Labor gemessen werden können. Oft auch, wenn Veränderungen im EKG (Elektrokardiogramm = Herzstrommessung) kaum zu erkennen sind. Das Labor hat demnach im Zusammenhang mit einem Infarktgeschehen eine entscheidende Bedeutung, einerseits für die rasche Diagnose, andererseits aber zur Verlaufskontrolle der Krankheit.

In den meisten Fällen verursacht ein Herzinfarkt typische Beschwerden: heftige Schmerzen hinter dem Brustbein, oft ausstrahlend in den linken Arm, Übelkeit, Todesangst. Allerdings können diese Anzeichen auch völlig fehlen. Man spricht dann von einem sogenannten stummen Infarkt.

Folgende Laborwerte kennzeichnen den Untergang

**Herz und Labor**

von Herzmuskel (zum Teil sind die Werte auch bei anderweitiger Muskelzerstörung erhöht):

♦ Myoglobin

CPK und CK-MB
→ Seite 104

♦ CPK und CK-MB

GOT und GPT
→ Seite 86

♦ GOT und GPT

♦ LDH und HBDH

LDH und HBDH
→ Seite 89

Andere Laborveränderungen sind Folge des Streßgeschehens und einer Entzündungsreaktion, die begleitend auftritt (indirekte Infarktparameter):

Blutsenkung
→ Seite 67

♦ Erhöhung der Blutsenkungsreaktion (erreicht innerhalb einer Woche den Höchstwert und bleibt rund zwei Wochen über dem Normalbereich)

Blutzucker
→ Seite 165

♦ Erhöhung des Blutzuckerspiegels

Leukozyten
→ Seite 30

♦ Anstieg der weißen Blutkörperchen (Leukozyten, der Anstieg hält in etwa drei bis sieben Tage an)

CRP
→ Seite 195

♦ CRP-Erhöhung

## Myoglobin

> **Mit Hilfe des Myoglobins kann bereits ½ bis 1½ Stunden nach einem Infarktereignis der Untergang von Muskelgewebe nachgewiesen werden. Damit wird eine Frühdiagnose des Herzinfarktes erleichtert.**
> Normalwert:
> 7 bis 75 Mikrogramm/l
> Die Bestimmung erfolgt aus dem Blut.

Myoglobin ist der rote Muskelfarbstoff. Er besteht aus einem Eiweißanteil und dient als Sauerstoffspeicher. Durch Bestimmung des Myoglobingehaltes im Blut ist eine Frühdiagnostik des Herzinfarktes häufig möglich. Dies ist deshalb so wichtig, weil

102

## Myoglobin

eine medikamentöse Auflösung von in den Herzgefäßen abgelagerten Blutpfropfen (Thrombosen) nur innerhalb weniger Stunden (etwa zwei) sinnvoll ist. Myoglobin ist manchmal bereits eine halbe Stunde nach Infarktbeginn nachweisbar. Bisweilen früher, als das EKG den Krankheitsprozeß anzeigt. Spätestens aber nach eineinhalb Stunden ist Myoglobin zu finden. Es gibt einen sehr einfachen Test (Latex-Bedside-Test), der den Nachweis des Myoglobins innerhalb von Minuten erlaubt.

Myoglobin wird im Körper schon nach sehr kurzer Zeit wieder abgebaut (nach rund 10 Minuten ist nur noch etwa die Hälfte des ursprünglichen Wertes vorhanden).

Das hat Vor- und Nachteile. Der Nachteil ist, daß bei routinemäßiger Kontrolle, zum Beispiel am Morgen des nächsten Tages, das Myoglobin schon wieder in den Normbereich abgefallen sein kann. Daß also ein Infarkt, der in der Nacht passiert ist, übersehen werden könnte. Der Vorteil ist, daß mit der Überprüfung dieses Wertes auch der Erfolg einer Thromboseauflösung abgeschätzt werden kann.

## Myosin

Ein zweites Muskeleiweiß heißt Myosin. Es kommt in allen Muskeln vor. Eine Erhöhung bedeutet demnach nicht, daß speziell der Herzmuskel geschädigt ist. Auch ein Sturz mit Muskelverletzung (Quetschung, Faserriß usw.) sowie Injektionen in den Muskel können einen Anstieg des Myosins verursachen.

**Herz und Labor**

## CPK und CK-MB

Die CPK (Kreatin-Phosphokinase) ist ein Muskelenzym, das bei Erkrankungen der Herz- und Skelettmuskeln erhöht gefunden wird. Durch die Bestimmung des Wertes von CK-MB (MB-Isoenzym der Kreatin-Phosphokinase) kann der Arzt den Herzmuskel als Quelle erkennen.
Normalwerte:
CPK: 10 bis 80 U/l
CK-MB: unter 5 bis 10 U/l (unter 6 Prozent der CPK)
Die Bestimmung erfolgt aus dem Blut.

### Was ist die CPK?

Die CPK ist ein Enzym, das Phosphat auf Kreatin überträgt. Ein ganz entscheidender Schritt bei der Umwandlung von chemischer in mechanische Energie. Ohne dieses Enzym könnte der Muskel trotz aller sonstigen Voraussetzungen nicht arbeiten.
Die CPK kommt im Organismus in Form verschiedener Untergruppen vor. Eine davon nennt man CK-MB. Und dieses CK-MB ist für den Herzmuskel, der etwas anders als der Skelettmuskel aufgebaut ist, typisch. Ist CPK erhöht, kann daraus alleine noch nicht auf das Herz geschlossen werden. Erst durch den charakteristischen Anstieg des CK-MB wird der Verdacht erhärtet.

### Was bedeutet Anstieg der CPK?

**Herzmuskelschädigung**
Beim frischen Herzinfarkt ist die Bestimmung der CPK von großer diagnostischer Wichtigkeit. Wenn bei entsprechenden Symptomen oder bereits bestehenden EKG-Veränderungen die CPK über 150 U/l ansteigt und die CK-MB über 6 Prozent der CPK erhöht ist, dann hat der Arzt Klarheit: Herzinfarkt!
Schon vor der CPK allerdings reagiert beim Herzinfarkt das Myoglobin. Eine Erhöhung von CPK und CK-MB

104

## CPK und CK-MB

findet sich im allgemeinen erst nach vier bis sechs Stunden. Der maximale Anstieg von CPK ist nach rund zwei Tagen erreicht, von CK-MB nach einem Tag. Bei komplikationslosem Verlauf normalisieren sich die CPK-Werte nach vier bis fünf Tagen, bei CK-MB nach zwei bis drei Tagen. Aus der zeitlichen Abfolge des Enzymverlaufes von CPK, GOT und LDH kann nicht nur der Zeitpunkt eines Infarktgeschehens ziemlich genau fixiert werden, sondern man stellt damit auch das leider nicht seltene Ereignis eines neuerlichen Infarktes (Reinfarkt) fest: Erhöhte CPK und CK-MB bei niedrigem GOT und noch hohem LDH sind Hinweis auf einen zweiten Infarkt wenige Tage nach dem ersten.

GOT
→ Seite 86

LDH
→ Seite 89

Bei diagnostischen Problemen kann das Verhältnis CPK/GOT weiterhelfen. Während beim unkomplizierten Herzinfarkt die CPK etwa fünfmal so stark erhöht ist wie die GOT, wird bei Skelettmuskelerkrankungen eine mehr als zehnfache Erhöhung gefunden.

Die Höhe des Enzymanstieges nach einem Herzinfarkt gibt nur ungenau Auskunft über das Ausmaß des Muskelschadens. Ein Anstieg der CPK über 1600 U/l kann nicht mehr alleine durch einen Herzmuskeldefekt erklärt werden. Andererseits schließen normale CPK- und CK-MB-Werte einen kleinen Infarkt nicht mit Sicherheit aus.

### Skelettmuskelschaden

Eine Erhöhung der CPK muß aber nicht unbedingt eine schwere Schädigung eines Muskels bedeuten. Schon sportliche Aktivitäten, Prellungen, Krämpfe und Injektionen können eine Erhöhung auslösen.

Zusätzlich wird ein massiver CPK-Anstieg bei Quetschungen größerer Muskelgruppen, nach epileptischen Anfällen und auch bei Vergiftungen beobachtet: Der Wert kann über 10 000 U/l in die Höhe schnellen! Mittels CPK kann der Verlauf entzündlicher Muskelerkrankungen (etwa Polymyositis) recht gut kontrolliert werden. Eine Erhöhung auf 1000 U/l ist ein Hinweis auf eine akute Entzündung.

Bisweilen führt auch die Muskelstörung, die im Rah-

105

**Herz und Labor**

men einer Unterfunktion der Schilddrüse auftreten kann, zum CPK-Anstieg bis 800 U/l. Andererseits schließen normale CPK-Werte eine Muskelerkrankung nicht völlig aus. GOT ist bei Skelettmuskelschädigung auch kaum erhöht.

**Andere Ursachen**
Bei Patienten mit schwersten Entzündungen der Bauchspeicheldrüse und der Leber, aber auch bei manchen bösartigen Tumoren werden CPK- und CK-MB-Anstiege bemerkt.
Während der Geburt wird aus der Gebärmutter ein Stoff frei (CK-BB), der den CK-MB-Wert scheinbar erhöht. Bei manchen älteren Menschen treten dauernd erhöhte CPK-Werte auf, ohne daß eine Krankheit vorliegt (Makro-CK). Es handelt sich dabei um ein harmloses Geschehen im Bereich der Körperabwehr.

# Weitere Laborwerte beim Herzinfarkt

### GOT und GPT
Beide Enzyme wurden bereits im Zusammenhang mit Lebererkrankungen ausführlich besprochen. Bei einem Herzinfarkt steigen die Werte innerhalb von vier bis sechs Stunden an. Nach etwa zwei Tagen werden die Maximalwerte überschritten und kehren nach fünf bis sieben Tagen wieder in den Normbereich zurück.

*GOT und GPT*
*→ Seite 86*

Im Falle eines Herzinfarktes ist die GOT im Gegensatz zu den meisten Lebererkrankungen rund doppelt so stark erhöht wie die GPT.

### LDH und HBDH
Ebenfalls im Zusammenhang mit Leberleiden bereits genauer erklärt. Der Anstieg der LDH und ihrer Untergruppe HBDH erfolgt langsamer als GOT und GPT. Erst nach einem halben Tag erhöhen sich die Werte nach und nach, erreichen nach zwei bis drei Tagen den Maximalwert und kehren nach acht bis 14 Tagen wieder zur Norm zurück.

*LDH und HBDH*
*→ Seite 89*

LDH und HBDH sind neben Herz- und Lebererkran-

106

kungen auch bei Lungenembolie, Krankheiten der blutbildenden Organe (Knochenmark), bei Niereninfarkt und Skeletterkrankungen erhöht.

## Herzschwäche

Bei Herzschwäche (Insuffizienz) kann das Herz die ihm angebotene Blutmenge nicht ausreichend weiterpumpen. Das Blut staut sich bei verminderter Arbeitsleistung des linken Herzanteils (der Blut in den Körper pumpt, über die Aorta = Hauptschlagader) in die Lunge. Funktioniert der rechte Herzanteil nicht (der Blut zur Anreicherung mit Sauerstoff in die Lunge transportiert), so treten Stauungen in der Leber und allen anderen Geweben auf.

Für den Patienten fühlbare Folgen sind Atemnot im einen Fall und Schwellung der Leber, der Beine und anderer Körperregionen im anderen. Auch Ergüsse in Lungen und Bauchraum können auftreten.

Als Ursachen der Herzinsuffizienz kommen viele Erkrankungen in Frage. Am häufigsten ist jedoch die Verkalkung der Herzkranzgefäße Ursache der Herzschwäche.

Auch Herzmuskelschädigungen (Infarkte), Herzrhythmusstörungen, Bluthochdruck und Schäden an den Herzklappen können eine Herzmuskelschwäche bedingen.

Die Diagnose einer ausgeprägten Herzschwäche ist nicht schwer. Klinische Veränderungen und Symptome des Patienten erlauben die Feststellung sehr rasch. Im Röntgen sind Stauungszeichen nachweisbar (Lunge), das Herz ist vergrößert. Der Patient ist leistungsschwach, leidet unter Atemnot, Beinschwellungen, und Ergüsse können auftreten.

Folgende Laborkontrollen können nützlich sein:

◆ Natrium und Kalium

◆ BUN und Kreatinin

◆ Leberfunktionstests wie zum Beispiel GOT, GPT, Gamma-GT, AP und LDH

# Herz und Labor

◆ Blutgasanalyse

◆ Harnanalyse

**Serumelektrolyte Natrium und Kalium**

Natrium
→ Seite 254

Kalium
→ Seite 259

Zu Beginn einer Herzschwäche sind diese Werte häufig noch normal. Sie sollten aber trotzdem kontrolliert werden, um später einen Vergleich zu haben.
Natrium kann infolge einer Überwässerung (durch den Verdünnungseffekt), aber auch bei länger dauernder Behandlung mit harntreibenden Medikamenten oder Einschränkung der Kochsalzzufuhr (enthält sehr viel Natrium) erniedrigt sein.
Kalium wird auch durch Diuretika (harntreibende Mittel) vermehrt ausgeschieden. Kaliummangel kann die Folge sein. Dieser kann dann Herzrhythmusstörungen verursachen und dazu beitragen, daß die Herzkraft nachläßt. Durch den Einsatz von kaliumsparenden Diuretika (Entwässerungsmitteln) und anderen Medikamenten (ACE-Hemmer) sowie im Endstadium der Herzschwäche kann andererseits auch ein Überschuß an Kalium (Hyperkaliämie) auftreten.

Magnesium
→ Seite 273

Manchmal tritt durch Behandlung mit bestimmten Diuretika auch ein Mangel an Magnesium auf. Dazu kann auch eine Mangelernährung infolge Appetitlosigkeit führen.

**Nierenfunktionswerte**

BUN
→ Seite 139

Kreatinin
→ Seite 137

Infolge der Einschränkung der Nierendurchblutung kann es zum Anstieg von BUN und Kreatinin im Blut kommen. Es ist dabei immer interessant, den Anstieg des BUN mit jenem des Kreatinins zu vergleichen. Stärkere Anstiege von BUN sprechen für eine akut auftretende Nierenschwäche, relativ stärker erhöhte Kreatininwerte für einen chronischen Nierenschaden.

**Leberfunktionstests**

GOT und GPT
→ Seite 86

Bei schwerer Herzinsuffizienz (vorwiegend der rechten Herzhälfte) kann es zu einem gewaltigem Anstieg von GOT und GPT kommen. Gelingt es, die Schwäche erfolgreich zu behandeln, so normalisieren sich

## Herzschwäche

die Werte innerhalb weniger Tage. Beim Herzinfarkt steigt GOT viel stärker als GPT an, bei akuter Herzinsuffizienz ist das Verhältnis eher zugunsten des GPT verschoben.

Bei beginnendem Herzversagen können auch Gelbsucht (Anstieg des Bilirubins), Erhöhung der Gamma-GT, der Alkalischen Phosphatase (AP) und der LDH beobachtet werden.

Gamma-GT
→ Seite 80

Im Gefolge einer zusätzlichen Leberfunktionsstörung treten auch Probleme mit der Blutgerinnung auf (bei Verletzungen gelingt die Blutstillung kaum mehr). Schließlich kann aus demselben Grund das Bluteiweiß sehr niedrig sein.

AP
→ Seite 83

LDH
→ Seite 89

**Blutgasanalyse**

Bei Linksherzschwäche treten meist Störungen der Atemfunktion auf. Das führt naturgemäß zu Atemnot. Die schwerste Form ist das Lungenödem, also die Flüssigkeitsansammlung in den Lungen. Ein dramatisches Krankheitsbild: Der Patient sitzt im Bett und ringt um Luft. Schon ohne Stethoskop ist deutliches Brodeln zu hören. Bei der Blutgasanalyse ist typischerweise der Sauerstoffdruck erniedrigt. Der Kohlendioxidgehalt im Blut kann normal oder sogar leicht erniedrigt sein. Sauerstoffzufuhr ist für den Patienten meist günstig.

**Harnanalyse**

Bei der Insuffizienz der rechten Herzhälfte wird im Organismus Flüssigkeit zurückgehalten. Das dickt den Harn ein. Das spezifische Gewicht des Harns steigt an. Meist ist auch Bluteiweiß in geringeren Mengen nachweisbar. Im Sediment (Ablagerung nach dem Zentrifugieren des Harnes) finden sich rote Blutkörperchen (Erythrozyten) und hyaline Zylinder.

Harnsediment
→ Seite 148

109

# Lunge und Labor

Erkrankungen der Lunge weisen in den meisten Fällen schwere Krankheitsbilder auf und zählen zu den häufigsten Todesursachen. Früher hieß der »Killer« Tuberkulose, heute sterben unzählige Menschen an Lungenkrebs – hauptsächlich verursacht durch Zigarettenrauchen, wenngleich Raucher das leider nicht wahrhaben wollen. Wir beschäftigen uns mit den häufigen Lungenleiden wie den verschiedenen Formen der Lungenentzündung, mit der Tuberkulose und mit dem Bronchuskarzinom (Lungenkrebs).

## Lungenentzündungen

Seit Entwicklung der Antibiotika haben vor allem die bakteriellen Lungenentzündungen (Pneumonien) ihren früheren Schrecken weitgehend verloren. Dennoch zählen auch heute noch Entzündungen des Atmungsorgans zu den zehn häufigsten Todesursachen. Vor allem sind ältere Menschen durch diese Erkrankung gefährdet.
Als Erreger von Lungenentzündungen kommen in Frage:
– Bakterien
– Viren
– Mykoplasmen
– Andere Erreger sogenannter atypischer Pneumonien
– Tuberkulose
– Pilze (sehr selten)

### Wie wird eine Lungenentzündung festgestellt?

Die Diagnose erfolgt in erster Linie aufgrund der klinischen Symptome, dann aber auch durch Röntgen und Laborbefunde. Anzeichen für eine Lungenentzündung sind Fieber, Hustenreiz (nicht immer muß Auswurf vorhanden sein), die Atmung ist beschleunigt. Mei-

## Lungenentzündung

stens klagen die Patienten über ziemlich starke Schmerzen beim Husten und auch Atmen. Bei Kleinkindern, die an Lungenentzündung leiden, ziehen sich beim Atmen ganz charakteristisch die Nasenflügel ein. Im Rahmen der Untersuchung kann der Arzt Veränderungen beim Abklopfen und Abhören wahrnehmen. Im Röntgen erkennt man Verschattungen der Lunge. An Laboruntersuchungen ist die Kontrolle des gesamten Blutbildes (vor allem der Leukozyten, also der weißen Blutkörperchen) wichtig! Weiters sollten kontrolliert werden: das CRP, die Blutsenkungsreaktion und – falls der Patient aushusten kann – das Sputum. Im Auswurf können Keime angefärbt (Gram-Färbung) und differenziert werden. Auch gelingt häufig eine Anzüchtung und Empfindlichkeitstestung der Erreger gegenüber Antibiotika.

Leukozyten
→ Seite 30

CRP
→ Seite 195

Blutsenkung
→ Seite 67

Fiebert der Patient gleich am Anfang sehr hoch, so kann in vielen Fällen durch das Anlegen einer Blutkultur (man läßt die Erreger gleichsam unter idealen Umständen wachsen) ein Nachweis der Keime gelingen. Allerdings sollten in diesem Fall immer zumindest zwei Blutkulturen hintereinander angesetzt werden. Das erhöht die Treffsicherheit der Untersuchung.

Bei Virusinfektionen kann durch eine Veränderung der Konzentration von Antikörpern das jeweilige Virus entlarvt werden. Dazu sollten aber mindestens zwei Kontrollen im Abstand von etwa zwei Wochen durchgeführt werden. Jedoch ergeben sich auch bei genauer Kenntnis des Virus selten Möglichkeiten einer gezielten Behandlung. Gegen Viren wurden bis jetzt nämlich kaum wirksame Medikamente entwickelt. Der Arzt zielt mit seiner Behandlung in erster Linie darauf ab, den Allgemeinzustand des Patienten zu verbessern.

### Lungenentzündung durch Bakterien

Die durch Bakterien verursachten Pneumonien treten häufiger bei älteren Menschen auf. Diese sind meist schon abwehrgeschwächt, weil chronisch krank. Das gibt den Erregern bessere Möglichkeiten, im Körper Schaden anzurichten.

# Lunge und Labor

Die Erkrankung beginnt meistens sehr plötzlich, mit Schüttelfrost und hoch ansteigendem Fieber. Die Patienten wirken schon äußerlich schwer krank. Lippen und Haut sind oft bläulich verfärbt (der Arzt spricht von Zyanose). Nicht selten kommt es zu Verwirrtheit. Im Röntgen sind größere Anteile der Lunge verschattet. Dazu kommt häufig ein Erguß im Brustraum, der ebenfalls im Röntgen bewertet werden kann.

Bei den Laboruntersuchungen findet sich meistens starke Vermehrung der weißen Blutkörperchen (Leukozytose). Die Zahl der Leukozyten steigt auf mehr als 15 000 an. Praktisch immer ist auch CRP auf über 10 mg/dl erhöht, und die Senkung steigt binnen weniger Tage deutlich an. Dafür sinkt allmählich die Zahl der roten Blutkörperchen (Erythrozyten).

Erythrozyten
→ Seite 19

Hustet der Patient gelblich, so kann der Auswurf gefärbt werden (Gram-Färbung). Manche Erreger lassen sich dadurch feststellen:

Streptokokken-
Serologie
→ Seite 212

◆ Pneumokokken sehen aus wie geteilte Wecken (Stollen).

◆ Staphylokokken bilden ganze Kolonien von punktförmigen Bakterien.

◆ Meningokokken sind zu zweit angeordnet, wie zwei nebeneinanderliegende o (oo).

◆ Streptokokken erscheinen als in Reihen angeordnete Bakterien.

## Lungenentzündung durch Viren und andere Erreger (atypische Pneumonien)

Im Gegensatz zu den bakteriellen Pneumonien sind bei diesen Formen vermehrt jüngere Personen betroffen. Die Erkrankung entwickelt sich viel langsamer (über Tage) bis zum Vollbild. Die Temperatur steigt meist nicht extrem hoch an. Auch das Krankheitsgefühl der Patienten ist nicht so stark ausgeprägt wie bei der durch Bakterien verursachten Form der Lungenentzündung. Der Husten ist weniger quälend, der Auswurf schwächer.

## Lungenentzündung

Folgende Erreger können diese Art einer Pneumonie bewirken:
– Viren
– Mykoplasmen
– Legionellen
– Tuberkelbazillen

All diese Erreger verursachen nicht so deutliche Laborveränderungen wie Bakterien. Die Leukozyten steigen weniger stark an, CRP bleibt meistens unter 10 mg/dl, und die Reaktion der Blutsenkung ist weniger beschleunigt (niedrigere Werte).

Leukozyten
→ Seite 30

CRP
→ Seite 195

Blutsenkung
→ Seite 67

**Mykoplasmen als Erreger**
Mykoplasmen sind bakterienähnliche Lebewesen. Sie sind sehr klein und haben keine stabile Zellwand. Sie dürften nach Schätzungen für rund ein Viertel aller Lungenentzündungen verantwortlich sein. Hauptsächlich junge Erwachsene und ältere Kinder werden von dieser Infektion befallen. Die Erkrankten fiebern, haben Hustenreiz und leiden nicht selten auch an starken Kopfschmerzen.

Im Laborbefund sind die Leukozyten entweder gar nicht oder nur geringfügig erhöht (unter 15 000). Die Blutsenkung ist bei zwei Drittel der Patienten auf über 40 m/h erhöht. Mykoplasmen können zwar aus dem Auswurf (Sputum) gezüchtet werden, doch gelingt dies nicht immer. Außerdem brauchen die Erreger bis zu drei Wochen, bis sie in ausreichendem Maß angezüchtet werden können.

Ein möglicher Hinweis auf eine Mykoplasmenpneumonie kann ein positiver Kälteagglutinintest sein. In diesem Test werden Antikörper nachgewiesen, die in der Kälte menschliche Erythrozyten der Blutgruppe 0 zum Ausflocken bringen. Dieser Test ist allerdings nicht speziell für Mykoplasmen typisch. Wenn aber bei einem Erwachsenen eine Lungenentzündung besteht und dieser Test positiv verläuft, so liegt mit großer Wahrscheinlichkeit eine Mykoplasmeninfektion vor.

Mit Sicherheit können Mykoplasmen jedoch mit Hilfe eines sogenannten Immunfluoreszenztests nachgewie-

## Lunge und Labor

Immunglobuline
→ Seite 201

sen werden. Damit bestimmt man IgG und IgM, also zwei Immunglobuline, die sich gegen Mykoplasmen richten. Ist dieser Test bei der ersten Untersuchung über 1: 250, oder steigt der IgM-Titer binnen 14 Tagen stark an, dann ist eine Mykoplasmeninfektion nachgewiesen.

### Legionellen als Erreger

Die durch Legionellen verursachte Krankheit nennt man Legionärskrankheit. Sie tritt bisweilen als Epidemie auf und führt zu Infektionen der Atemwege. Die erkrankten Personen sind oft abwehrgeschwächt, leiden unter starkem Husten mit schleimigem Auswurf. Das Fieber steigt bisweilen über 39° C an.

Eiweiß im Harn
→ Seite 143

Obwohl sich der Keim in Warmwasseranlagen prächtig entwickeln kann, ist er im Labor nicht leicht zu züchten. Die Leukozyten im Blut sind erhöht, im Harn kommt es in 40 Prozent der Fälle zum Auftreten von Eiweiß. Wie die Mykoplasmen können auch die Legionellen heute bereits serologisch nachgewiesen werden (durch Bestimmung der Antikörper, die nur nachgewiesen werden können, wenn Legionellen in den Körper eingedrungen sind).

### Tuberkulose und Lungenentzündung

Noch zu Beginn dieses Jahrhunderts zählte die Tuberkulose zu den häufigsten Todesursachen überhaupt. Durch die Fortschritte der Hygiene und bessere Ernährung, zum (geringeren) Teil auch durch Einführung wirksamer Medikamente hat die Krankheit ihren Schrecken zwar nicht völlig verloren, aber viel davon eingebüßt. Heute tritt Tuberkulose vorwiegend bei abwehrgeschwächten und verwahrlosten Menschen auf. Die Zahl der Erkrankungen steigt in den letzten Jahren vor allem in Großstädten wieder leicht an.

Tuberkulose beginnt meist in der Lunge mit dem Auftreten von Entzündungsherden. Im Röntgen kann auch eine Vergrößerung der dazugehörigen Lymphknoten gesehen werden. Ist die Erkrankung weiter fortgeschritten, tritt Erguß im Brustraum und eventuell auch Befall anderer Organe auf.

## Lungenentzündung

Die Patienten fiebern nur selten hoch. Oft liegt die Körpertemperatur nur im Grenzbereich. Meistens aber müssen die Erkrankten husten, wobei der Auswurf blutig sein kann. Tuberkuloseleidende nehmen stark ab und sind nicht mehr voll leistungsfähig (ständige Müdigkeit, Antriebslosigkeit). Die Diagnose einer Tuberkulose ruht auf mehreren Pfeilern:

◆ Verdacht kann durch bestimmte Röntgenveränderungen erhärtet werden.

◆ Scheidet der Erkrankte Tuberkelbazillen durch den Auswurf aus, dann können diese auf zwei Arten nachgewiesen werden: durch spezielle Färbung bzw. durch Züchtung der Keime auf Nährböden. Das dauerte bisher rund sechs Wochen, kann durch ein neues Verfahren aber heute schon in acht bis zehn Tagen bewerkstelligt werden.

◆ Mit einem Hauttest (Tine-Test) kann die Reaktion des Organismus auf Bestandteile der Bazillen kontrolliert werden.

Dabei bringt der Arzt mit Hilfe eines Stempels, der Spitzen aufweist, das Antigen (Erreger) in die Haut ein. Fällt der Test positiv aus (binnen zwei Tagen bildet sich eine starke Rötung an der getesteten Hautstelle), dann beweist das eine bestehende oder eben erst überstandene Tuberkulose. Im allgemeinen wird dieser Test etwa sechs Wochen nach einer Infektion positiv.
Ein nur schwach positiver Test (geringe Rötung) schließt eine Infektion praktisch aus.
Ein negativer Hauttest (keinerlei Veränderung der Haut) kann bedeuten, daß der Patient noch nie mit Tuberkelbazillen in Berührung gekommen ist oder aber daß sein Immunsystem auf die Erreger nicht reagieren kann. Letzteres ist der Fall bei der sogenannten Miliartuberkulose. Hier breiten sich die Erreger über die gesamte Lunge und auch andere Organe aus. Eine ganz schwere Erkrankung! In seltenen Fällen kann der Tine-Test auch negativ ausfallen, wenn die

**Lunge und Labor**

Patienten hoch dosiert Kortison verabreicht bekamen. Auch unter Umständen bei Krebskranken oder unter abwehrunterdrückender (immunsupressiver) Behandlung. Aufgrund besonderer Laborveränderungen kann die Diagnose »Tuberkulose« nicht gestellt werden.

## AIDS

Im Zuge des erworbenen Abwehrschwächesyndroms (AIDS) tritt bei Erkrankten neben anderen Komplikationen auch eine besondere Form der Lungenentzündung (Pneumocystis carinii Pneumonie) auf.

## Lungenkrebs (Bronchuskarzinom)

Die bösartigen Wucherungen in der Lunge können im frühen Stadium leider nicht durch Laboruntersuchungen nachgewiesen werden.
Bestimmung von Tumormarkern dienen also nicht zur Diagnose selbst, sondern eher zur Bestätigung eines bereits konkreten Verdachts sowie der Überwachung der Behandlung. Bei Bronchuskarzinomen ist häufig das CEA, NSE und das TPA nachweisbar. Allerdings muß ausdrücklich betont werden: Ein Nachweis dieser Substanzen bedeutet noch nicht Lungenkrebs!

CEA
→ Seite 231

# Bauchspeicheldrüse und Labor

Neben der Leber ist die Bauchspeicheldrüse (Pankreas) die zweite große Verdauungsdrüse. Sie liegt im hinteren Oberbauch, eher links, und besteht aus Kopf, Körper sowie Schwanz. Der Kopf befindet sich im Bereich des Magens. Die Bauchspeicheldrüse erzeugt wichtige Verdauungssäfte, die in den Zwölffingerdarm gelangen und dort mithelfen, Speisebrei weiter zu zerlegen.

Zum anderen schüttet das Pankreas aber auch zwei Hormone aus, die für die Steuerung des Blutzuckerspiegels unumgänglich notwendig sind: Insulin und Glukagon.

Erkrankungen der Bauchspeicheldrüse sind gut durch entsprechende Laborbefunde erkennbar. Wir wollen hauptsächlich die akute und chronische Entzündung (Pankreatitis) und das Pankreaskarzinom besprechen.

## Akute Pankreatitis

Bei 90 Prozent aller Patienten mit akuter Bauchspeicheldrüsenentzündung liegt entweder Alkoholmißbrauch oder ein Gallensteinleiden vor. Seltenere Ursachen sind erhöhte Kalzium- und Triglyceridwerte im Blut. Schließlich kann die Bauchspeicheldrüse auch durch Unfall, Magen- und Zwölffingerdarmgeschwür, Medikamente, Viren oder selten auch durch eine Schwangerschaft verursacht entzündet sein.

Kalzium
→ Seite 263

Triglyceride
→ Seite 190

Die akute Entzündung ist eine schwere und auch heute noch gefährliche Erkrankung. Sie tritt nicht selten am Tag nach einem üppigen Mahl auf. Beschwerden: Übelkeit, heftige Schmerzen im Oberbauch, ausstrahlend in den Rücken. Eine Krankenhausbehandlung ist immer erforderlich.

Dort wird üblicherweise ein Röntgen angeordnet. Daraus ergeben sich schon Hinweise für die Diagnose. Weitere Untersuchungen sind allenfalls Computertomographie, Ultraschall und die ERCP (eine komplizierte Art der Spiegelung, bei der der Untersu-

## Bauchspeicheldrüse und Labor

cher mit einer Sonde den Ausführungsgang der Bauchspeicheldrüse, der in den Zwölffingerdarm mündet, aufsucht und mit Kontrastmittel auffüllt. Ist dieser Gang nämlich durch ein Abflußhindernis blockiert, verdaut sich die Drüse durch Rückstau ihrer eigenen Enzyme selbst).

An Laboruntersuchungen sind bei einer Pankreatitis das komplette Blutbild, das CRP, Blutzucker, Leberfunktionsproben, Kalzium, Triglyceride, BUN und Kreatinin, vor allem aber die beiden Enzyme Amylase und Lipase nötig.

Amylase
→ Seite 120

◆ Die Amylase ist schon wenige Stunden nach Erkrankungsbeginn erhöht.
Klingt die Entzündung ab, so normalisiert sich der Wert binnen zwei bis zehn Tagen. Amylase kann auch im Harn nachgewiesen werden. Dort normalisiert sie sich langsamer.

Lipase
→ Seite 121

◆ Die Lipase steigt bei Entzündungsprozessen ebenfalls stark an.
Im Gegensatz zur Amylase erfolgt der Anstieg jedoch wesentlich langsamer (binnen 24 Stunden). Auch tritt die Normalisierung später ein. Im Harn ist Lipase nicht zu bestimmen.

Blutzucker
→ Seite 165

◆ Die Blutzuckerwerte sind bei schwerer Pankreatitis sehr häufig erhöht.
Das hängt damit zusammen, daß die Insulin produzierenden Zellen in der Bauchspeicheldrüse in Mitleidenschaft Fgezogen sind.

Leukozyten
→ Seite 67

◆ Bisweilen stark erhöht sind auch die weißen Blutkörperchen (Leukozyten), ebenso die Blutsenkung und das CRP.

CRP
→ Seite 195

Triglyceride
→ Seite 190

◆ Kalzium kann zu Beginn der Entzündung erhöht sein und im weiteren Krankheitsverlauf abfallen.

◆ Die Triglyceridspiegel sind bei den Kranken häufig auch erhöht. Jedoch ist der Zusammenhang mit der Bauchspeicheldrüse noch nicht ganz klar.

BUN
→ Seite 139

Kreatinin
→ Seite 137

◆ Bei sehr schwerer Krankheit kommt es zu Schockzeichen. Dann sindauch die Nierenwerte BUN und Kreatinin erhöht.

Thrombozyten
→ Seite 34

◆ Mitunter wird ein Absinken der Zahl der Blutplättchen (Thrombozyten) beobachtet.

118

## Pankreatitis

◆ Erhöhte Leberwerte (GOT, GPT, Gamma-GT, LDH) können Ausdruck einer Gallenstauung sein, was ja eine der häufigsten Ursachen der akuten Pankreatitis ist.

GOT und GPT
→ Seite 86

Gamma-GT
→ Seite 80

### Chronische Pankreatitis

LDH
→ Seite 89

Die Diagnose einer chronischen Entzündung der Bauchspeicheldrüse kann sehr schwierig sein. Klassische Zeichen sind Zuckerkrankheit (Diabetes mellitus), Fettstühle und Verkalkungen der Drüse (im Röntgen sichtbar). Mit Hilfe der ERCP werden Unregelmäßigkeiten des Pankreasganges beurteilt.
Welche Tests helfen nun bei der Diagnose der chronischen Pankreatitis weiter?
Einen Hinweis bieten erhöhte Amylasewerte im Serum. Das Enzym muß allerdings nicht unbedingt erhöht sein. Bei rund 60 Prozent der Patienten sind die Trypsinwerte erniedrigt. (Trypsin ist ein Verdauungsenzym, das Eiweiß spaltet und damit verwertbar macht.) Erhöhte Blutzuckerwerte sind ein wichtiger Hinweis. Ob die kranke Bauchspeicheldrüse überhaupt noch ausreichend Verdauungsenzyme erzeugt, kann mittels Pankreas-Funktionstests überprüft werden.

Pankreas-Funktionstests
→ Seite 122

### Pankreaskarzinom

Die Aussichten sind bei Krebs dieses Organes nicht die besten. Wenn bereits Beschwerden vorliegen, ist eine Heilung durch Operation nur noch schwer möglich. Um so wichtiger ist daher die Früherkennung! Beim geringsten Verdacht des Arztes wird dieser das Blut auf Erhöhung der Tumormarker CA 19/9 sowie CEA untersuchen lassen und eine Ultraschalluntersuchung oder Computertomographie des Oberbauches anordnen. Erhöhte Werte erlauben dann doch bisweilen eine rechtzeitige Diagnose und erhöhen die Chance auf eine erfolgreiche Operation.

CA 19/9
→ Seite 235

CEA
→ Seite 231

119

Bauchspeicheldrüse und Labor

# Amylase

> **Die Serum- und Harnamylase ist ein Enzym, das bei Entzündungen der Bauchspeicheldrüse und der Mundspeicheldrüsen erhöht gefunden wird.**
> Normalwerte:
> Im Serum je nach Methode unterschiedlich: als Alpha-Amylase zum Beispiel bis 110 U/l. Der Harnwert entspricht etwa dem Fünffachen.

### Was ist Amylase?

Die Amylase ist ein Enzym, das im Pankreas und in der Parotis (Ohrspeicheldrüse – bei Mumps stark vergrößert) gebildet wird. Es bewirkt den Abbau von Stärke (Kohlenhydrat) in Glukose (kleinster Zuckerbaustein). Die Amylase ist dafür verantwortlich, daß Brot und Semmeln bei längerem Kauen süßlich schmecken.

### Wann ist Amylase erhöht?

◆ Bei Bauchspeicheldrüsenentzündung (Pankreatitis)

Die Amylase kann im Blut sehr rasch auf das Fünffache ansteigen. Am Höhepunkt einer akuten Pankreatitis sogar auf das 20fache. Ein Abfall der Amylase bedeutet Besserung der Krankheit. Allerdings nicht grundsätzlich: Geht es dem Patienten nämlich weiterhin sehr schlecht und deuten andere Untersuchungen (Ultraschall, Computertomographie) auf ein Einschmelzen des Organs (Selbstverdauung) hin, so kann der Abfall des Wertes auch das »Ausbrennen« des Organs anzeigen.

◆ Bei Parotitis, also Entzündung der Ohrspeicheldrüsen

Verursacht durch Viren oder chronischen Alkoholmißbrauch. In diesem Fall ist die Amylase erhöht, im Gegensatz zur Pankreatitis aber nicht die Lipase.

120

Lipase

◆ Bei akuten Entzündungen im Bauchraum (Gallenblase, Magen, Dünndarm)

◆ Nach ERCP

Nach endoskopischen Untersuchungen (Spiegelung mittels Sonde) der Gallen- und Pankreaswege kann die Amylase vorübergehend auf das Dreifache ansteigen.

◆ Bei Tumoren

Nicht nur bei Krebs der Bauchspeicheldrüse, sondern auch der Lunge, Prostata, Eierstöcke und des Darmes können häufig erhöhte Amylasewerte beobachtet werden.

◆ Bei Makroamylasämie

Hinter diesem gefährlich klingenden Ausdruck verbirgt sich die einzige völlig harmlose Ursache einer Amylaseerhöhung im Blut. Durch Verklumpungen von Amylasemolekülen bleiben diese im Blutkreislauf, was eine bis zu vierfache Erhöhung der Werte bewirken kann. Die Erscheinung hat keinen Krankheitscharakter. Die Harnamylase ist nicht erhöht, was zu dieser Diagnose führt.

## Lipase

> **Neben der Amylase ist die Lipase das zweite spezielle Bauchspeicheldrüsenenzym, das bei Entzündungen dieses Organs erhöht gefunden wird.**
> Normalwerte:
> Beim turbidimetrischen Test bis 200 U/l
> Beim Enzymimmunoassay 7,7 bis 56 μg/l

### Was ist Lipase?

Die Lipase ist ein Enzym, das in der Bauchspeicheldrüse gebildet wird. Es wird in das Gangsystem der Drüse abgegeben, gelangt in den Zwölffingerdarm und ist dort für die Aufspaltung von Fett verantwortlich. Ohne Lipase könnte Fett kaum verdaut werden.

**Bauchspeicheldrüse und Labor**

## Was bedeutet erhöhte Lipase?

♦ Pankreatitis

Amylase
→ Seite 120

Bei jeder Entzündung der Bauchspeicheldrüse gelangt Lipase vermehrt in den Blutkreislauf. Die Erhöhung hält meist länger an als bei Amylase. Bei einer akuten Entzündung können Erhöhungen bis auf das 80fache festgestellt werden. Allerdings bedeuten so massive Steigerungen nicht schlechtere Heilungsaussichten.

♦ Nach ERCP

Auch hier kann die Lipase stark (auf das etwa 12fache) ansteigen. Der Wert normalisiert sich aber innerhalb von rund drei Tagen.

♦ Niereninsuffizienz

Da die Lipase vorwiegend in den Nierenkanälchen abgebaut wird, kann Zerstörung von Nierengewebe zu geringem Anstieg der Lipasewerte führen.

## Pankreasfunktionstests

Die im folgenden beschriebenen Tests weisen mangelnde Ausscheidung der Verdauungsenzyme aus der Bauchspeicheldrüse in den Dünndarm nach.

## Sekretin-Pankreozymintest

**Sehr aufwendig und für den Patienten ziemlich belastend, aber der einzige direkte Funktionstest. Das bedeutet, daß dabei direkt im Pankreassaft die Konzentration von Pankreozym gemessen wird.**
Normalwerte:
Flüssigkeitssekretion: 1,8 bis 5,8 ml/min
Bicarbonatsekretion: 130 bis 400 mikromol/min
Amylase: 400 bis 1780 U/min
Lipase: 780 bis 3500 U/min
Chymotrypsin: 28 bis 154 U/min
Trypsin: 16 bis 61 U/min

## Pankreasfunktionstests

Der Patient muß nüchtern sein und darf in den letzten 24 Stunden vor der Untersuchung keine Verdauungsenzyme eingenommen haben. Er bekommt dann durch Mund oder Nase eine doppelte Sonde (zwei Schläuche nebeneinander) bis in den Zwölffingerdarm gelegt. Der eine Lauf der Sonde liegt im Magen und fördert Magensaft, der andere Teil liegt direkt im Zwölffingerdarm und fördert Pankreassaft (Absonderung der Bauchspeicheldrüse). 15 Minuten lang wird nun Pankreassaft gesammelt.

Danach wird dem Patienten eine sekretfreisetzende Substanz (Sekretin, Cholezystokinin) injiziert. Das daraufhin vermehrt gebildete Pankreassekret wird eine Stunde lang gesammelt. Die erhaltenen Sekrete werden der Menge nach gemessen. Zusätzlich bestimmt man noch die Enzyme Amylase, Lipase, Chymotrypsin und Trypsin.

### Was geschieht bei der Stimulation?

98 Prozent der Bauchspeicheldrüse bestehen aus jenem Gewebe, das Pankreassaft erzeugt. Gelangt die vom Magensaft angesäuerte Verdauungsflüssigkeit in den Zwölffingerdarm, so wird eine Reihe von Hormonen freigesetzt, welche die Bauchspeicheldrüse zur Bildung ihres Verdauungssekretes anregen. Mit den injizierten Hormonen wird beim Test eine maximale Anregung der Bauchspeicheldrüse zur Produktion erreicht.

### Was bedeuten erniedrigte Werte?

Der Test ist derzeit die verläßlichste Methode, um Sekretionsschwäche des Pankreas feststellen zu können. Verminderte Werte beweisen diese Schwäche. Ist der Schaden noch nicht so groß, ist lediglich die Ausscheidung der Enzyme (Amylase, Lipase usw.) vermindert. Bei schwerer Schädigung ist auch die Sekretion von Bicarbonat herabgesetzt.

Lipase
→ Seite 121

123

Bauchspeicheldrüse und Labor

## Chymotrypsin im Stuhl

Keine direkte Methode, aber dafür nicht belastend. Durch den Nachweis von Chymotrypsin im Stuhl kann die Vermutung einer Leistungsschwäche der Bauchspeicheldrüse bestätigt werden.
Normalwert:
über 15 IU/g Stuhl

### Was ist Chymotrypsin?

Chymotrypsin ist ein Ferment der Bauchspeicheldrüse. Es findet sich im Pankreassekret und hat die Aufgabe, das Eiweiß in der Nahrung aufzuspalten und damit dessen Verdauung zu ermöglichen. Ein Teil des Chymotrypsins wird unverändert im Stuhl ausgeschieden. Dieses wird gemessen. Üblicherweise werden zwei Stuhlproben aus zwei aufeinanderfolgenden Tagen beurteilt.

### Was bedeutet ein erniedrigter Wert?

Ein zu niedriger Chymotrypsinspiegel weist auf eine Pankreasinsuffizienz, also Funktionsschwäche hin. Leider lassen sich mit diesem Test aber keine leichten oder mittelschweren Störungen erfassen, sondern nur schwere.
Es gibt auch Zustände, bei denen falsch erniedrigte Werte gefunden werden. So etwa bei Patienten mit einer Teilentfernung des Magens (Billroth II), bei eiweißarmer Ernährung und bei Klebereiweiß-Allergie (Sprue bzw. Zöliakie).

# Schilddrüse und Labor

Erkrankungen der Schilddrüse zählen zu den häufigsten hormonellen Störungen des Menschen. Zur Abklärung sind Laboruntersuchungen unumgänglich.
Die Schilddrüse ist ein absolut lebenswichtiges Organ. Sie hat ein schmetterlingsförmiges Aussehen und befindet sich beim gesunden Menschen knapp unter dem Kehlkopf. Bei Vergrößerung ist sie für den Arzt dann tastbar, wenn er hinter den Patienten tritt, die Finger beider Hände rechts und links auf die Kehle knapp unterhalb des Kehlkopfes legt und die Testperson schlucken läßt.
Bei Vergrößerung des Organs schiebt sich die Schilddrüse dem Untersucher entgegen, er kann sie deutlich tasten. Manchmal ist die Drüse so groß, daß sie bis unter das Brustbein reicht, die Luftröhre einengt und Atemnot bzw. bei Einengung der Speiseröhre auch Schluckbeschwerden verursacht.
Die Schilddrüse erzeugt die beiden Hormone Thyroxin (T 4) sowie Trijodthyronin (T 3). In der Folge wollen wir diese Stoffe nur noch als T 4 und T 3 bezeichnen.
Eigentlich aktives Hormon ist das T 3. Es beeinflußt sowohl Körper- als auch Zellwachstum sowie den Stoffwechsel in vielfältiger Weise. Erzeugt die Schilddrüse zuviel an Hormonen, spricht man von Überfunktion, bei Mangelproduktion von Unterfunktion.

Thyroxin
→ Seite 129

Trijodthyronin
→ Seite 132

## Welche Beschwerden verursacht eine Überfunktion (Hyperthyreose)?

Es gibt kein einzelnes Anzeichen für Überschuß an Schilddrüsenhormonen im Blut. Wohl aber ein Zusammentreffen mehrerer Beschwerden, die Verdacht auf eine Störung rechtfertigen. Zum Beispiel:

◆ Übermäßiges Hitzegefühl
Der Kranke hat etwa im Winter dauernd den Eindruck, daß zu stark eingeheizt wird. Seine Haut fühlt sich zumeist warm an.

**Schilddrüse und Labor**

◆ Gewichtsabnahme trotz Appetit
Patienten mit Hyperthyreose werden von den Mitmenschen nicht selten beneidet, weil sie offenbar essen können, was ihnen schmeckt, ohne auch nur ein Gramm zuzunehmen. Tatsächlich verbrennt der Körper durch den Hormonüberschuß derart schnell, daß gar nicht rasch genug »nachgefüllt« werden kann. Ein Zustand, der alles andere als beneidenswert ist.

◆ Unruhe, Nervosität
Patienten mit Überfunktion der Schilddrüse wirken hektisch und nervös. Sie zittern oft mit den Händen, können schwer ruhig sitzen. Gleichzeitig aber sind sie leicht ermüdbar und klagen über Muskelschwäche.

◆ Durchfall
Nicht bei allen, aber bei vielen Kranken ist der Stuhlgang beschleunigt. Manchmal allerdings ist das sogar das auffälligste Symptom.

◆ Herzjagen
Durch T 3 und T 4 wird das Herz-Kreislauf-System angekurbelt. So steigt der Blutdruck (der systolische, also der erste Wert, stärker als der diastolische, also der zweite Wert). Das Herz schlägt deutlich schneller und oft auch nicht mehr ganz »rund«. Das heißt, der Patient neigt zu Herzrhythmusstörungen. Er beschreibt seine Beschwerden als »Herzjagen« und »Herzstolpern«.

◆ Psychische Veränderungen
Nicht wenige Leidende zeigen sich depressiv. Sie können auch häufig sehr schlecht schlafen.

Wissen sollte man, daß eine Überfunktion der Schilddrüse leichter in jungen Jahren festgestellt werden kann. Da bieten die Betroffenen dem Arzt ein viel deutlicheres Krankheitsbild als im Alter. Bei älteren Menschen wird oft nur ein einziges der erwähnten Symptome gefunden, was die Diagnose erschwert, da zum Beispiel Durchfall beachtlich viele Ursachen haben kann.

## Schilddrüsenfehlfunktion

### Laborbefunde bei Hyperthyreose

Aussagekraft haben die Blutkonzentration der beiden Hormone T 3 und T 4 bzw. sogenanntes freies Thyroxin (FT 4) und freies Trijodthyronin (FT 3). Weiters TSH und der TRH-Test.
Folgende Laborwerte können bei Überfunktion noch von der Norm abweichen:

◆ Blutbild (leichte Anämie, etwas erniedrigte Zahl der Leukozyten, also der weißen Blutkörperchen)

◆ Erhöhte Blutsenkung

◆ Erhöhter Blutzuckerspiegel

◆ Erhöhung von BUN und Kreatinin

◆ Erniedrigung von Kalium und Magnesium

◆ Zuviel Kalzium (durch Knochenabbau!)

◆ Erhöhung von AP, GOT, Amylase und Bilirubin

◆ Erniedrigung von Albumin

◆ Unerwünschte Erniedrigung der Blutfettwerte (Cholesterin, Triglyceride)

FT 4
→ Seite 129

FT 3
→ Seite 132

Blutsenkung
→ Seite 67

BUN → Seite 139

Kreatinin
→ Seite 137

Kalium
→ Seite 259

Magnesium
→ Seite 273

Kalzium
→ Seite 263

AP → Seite 83

Cholesterin
→ Seite 187

Triglyceride
→ Seite 190

### Welche Beschwerden verursacht Unterfunktion (Hypothyreose)?

Patienten mit Mangel an Schilddrüsenhormonen, also einer Unterfunktion des Organs, fallen durch Trägheit fast aller Körperfunktionen auf. Wichtige Kennzeichen sind:

◆ Verlangsamung
Schon beim Sprechen kann man Patienten mit Hypothyreose manchmal erkennen: Sie reden langsamer, die Stimme wird rauher und tiefer, oft heiser. Patienten zeigen meist wenig Initiative, sind auch in der Merkfähigkeit eingeschränkt. Dazu kommen ständige Müdigkeit, übermäßig viel Schlafbedürfnis und häufig auch depressive Verstimmung.

**Schilddrüse und Labor**

◆ Kälteempfindlichkeit
Die Kranken schwitzen extrem wenig. In der Sauna ist das besonders auffallend. Da muß schon ein starker Aufguß her, um wenigstens ein paar Schweißtropfen auf die Hautoberfläche zu locken. Dauernd wird darüber geklagt, wie kalt es ist. Die Körpertemperatur ist meßbar niedriger als beim Gesunden.

◆ Teigige Haut
Ganz typisch für Patienten mit Schilddrüsenunterfunktion ist die Veränderung der Haut. Sie wird im Zuge der Krankheit nicht nur kühl, sondern auch trocken, blaß und greift sich wie Teig an. Gesicht und Augenlider wirken wie geschwollen. Die Zunge ist manchmal klobig.

◆ Steife Muskeln
Zur charakteristischen Trägheit können auch Schwäche und Schmerzhaftigkeit der Muskulatur sowie Gelenkprobleme beitragen.

◆ Herzvergrößerung
Ein Symptom, das der Außenstehende natürlich nicht beurteilen kann. Aber der Arzt wird bei Verdacht auch ein Röntgenbild anfertigen lassen und seine Vermutung nicht selten beim Anblick eines vergrößerten Herzens bestätigt finden. Diese Erscheinung tritt allerdings nur bei stark ausgeprägter Hypothyreose auf – mit der Auswirkung, daß die Pumpleistung abnimmt und der Blutdruck mitunter erniedrigt ist.

**Laborbefunde bei Hypothyreose**

TSH → Seite 133    T 3 und T 4 sind an sich nicht die idealen Laborwerte zur Diagnose einer Unterfunktion. Am sichersten läßt sich eine Unterfunktion mit Hilfe des TSH nachweisen. Ist TSH im Grenzbereich, sollte ein TRH-Test durchgeführt werden.
Folgende Laborwerte können bei Unterfunktion noch vom Normbereich abweichen:

**Thyroxin**

- Blutbild (leichte Anämie, also Blutarmut)
- Erhöhte Senkung
- Erhöhung von CPK
- Erhöhung des Blutzuckerspiegels
- Erhöhung von BUN, Kreatinin und Harnsäure
- Erniedrigung von Natrium, Kalzium und Eisen
- Erhöhung von GOT, LDH und Albumin
- Erniedrigung von Ferritin und der Alkalischen Phosphatase (AP)

Harnsäure
→ Seite 183

Natrium
→ Seite 254

Kalzium
→ Seite 263

Eisen
→ Seite 275

GOT
→ Seite 86

LDH
→ Seite 89

## Thyroxin (T 4)

> Thyroxin ist eines der beiden Schilddrüsenhormone. Die Bestimmung des Gehaltes an Thyroxin im Blut zählt zu einer der Möglichkeiten, die Funktion der Schilddrüse zu überprüfen. Biologisch aktiver Teil des Thyroxins ist das sogenannte freie Thyroxin (FT 4), dessen Bestimmung noch genauere Rückschlüsse auf die Arbeitsweise des Organs zuläßt. Thyroxin ist nämlich im Blut an einen Eiweißkörper gebunden, durch den es transportiert wird. Dieser Eiweißkörper liegt allerdings nicht immer in gleicher Konzentration vor. Daher unterliegen die Thyroxinspiegel gewissen Schwankungen, was beim FT 4 weniger der Fall ist.
> Normalwerte:
> T 4: 5,0 bis 12,0 Mikrogramm/dl
> FT 4: 0,8 bis 1,8 Nanogramm/dl

### Was bedeuten normale T-4- und FT-4-Spiegel im Blut?

Eine schwere Funktionsstörung der Schilddrüse ist ausgeschlossen. Besonders aber muß eine Unterfunktion kaum in Betracht gezogen werden.
Doch Achtung: Dies schließt keineswegs grundsätz-

129

# Schilddrüse und Labor

lich eine Erkrankung der Schilddrüse aus! So kann ohne weiteres eine Jodmangel-Struma (Kropf) vorliegen, durch die die Hormonausschüttung des Organs nicht beeinträchtigt sein muß. Weiters kann durchaus auch eine bösartige Geschwulst aufgetreten sein. Auch in diesem Fall ist die Funktion des Organs oft längere Zeit nicht gestört.

Schließlich besteht noch die allerdings sehr seltene Möglichkeit einer Überfunktion, die ausschließlich das zweite Hormon T 3 (Trijodthyronin) betrifft. Dann ist das T 4 völlig normal, T 3 aber erhöht. In fraglichen Fällen läßt der Arzt weitere Untersuchungen vornehmen (TSH-Bestimmung, TRH-Test).

*TSH und TRH-Test*
*→ Seite 133*

## Was bedeuten erniedrigte Spiegel von T 4 und FT 4?

**Es besteht eine Unterfunktion (Hypothyreose)**
Die Ursache der Unterfunktion kann vielfältig sein:

◆ Schilddrüsenentzündung (wenn sich zum Beispiel Abwehrkräfte des Körpers gegen das eigene Organ richten; man spricht dann von einem sogenannten Autoimmunprozeß)

◆ Nach Schilddrüsenoperationen

◆ Nach Behandlung der Schilddrüse mit Radiojod

◆ Nach Behandlung mit Substanzen, welche die Hormonerzeugung bremsen (Thyreostatika genannt)

◆ Bei extremem Jodmangel

**Verminderung jenes Eiweißkörpers, der das T 4 im Blut transportiert**
Wenn dieses Transporteiweiß (Thyroxin bindendes Globulin, kurz TBG) im Serum vermindert ist, kann T 4 gleichsam falsch erniedrigt sein. Hier erlangt das FT 4 Bedeutung: Es ist in diesem Fall nämlich normal. Folgende Ursachen können falsch erniedrigte T 4-Werte haben:

*Eiweiß*
*→ Seite 303*

◆ Grundsätzlicher Mangel an Eiweiß (Hunger, Fa-

130

**Thyroxin**

stenkuren, Darmerkrankungen, durch welche die Aufnahme von Eiweiß in den Körper behindert ist)

◆ Eiweißverlust durch Nieren und Darm (zum Beispiel bei schweren entzündlichen Erkrankungen dieser Organe)

◆ Angeborene Mangelproduktion von TBG (selten)

◆ Einfluß von Medikamenten (etwa Sulfonamide, Heparin, Antiepileptika, Kortison)

## Was bedeuten erhöhte T-4- und FT-4-Spiegel?

**Es besteht eine Schilddrüsenüberfunktion (Hyperthyreose)**
Folgende Ursachen kommen dafür in Frage:

◆ Morbus Basedow (besonders auffälliges Zeichen dieser Erkrankung ist eine Augenveränderung: hervorquellende Augäpfel. Man spricht auch vom sogenannten Glanzauge)

◆ Autonomes Adenom (gutartige Geschwulst mit Überproduktion an den beiden Hormonen)

◆ Entzündungen der Schilddrüse, die mit Überproduktion einhergehen

◆ Hohe Dosierung von Medikamenten, die T 4 enthalten

◆ Vermehrte Ausschüttung von T 4 ins Blut nach Gabe von jodhaltigen Medikamenten (zum Beispiel Röntgenkontrastmittel)

◆ Sehr selten bei TSH-produzierenden Tumoren der Hypophyse

### Vermehrung von TBG
Da T 4 im Blut an TBG gebunden transportiert wird, kann jeder Anstieg dieses Transportproteins (Protein = Eiweiß) zu falsch hohen T-4-Spiegeln führen. In diesen Fällen ist FT 4 normal sowie auch TSH und der TRH-Test.

**Schilddrüse und Labor**

Erhöhung des TBG kommt vor:

◆ In der Schwangerschaft (Mehrproduktion von TBG in der Leber durch den Einfluß der Östrogene, also der weiblichen Sexualhormone)

◆ Bei der Einnahme der Pille (ebenfalls wegen des Östrogengehaltes dieser Präparate)

◆ Bei bestimmten Lebererkrankungen

◆ Bei angeborener Vermehrung von TBG (selten)

## Trijodthyronin (T 3)

**T 3 ist neben dem T 4 das zweite Schilddrüsenhormon, und zwar das eigentlich wirksame. Auch T 3 ist, wie das T 4, an ein Transporteiweiß gebunden und unterliegt entsprechenden Schwankungen (abhängig vom Gehalt an diesem Protein im Blut). Somit dient wiederum das freie T 3 (FT 3) wie hier der genaueren Überprüfung der Schilddrüsenfunktion. FT 3 spiegelt die momentane Stoffwechsellage unverfälscht wider.**
Normalwerte:
T 3 im Blut: 0,7 bis 1,8 Mikrogramm/dl
FT 3: 2,5 bis 6,0 Nanogramm/dl

### Was bedeuten normale T-3- und FT-3-Spiegel im Blut

Eine Überfunktion der Schilddrüse liegt wahrscheinlich nicht vor. Allerdings schließen normale Werte eine mäßige Unterfunktion der Schilddrüse nicht aus. Daher darf ein normales T 3 nicht automatisch mit einer normalen Schilddrüsenfunktion gleichgesetzt werden.

### Was bedeuten erniedrigte Spiegel von T 3 und FT 3 im Blut?

◆ Schwere Erkrankung

_Trijodthyronin_

Erhebliche chronische Leiden verschiedener Art können dazu führen, daß T 3 sehr langsam erzeugt wird, auch ohne daß eine Unterfunktion der Schilddrüse vorliegt.

◆ Das eben Gesagte gilt auch häufig für ältere Menschen.

◆ Es besteht eine Unterfunktion der Schilddrüse (Hypothyreose).

Mögliche Ursachen wurden bereits geschildert.

### Was bedeuten erhöhte Spiegel von T 3 und FT 3?

◆ Es besteht eine Überfunktion der Schilddrüse (Hyperthyreose).
T 3 zeigt diese Störung verläßlicher an als T 4. Die möglichen Ursachen wurden bereits erwähnt.

T 4
→ Seite 129

◆ Verminderte Bindung des T 3 an die Zellen.


## TSH (Thyreoidea stimulierendes Hormon) und TRH-Test

Wir haben für die Diagnostik von Schilddrüsenleiden bereits T 3, FT 3, T 4 und FT 4 erklärt. Die reine Hormonbestimmung hat sich aber nicht immer als ganz zuverlässig erwiesen. In den letzten Jahren setzte sich zunehmend die Bestimmung des TSH durch. Noch genauere Auskunft gibt der TRH-Test.
Normalwerte:
TSH: 0,3 bis 3,5 mU/l
TRH-Test: nach 30 Min. 3 bis 30 mU/l
Die Bestimmung erfolgt aus dem Blut.


### Was ist TSH?

TSH ist ein Hormon der Hirnanhangdrüse (Hypophyse), welche über einen genialen und doch einfa-

## Schilddrüse und Labor

chen Regelmechanismus die Tätigkeit der Hormondrüsen des menschlichen Körpers steuert.
Finden sich im Blut zu wenige Schilddrüsenhormone, so passiert folgendes: Das Blut passiert die Hypophyse und gibt dieser durch den Hormonmangel den Befehl, TSH zu erzeugen. Das Hypophysenhormon TSH gelangt daraufhin in die Blutbahn, wird zur Schilddrüse transportiert und gibt dieser den Befehl, T 3 und T 4 zu produzieren.
Befinden sich jedoch zu große Mengen an Schilddrüsenhormonen in der Blutbahn, erhält die Hirnanhangdrüse den Befehl, die Erzeugung von TSH zu drosseln. Dadurch wird die Schilddrüse nicht weiter zur Produktion von T 3 und T 4 aufgefordert – der Hormonspiegel kann sich normalisieren. Auf diese Weise bleibt der Gehalt an T 3 und T 4 beim gesunden Menschen immer konstant. Es kann keine Störungen geben, die auf Mangel oder Überschuß an Schilddrüsenhormonen beruhen.

**Was bedeutet ein TSH-Wert unter 0,1 mU/l?**

Überfunktion (Hyperthyreose). Das TSH ist stark erniedrigt. Im genannten Regelkreis wird die Erzeugung von TSH dadurch gehemmt, daß viel zu viele Schilddrüsenhormone im Blut sind. Das wiederum ist natürlich nur der Fall, wenn die Schilddrüse zu stark produziert.

**Was bedeutet ein TSH-Wert zwischen 0,1 und 0,3 mU/l?**

Man spricht dann von einer sogenannten diagnostischen Grauzone. Das heißt, der Patient kann bereits eine Überfunktion haben. Eine weitere Untersuchung ist nötig, und zwar durch einen TRH-Test.

**Was bedeutet ein TSH-Wert zwischen 0,3 und 3,5 mU/l?**

Normale Schilddrüsenfunktion (Euthyreose). Weitere

134

**TSH und TRH-Test**

Maßnahmen sind im Rahmen der Routinediagnostik nicht erforderlich.

## Was bedeutet ein TSH-Wert über 3,5 mU/l?

Es liegt wahrscheinlich eine Unterfunktion der Schilddrüse (Hypothyreose) vor. Die Bestätigung dieses Befundes liefert ein überschießender TRH-Test bzw. deutlich erniedrigte T-4- und T-3-Werte. Die Ursachen der Hypothyreose wurden bereits besprochen.

T 3
→ Seite 132

T 4
→ Seite 129

## Was ist der TRH-Test?

TRH heißt Thyreotropin Releasing Hormon. Es wird im Gehirn (Hypothalamus) produziert und bewirkt die Freisetzung von TSH aus der Hypophyse. Wiederum ein Regelkreis also. Beim TRH-Test wird dem Patienten TSH bestimmt. Anschließend gibt man ihm TRH (in die Vene, durch die Nase oder zum Schlucken). Nach 30 Minuten wird noch einmal das TSH gemessen. Beim gesunden Menschen muß das TSH dann auf einen Wert zwischen 3 und 30 mU/l angestiegen sein. Verminderter Anstieg bedeutet Überfunktion, erhöhter Anstieg deutet auf eine Unterfunktion hin.

# Harnwege und Labor

Der Harn ist gefiltertes Blut. Also können viele Stoffe, die im Blut vorkommen, auch aus dem Harn bestimmt werden. Die Untersuchung des Harns gehört neben Bluttests zu den ganz wichtigen Diagnosemethoden für Erkrankungen der Harnwege (Nieren, Harnleiter, Blase, Harnröhre). Schlüsselfunktion bei der Ausscheidung von Giftstoffen aus dem Körper haben die Nieren. Zusätzlich erfüllen sie einige weitere Aufgaben, wie zum Beispiel Regelung des Wasserhaushaltes sowie Hormonerzeugung (Erythropoetin). Ohne die beiden Nieren wäre der Mensch nicht lebensfähig und würde innerhalb kurzer Zeit an innerer Blutvergiftung zugrunde gehen. Giftstoffe, die ausgeschieden werden müssen, bleiben dann im Körper und führen zu Schädigungen. Durch Blut- und Harnuntersuchungen können Erkrankungen bzw. Funktionsstörungen der Nieren oft bereits zu einem Zeitpunkt festgestellt werden, wo der Kranke noch überhaupt keine Beschwerden empfindet.

### Untersuchung der Nierenfunktion

Für die Überprüfung der Arbeitsweise der Nieren genügt es im allgemeinen, Kreatinin und BUN (Reststickstoff) im Serum zu bestimmen. Beide Werte steigen bei Nierenschwäche (Insuffizienz) an. Man sollte jedoch wissen, daß beide Bestimmungen nicht hundertprozentig dieselbe Information liefern. Kreatinin und BUN sind nämlich nicht nur von der Nierenfunktion abhängig, sondern auch durch andere Einflüsse veränderbar. So ist zum Beispiel die Höhe des Kreatinin auch von der Größe der Muskelmasse eines Menschen abhängig.

BUN
→ Seite 139

BUN wiederum steigt andererseits bei allen Schockzuständen, bei Unfällen, schweren Infektionen, bei Tumoren, ja sogar bei sehr eiweißreicher Ernährung (Sportler!) an.
Bedingt aussagekräftig ist auch die Harnsäure. Eine Erhöhung deutet in erster Linie auf Gicht hin. Allerdings

**Kreatinin**

schädigt Gicht auch die Nieren. Bei eingeschränkter Nierentätigkeit ist die Harnsäure oft ebenfalls erhöht. Jedenfalls sind erhöhte Laborwerte von BUN und Kreatinin ein Signal, weitere Untersuchungen anzuordnen, bzw. werden Verdachtsmomente mit diesen nichtbelastenden Blutuntersuchungen vorerst einmal erhärtet.

Harnsäure
→ Seite 183

## Untersuchung des Harns

Zur groben Abklärung von Erkrankungen der Harnwege gehört natürlich unbedingt auch eine Beurteilung des Harns nach verschiedenen Gesichtspunkten: Farbe, pH-Wert (Säuregrad), Gehalt an Eiweiß, Zukker, Bilirubin, Blut, weißen Blutkörperchen (Leukozyten), Keton oder Nitrit.

Das geschieht heute recht einfach mittels eines Teststreifchens, das in den Harn getaucht wird und dessen entsprechende Felder sich in typischer Weise verfärben, wenn ein Wert von der Norm abweicht.

Weicht ein Wert vom Normalbereich ab, können weitere Tests, die etwas aufwendiger sind, durchgeführt werden.

Besteht beispielsweise ein Hinweis auf eine Infektion durch Bakterien, wird eine sogenannte Harnkultur angelegt. Man sieht dann nicht nur, welche Bakterien vorhanden sind, sondern kann auch gleich feststellen, welches Antibiotikum dagegen wirken wird.

Unter dem Mikroskop wird nach Zellen, Bakterien, Zylindern und Kristallen gefahndet.

## Kreatinin und Kreatinin-Clearance

**Ein erhöhtes Kreatinin weist auf Niereninsuffizienz (Arbeitsuntauglichkeit des Organs) hin.**
Normalwerte:
Kreatinin: 0,5 bis 1,1 Milligramm/dl
Kreatinin-Clearance: 95 bis 160 ml/min
Die Bestimmung erfolgt aus dem Serum.

**Harnwege und Labor**

### Was ist Kreatinin?

Kreatinphosphat ist ein Energiespeicher in unserer Muskulatur. Bei der Muskeltätigkeit entsteht aus diesem Kreatinphosphat Kreatinin. Es wird durch die Nieren ausgeschieden.

Somit ist die Kreatininmenge im Blut abhängig einerseits von der Muskelmasse, andererseits aber auch von der Ausscheidungsfähigkeit der Nieren. Da Kreatinin fast ausschließlich in den Nierenkörperchen (Glomeruli, Filterstation der Nieren) gefiltert wird, kann mit Hilfe des Kreatinins abgeschätzt werden, ob die Nieren auch wirklich ordentlich filtern (Glomeruläre Filtrationsrate).

Grob geschätzt bedeutet ein Kreatininwert von 2, daß nur die Hälfte der Niere funktioniert. Bei 3 ein Drittel, bei 4 nur noch etwa ein Viertel.

### Was bedeutet erhöhtes Kreatinin?

◆ Niereninsuffizienz

Erst ein Abfall der Nierenleistung unter 50 Prozent macht sich als Erhöhung des Kreatinins bemerkbar. Ist die Nierentätigkeit akut eingeschränkt, so steigt das Kreatinin zeitverzögert an. Das heißt, erst nach rund zwei Tagen hat der Wert Aussagekraft. Dann erst kann das Ausmaß der Funktionsstörung abgeschätzt werden. BUN reagiert in dieser Hinsicht schneller.

◆ Muskelzerfall

Werden Muskeln durch Quetschung, Verbrennung oder auf irgendeine andere Weise zerstört, kommt es ebenfalls zum Anstieg von Kreatinin im Serum. In diesem Fall findet man aber auch im Harn vermehrt Kreatinin.

### Was bedeutet erniedrigtes Kreatinin?

Im allgemeinen haben zu niedrige Kreatininwerte keine Krankheit als Hintergrund. Dennoch gibt es Zustände, bei denen das Kreatinin ungewöhnlich tief ist.

**Harnstoff-Stickstoff**

◆ Geringe Muskelmasse

Das betrifft einerseits Menschen mit schwach ausgeprägter, völlig untrainierter Muskulatur, andererseits
aber auch Patienten mit Krankheiten, die zu Muskelschwund geführt haben. Wozu schon lange Bettlägrig-
keit reicht.

◆ Schwangerschaft

◆ Diabetes bei Kindern

**Kreatinin-Clearance**

Der Erfassung leichter Einschränkungen der Nierenfunktion dient die sogenannte Kreatinin-Clearance.
Der Wert errechnet sich aus der Harnmenge in einer
bestimmten Sammelperiode mal der Kreatininkonzen-
tration im Harn mal 1,73, dividiert durch: Kreatinin im
Blut mal Sammelzeit in Minuten mal Körperoberfläche
des Patienten.
Ist die Kreatinin-Clearance erniedrigt, ist eine einge-
schränkte Nierentätigkeit nachgewiesen. Bei einem
Abfall dieses Wertes unter 5 ml/min (Urämie) muß bei
dem Patienten eine Blutwäsche (Dialyse) vorgenommen werden.

# BUN (Harnstoff-Stickstoff)

**Wie Kreatinin dient auch BUN der Überwachung
der Nierenarbeit. Bei allen Vorgängen, die mit
einem verstärkten Abbau von Gewebe einhergehen, steigt BUN deutlich an.**
Normalwert:
7 bis 20 mg/dl
Die Bestimmung erfolgt aus dem Blut.

**Harnwege und Labor**

## Was ist BUN?

Harnstoff ist das Endprodukt des Eiweißstoffwechsels. Eiweiß wird in der Leber in seine Bestandteile (Aminosäuren) zerlegt. Diese Aminosäuren wiederum werden zu Ammoniak abgebaut. Damit diese aus dem Körper abtransportiert werden können, ist ein Umbau erforderlich. Ammoniakmoleküle schließen sich dabei zu Harnstoff zusammen. Nun können sie über die Nieren ausgeschieden werden.

Ammoniak
→ Seite 92

Der menschliche Organismus baut täglich bis zu 100 Gramm Eiweiß ab. Dieses stammt zum Teil aus der Nahrung, zum Teil entsteht es durch Um- und Abbau von körpereigenem Eiweiß (Proteine). Somit ist klar, daß die Höhe des BUN im Serum von Nierenfunktion, Nahrungszufuhr und diesen Umbauprozessen im Organismus abhängig ist. Für die Diagnostik von Nierenerkrankungen hat nur die Erhöhung des BUN Bedeutung.

### Was bedeutet erhöhter BUN?

◆ Niereninsuffizienz

Bei normalem Eiweißstoffwechsel steigt BUN erst an, wenn die Nierenleistung bereits um 75 Prozent eingeschränkt ist. Bei einer weiteren Einschränkung steigt BUN allerdings dann sprunghaft. So geht eine Verminderung der Filtertätigkeit der Nieren auf 10 Prozent mit einem BUN-Anstieg auf das rund 10fache einher!
Bei akutem Nierenversagen steigt BUN stärker an als bei chronischem. Mit Hilfe des BUN kann bei Patienten mit chronischer Niereninsuffizienz die Einhaltung einer dringend notwendigen Diät kontrolliert werden. »Sünden« schlagen sich in BUN-Erhöhung über das bekannte Maß hinaus nieder.

◆ Verstärkte Eiweißzufuhr

Zum Beispiel bei: hohem Fleischverzehr, eiweißreichen Infusionen, nach Magen- und Darmblutungen (Bluteiweiß wird im Darm frei).

**Harnuntersuchung**

Auch bei einer normalen Nierenfunktion kann unmäßige Zufuhr von Eiweiß (Kraftsportler) einen starken BUN-Anstieg verursachen.

◆ Verstärkter Eiweißabbau

Zum Beispiel bei: Herzinsuffizienz, Erkrankungen mit Gewebezerstörung, schweren Infektionen. Desgleichen tritt ein verstärkter Abbau auch nach Unfällen und bei Gefäßverschlüssen auf.

### Was bedeutet ein erniedrigtes BUN?

Eine Erniedrigung des BUN ist an sich nicht krankhaft. Bisweilen werden zu niedrige Werte bei folgenden Zuständen beobachtet:

◆ Eiweißmangel

Gesamteiweiß
→ Seite 303

Etwa der Fall bei: Durchfall, längerem Fasten, häufigem Erbrechen.

◆ Leberstörungen

Es wird sehr wenig Eiweiß synthetisiert.

◆ Nierenfunktionsstörungen, die mit reichlich Harn einhergehen

## Harnuntersuchung

**Die Untersuchung des Harns erlaubt zahlreiche Rückschlüsse auf Erkrankungen der Harnwege (Nieren, Harnleiter, Blase, Harnröhre). Auch die Diagnose Zuckerkrankheit, Störungen der Gallenfarbstoffausscheidung und eine Entgleisung im Säuren-Basen-Haushalt kann aus dem Harn erkannt werden.**
Normalwerte:
Harnfarbe Goldgelb
pH-Wert 5 bis 6
Streifchentest negativ

## Harnwege und Labor

Der Arzt kann alleine aus der Untersuchung des Urins wichtige Hinweise für weiterführende Maßnahmen (sowohl hinsichtlich Diagnose als auch Behandlung) erhalten. Wir wollen Ihnen hier die wichtigsten Möglichkeiten vorstellen.

### Harnfarbe

Zuerst wird der Harn schon einmal nach seiner Farbe beurteilt. Normalerweise ist er goldgelb durch den Harnfarbstoff Urochrom. Dieser wird in konstanter Menge erzeugt. Das heißt, daß die Farbe bei wenig konzentriertem Harn hell, bei stark konzentriertem Harn dunkel ist. Hellen Harn beobachten wir zum Beispiel, wenn wir viel trinken. Aber auch im Zuge einer Behandlung mit entwässernden Medikamenten, schlecht eingestellter Zuckerkrankheit oder der krankheitsbedingten Unfähigkeit der Nieren, konzentrierten Harn zu produzieren.

Dunkler Harn bedeutet etwa Harneindickung, zu beobachten bei Flüssigkeitsmangel. Allerdings färbt auch der Stoff Bilirubin bei Lebererkrankungen den Harn dunkel (bei Leberentzündung, auch Hepatitis genannt, und bei einem Verschluß der Gallenwege ist er oft richtig bierbraun).

*Bilirubin → Seite 77*

Tritt Blut im Harn auf (viele harmlose, aber auch einige gefährliche Ursachen!), erscheint dieser rötlich bis braun.

### Harnsäuerung

Nicht zu verwechseln mit Harnsäure! Gemessen wird mittels Teststreifchen der pH-Wert, also der Säuregrad des Harns. Er liegt beim gesunden Menschen zwischen 5,0 und 6,0. Die Niere ist in der Lage, den Harn anzusäuern oder ihn basisch (alkalisch) zu halten. Damit wird ein Ausgleich des Säuren-Basen-Haushaltes im Organismus erreicht. Bei Übersäuerung (zum Beispiel durch ungünstige Ernährung, zuviel Fleisch, Wurst, aber auch Süßigkeiten, die im Körper sauer reagieren) werden vermehrt saure Stoffe im Harn aus-

geschieden bzw. wird der Harn im Falle eines Basen-
überschusses (Alkalose) eben basisch.
Nicht jede Abweichung in diesem Zusammenhang hat
Krankheitswert. Bei gemüsereicher Kost ist der pH-
Wert meistens hoch, bei eiweißreicher Kost niedrig.
Allerdings läßt zu sehr basischer Harn den Verdacht
zu, daß die Nieren den Säuren-Basen-Haushalt nicht
mehr ausreichend steuern können. Auch eine Harn-
wegsinfektion könnte vorliegen.

## Eiweiß im Harn

Die Bestimmung von Eiweiß im Harn hilft bei der
Diagnose von Nierenerkrankungen. Eine wesentliche
Aufgabe der Nieren besteht ja darin, den Verlust von
lebenswichtigen Substanzen durch den Harn zu verhindern. Dazu gehört auch Eiweiß. Findet sich zuviel
davon im Harn, ist das ein Zeichen dafür, daß die
Nieren dieser Aufgabe nicht mehr ausreichend nach-
kommen. Es soll dann nach der Ursache der Störung
weitergeforscht werden.
Die meisten Eiweißkörper (Proteine) werden in den
Filterstationen der Niere (Glomeruli) zurückgehalten.
Ein Glomerulus ist ein winziges Bündel von mikroskopisch kleinen Blutgefäßen, die von einer Kapsel um-
schlossen sind. Glomeruli werden auch Nierenkörperchen genannt. Sie filtern in den Nieren größere Eiweißkörper zurück.
Nur sehr kleine Proteine können durch diesen Filter
schlüpfen. Ein Großteil davon wird in anderen Nierenabschnitten (Tubuli oder Harnkanälchen; diese bilden
mit den Glomeruli Arbeitseinheiten, die man Ne-
phrone nennt) wieder zurück in den Körper aufgenommen (der Vorgang heißt in der Fachsprache Rückresorption). Treten nun vermehrt Eiweißkörper im
Harn auf, spricht man von Proteinurie – Hinweis auf
eine Funktionsstörung der Nieren. Aufgrund der Zusammensetzung der Proteine im Harn kann sogar auf
die Art der Schädigung geschlossen werden.

**Harnwege und Labor**

## Untersuchungsmethoden

### Streifchentest
Mit dieser sehr einfachen Methode kann auf bequeme Weise Eiweiß im Harn nachgewiesen werden. Allerdings nur dann, wenn die Konzentration mehr als 60 mg/l beträgt. Für eine grobe Diagnostik ist dieser Test ausreichend genau. Bei Verdacht müssen noch andere Untersuchungen durchgeführt werden. Gesunde Menschen haben einen negativen Befund.

### Quantitative Bestimmung
Falls der Streifchentest positiv ausfällt, also Eiweiß im Harn gefunden wurde, wird diese Methode angewendet. Die Bestimmung des genauen Eiweißgehaltes erfolgt meistens aus jener Harnmenge, die im Verlauf von 24 Stunden gesammelt werden muß.

### Spezifischer Albuminnachweis
Der Nachweis geringer Albuminmengen (Albumin ist der mengenmäßig am stärksten vertretene Bluteiweißkörper) ist für die Frühdiagnose von Nierenschädigungen durch Zuckerkrankheit (Diabetes mellitus) enorm wichtig. Weiters läßt sich Albumin bei Erkrankungen aller Nierenteile (also sowohl Tubuli als auch Glomeruli) nachweisen.

### Nachweis von Mikroglobulin
Mit dieser Bestimmung können Schäden speziell der Tubuli erfaßt werden.

### Elektrophorese
Mit dieser aufwendigeren Untersuchung kann eine genaue Auftrennung der einzelnen Proteinarten nach dem Gewicht ihrer Moleküle erfolgen. Das erlaubt es dem Arzt, Ort und Schweregrad der Schädigung viel genauer herauszufinden. Auch eine Frühdiagnostik von Nierenerkrankungen ist mit dieser Methode in vielen Fällen möglich.

Eiweiß im Harn

## Was bedeutet Eiweiß im Harn?

Praktisch alle Nierenleiden, aber selbst Belastungen dieser Organe, die sich noch gar nicht schädigend auswirken (sportliche Betätigung im Leistungsbereich), können bereits eine Proteinurie verursachen. Ein positiver Streifchentest sollte zur Untersuchung des 24-Stunden-Harns führen:

◆ Bei einem Eiweißgehalt bis 1,5 Gramm und hauptsächlichem Vorkommen von Proteinen mit niedrigem Molekulargewicht liegt eine Schädigung der Harnkanälchen (Tubuli) vor. Eiweiß kann nicht ausreichend wieder zurück in den Körper aufgenommen werden.
Überwiegen hingegen Albumin oder größere Proteine, liegt eine leichte Schädigung der Glomeruli (Nierenkörperchen) vor.

◆ Beträgt die Ausscheidung 1,5 bis 3 Gramm und kommen Proteine aller Größen vor, besteht wahrscheinlich bereits eine chronische Schädigung der Glomeruli.

◆ Bei Proteinurie über 3,5 Gramm (die Werte können auch über 20 Gramm ansteigen) spricht man vom sogenannten nephrotischen Syndrom (starke Schädigung der Glomeruli).

Eine wichtige Ausnahme ist das Entdecken von Bence-Jones-Eiweißkörpern. Diese sind Bruchstücke von Immunglobulinen, die bei bestimmten Tumoren in großem Maße gebildet und über die Nieren ausgeschieden werden.

## Was bedeutet Albumin im Harn?

Im Harn des gesunden Menschen kommen in 24 Stunden maximal 30 Milligramm Albumin vor. Liegen größere Mengen vor, kann der Arzt auf diese Weise oft sehr frühzeitig auf Schäden der Glomeruli schließen, bzw. er weiß bei Diabetikern schon frühzeitig, ob bereits eine Nierenschädigung vorliegt. Die Albumin-

145

**Harnwege und Labor**

bestimmung hat auch bei diabetischen Schwangeren wesentliche Bedeutung. Da können rechtzeitig Maßnahmen gegen Komplikationen für Mutter und Kind getroffen werden.

### Was bedeutet Mikroglobulin im Harn?

Die Bestimmung des Alpha-1-Mikroglobulins im Harn ist heute die bedeutendste Maßnahme für die Diagnostik von Schäden der Nierenkanälchen (Tubuli). Tubulusschäden können verursacht werden durch: Schwermetalle, bestimmte Medikamente.
Nach Nierentransplantationen kann das Ausmaß der Nierenschädigung mit Hilfe des Mikroglobulins erfaßt werden. Man weiß dann sehr rasch, ob die neue Niere noch ordentlich arbeitet.

## Zucker im Harn

Steigt der Blutzuckerspiegel über einen bestimmten Wert an (rund 180 mg%), so wird Glukose (kleinster Zuckerbaustein) im Harn nachweisbar – ein klarer Hinweis auf Diabetes mellitus (Zuckerkrankheit)! Mittels regelmäßiger Harnzuckertests kann – allerdings eher ungenau – der Stoffwechsel von Diabetikern kontrolliert werden.

Blutzucker → Seite 165

Ist der Blutzucker zu hoch, sind die Nieren nicht mehr in der Lage, den gefilterten, gereinigten Harn wieder in den Körper rückzuführen (Rückresorption). Dann wird Harnzucker nachweisbar.
Der Normalwert beträgt bis 15 mg%. Bis zu diesem Wert spricht man von negativem Befund. Die Bestimmung erfolgt sowohl aus Sammelharn als auch aus frisch abgegebenem Urin mittels Teststreifen.

### Was bedeutet erhöhter Harnzucker?

**Diabetes mellitus (Zuckerkrankheit)**
Wird ganz allgemein nach Zuckerkrankheit gefahndet (Screening), bedient man sich gerne der Bestimmung

## Zucker im Harn

des Harnzuckers. Ist der Streifchentest negativ, so kann zumindest angenommen werden, daß ein allfälliger Diabetes noch kein akut bedrohliches Ausmaß erreicht hat. Ein positiver Befund jedoch rechtfertigt rasche Maßnahmen zur weiteren Abklärung und natürlich auch eine Behandlung dieses so häufigen und gefährlichen Stoffwechselleidens.

Mäßig erhöhte Blutzuckerwerte können mit dem Harnzuckertest nicht erfaßt werden. Auch ist die Bestimmung einer Hypoglykämie (Unterzucker, für Diabetiker eine ernste Komplikation) nicht möglich.

Warum dann überhaupt Harnzuckerbestimmung? Weil der Blutzuckerwert nur eine Momentaufnahme des Stoffwechsels liefert. Stellen Sie sich bitte den menschlichen Stoffwechsel als Film vor und den Blutlaborwert als Stehkader daraus. Eine Größe also, die sich schon kurz nach der Bestimmung wieder ändern kann oder die kurz vorher anders war. Der Harnzucker hingegen informiert über die Zeitspanne bis zum letzten Urinieren. Wir können demnach einen viel längeren Zeitraum überblicken.

### Nierenerkrankungen

Bei Nierenerkrankungen mit Schädigung des oberen Anteils der Harnkanälchen (Tubuli), wie das zum Beispiel bei Vergiftungen der Fall sein kann, tritt mitunter Harnzucker auf, obwohl der Blutzuckerwert völlig normal ist.

◆ Renaler Diabetes

Ein erbliches Nierenleiden, bei dem die Rückaufnahme der Glukose aus dem Harn gestört ist. Diese Kranken haben auch normale Blutzuckerwerte. Meist allerdings findet man neben Glukose noch andere Substanzen (wie etwa Phosphat), die nicht rückresorbiert (in den Körper wieder aufgenommen) werden können.

Phosphat
→ Seite 270

◆ Schwangerschaftsglukosurie

Nicht selten ist während einer Schwangerschaft die Nierenschwelle für Glukose vermindert. Weiters kann

**Harnwege und Labor**

gerade eine Schwangerschaft der Zeitpunkt sein, zu dem sich eine Zuckerkrankheit erstmals zeigt. Daher sollte bei Schwangeren grundsätzlich die Zuckersituation überprüft werden.

# Harnsediment

Weil der Streifchentest nur einen groben Überblick über den Gehalt des Harns an störenden Stoffen gibt, wird er bei gezieltem Verdacht (etwa positiver Streifentest) auch unter dem Mikroskop untersucht. Dabei findet man dann zweifelsfrei zum Beispiel rote und weiße Blutkörperchen, Kristalle, Zylinder und andere Strukturen, die beim gesunden Menschen nicht vorhanden wären.

Leukozyten
→ Seite 30

Die mikroskopische Analyse des Harns wird mit frischem, aufgeschwemmtem sowie mit zentrifugiertem Harn durchgeführt. Als Vergrößerung genügt 1:100. Am verläßlichsten ist die Beurteilung des sogenannten Mittelstrahlharns: Dabei wird die erste Urinportion weggeschüttet. Auf diese Weise lassen sich Verunreinigungen vermeiden, die aus der Harnröhre oder den äußeren Geschlechtsteilen stammen.

## Blut im Harn

Rote Blutkörperchen haben im Harn nichts verloren. Werden sie dennoch gefunden, so bedeutet das irgendeine gesundheitliche Störung.

Mit einer Ausnahme: Bei Frauen ist der Harn während der Menstruation meistens mit etwas Blut versetzt.

Erythrozyten
→ Seite 19

Harntests auf rote Blutkörperchen (Erythrozyten) sollten daher nicht im Zeitraum der Regel durchgeführt werden. Blut im Harn kann dann nicht wirklich beurteilt werden.

Die Bestimmung wird mittels Streifentest durchgeführt. Je nach Verfärbung der Testfelder kann der Arzt abschätzen, ob sich wenige oder viele Erythrozyten im Harn befinden – das zu einem Zeitpunkt, wo der Harn noch eine völlig normale Farbe hat.

**Harnsediment**

## Was bedeutet Blut im Harn?

Rote Blutkörperchen im Harn können aus allen Bereichen der Harnwege stammen. Also aus den Nieren, den Harnleitern, der Blase oder aus der Harnröhre. Gewisse Hinweise auf die Blutungsquelle kann man aus der Drei-Gläser-Probe erhalten: Der Harn wird in eine Anfangs-, eine Mittel- und eine Endportion aufgeteilt. Finden sich Erythrozyten in der ersten Probe, so spricht das für die Harnröhre (also den untersten Teil der Harnwege) als Blutungsquelle. Ist Blut auf alle drei Proben gleichmäßig verteilt, kommt eine höher gelegene Quelle in Frage (etwa die Nieren). Läßt sich hingegen Blut in der letzten Portion nachweisen, könnte die Blutungsquelle die Blase oder bei Männern auch die Prostata sein. Das Auftreten von Blutklumpen (Koageln) im Harn weist ebenfalls auf eine außerhalb der Nieren gelegene Quelle hin. Bewiesen ist die Niere als Blutungsort dann, wenn sogenannte Erythrozyten-Zylinder im Harn gefunden werden. Grundsätzlich können rote Blutkörperchen aus allen Anteilen der Nieren stammen. Sie werden im Harn häufig gefunden bei:

◆ Akuter und chronischer Glomerulonephritis (eine Entzündung der Glomeruli)

◆ Gutartigen und bösartigen Tumoren

◆ Akuter Pyelonephritis (Nierenbeckenentzündung)

◆ Zystennieren

◆ Autoimmunerkrankungen

◆ Nierentuberkulose

◆ Nierensteinleiden

◆ Nach Unfällen

◆ Thrombose der Nieren-Blutgefäße

Weniger häufig wird Blut gefunden bei:

◆ Chronischer Nierenbeckenentzündung

149

**Harnwege und Labor**

◆ Nierenschäden durch Gift

◆ Behandlung mit Medikamenten, welche die Blutgerinnung hemmen

Selten wird Blut gefunden bei:

◆ Diabetischen Nierenschäden

◆ Gefäßverkalkung in den Nieren

◆ Herzschwäche

◆ Starker körperlicher Belastung

Weiters kann Blut im Harn entdeckt werden bei:

◆ Tuberkulose der Harnwege

◆ Blasenentzündung

◆ Verletzungen im Bereich der Harnwege

◆ Gutartiger Prostatavergrößerung

◆ Tumoren im Bereich der Harnwege

**Weiße Blutkörperchen im Harn**

Leukozyten
→ Seite 30

Weiße Blutkörperchen (Leukozyten) im Harn weisen auf eine Entzündung der Harnwege hin. Meistens sind es harmlose Infektionen durch Viren oder Bakterien. Sogenannte Leukozytenzylinder allerdings sind beweisend für eine Nierenbeckenentzündung (Pyelonephritis). Getestet wird mittels Streifchen. Im günstigen Fall verfärbt sich das Testfeld nicht, der Befund ist dann negativ und somit in Ordnung. Erscheint der ganze Harn infolge des vermehrten Auftretens von Leukozyten trüb, spricht man von Pyurie.

**Wann sind die Leukozyten im Harn vermehrt?**

Eine Vermehrung der Leukozyten im Harn tritt auf bei:

◆ Akuter und chronischer Nierenbeckenentzündung (Pyelonephritis)

◆ Blasenentzündung (Zystitis)

150

Harnsediment

◆ Harnleiterentzündung (Urethritis)

◆ Nierentuberkulose

◆ Prostataentzündung

## Zylinder im Harn

Unter Zylindern versteht man Ausgüsse der Nieren-kanälchen. Sie können aus Zellen oder auch anderem Material bestehen. Sie bedeuten fast immer, daß eine Nierenerkrankung vorliegt. Lediglich sogenannte hya-line Zylinder werden vereinzelt auch bei Gesunden gefunden.
Zylinder entstehen durch Eindickung von Eiweiß oder Verklebung von Zellen in den größeren unteren Nie-renkanälchen. Praktisch immer tritt gleichzeitig erhöh-ter Eiweißgehalt im Harn auf. Infolge der Eindickung fällt das Eiweiß aus und nimmt die Form seiner Umge-bung an, also die Gestalt der röhrenförmigen Kanäl-chen (Tubuli).

Eiweiß im Harn
→ Seite 143

### Hyaline Zylinder
Diese sind im Mikroskop leicht zu übersehen. Sie sind nämlich gläsern durchsichtig und bestehen aus Ei-weiß. Nach stärkerer körperlicher Belastung oder in konzentriertem Harn können hyaline Zylinder als ein-zige auch bei Gesunden auftreten. Im allgemeinen aber weisen diese Zylinder auf einen Eiweißverlust durch die Nieren hin.

### Granulierte Zylinder
Diese erscheinen gekörnt. Sie bestehen aus degene-rierten Zellen der Nierenkanälchen. Das Auftreten die-ser Zylinder ist immer krankhaft: Hinweis auf Glome-rulonephritis (meist nicht durch Infektionen bewirkte Entzündung) oder auf Nierenbeckenentzündung (meist durch Infektionen verursacht).

### Wachszylinder
Wenn granulierte Zylinder länger in den Nierenkanäl-chen bleiben, verändern sie ihr Aussehen. Sie werden

**Harnwege und Labor**

wachsartig und gelblich. Das Auftreten beweist immer eine schwere chronische Nierenerkrankung. Meistens besteht bereits eine starke Leistungsschwäche der Nieren (Insuffizienz). Gelegentlich treten Wachszylinder auch nach akutem Nierenversagen auf, wenn die Harnerzeugung wieder einsetzt.

### Epithelzylinder

Diese Zylinder bestehen aus den obersten Zellen in den Nierenkanälchen. Sie sind selten zu finden. Beobachtet werden sie nach akutem Nierenversagen beim Wiederbeginn der Harnausscheidung. In diesen Zylindern werden abgestorbene Teile der Tubuli (Kanälchen) ausgeschieden.

### Erythrozytenzylinder

Diese bestehen, wie erwähnt, aus zusammengepackten roten Blutkörperchen. Bei Blut im Harn beweisen diese Zylinder die Nieren als Blutungsquelle.

### Leukozytenzylinder

Bestehen aus weißen Blutkörperchen und beweisen eine Nierenentzündung (Pyelonephritis), die meist bakteriell verursacht wird.

### Kristalle im Harn

Bei Routineuntersuchungen hat das Vorhandensein von Kristallen im Harn keine krankhafte Bedeutung. Bestehen jedoch Nierensteine, so können entdeckte Kristalle Hinweise auf die Zusammensetzung der Nierensteine liefern. Art und Zahl der Kristalle ist auch vom Säuregrad des Harns (pH-Wert) abhängig. So finden sich Urate, Harnsäurekristalle und Kalziumoxalate im sauren, Phosphate hingegen im basischen Harn.

pH-Wert
→ Seite 141

### Urate

Urate sind im konzentrierten Harn bisweilen schon mit freiem Auge erkennbar. Und zwar als rötlich-brauner Niederschlag (wie Ziegelmehl). Urate finden sich oft

**Harnsediment**

bei Fieber. Obwohl sie auch bei Gicht auftreten, sind sie alleine nicht für eine Krankheit beweisend.

### Harnsäure
Harnsäurekristalle können sehr unterschiedlich aussehen. Sie nehmen mitunter die Form von Rhomben oder von Fässern an. Auch häufig bei Fieber und bei erhöhtem Blut-Harnsäure-Spiegel zu finden. Weiters auch in sehr hoch konzentriertem Harn.

Harnsäure
→ Seite 183

### Kalziumoxalat
Diese Kristalle haben die Form von Briefkuverts und ebenfalls nur einen bedingten Krankheitswert. Schon reichlicher Genuß von oxalathaltigen Nahrungsmitteln (Rhabarber, Tomaten...) kann zum Auftreten führen. Ein Zusammenhang mit einer Krankheit besteht nur bei der Oxalose. Bei diesem seltenen Leiden treten Oxalsteine auf, die zu Nierenschäden führen.

### Tripelphosphat
Diese haben die Form von Sargdeckeln. Sie treten bei Harnwegsinfekten auf sowie im Harn, der durch längeres Stehen bakteriell verunreinigt wurde.

## Erregernachweis im Harn

Bei Hinweis auf Harnwegsinfektionen (häufiges Urinieren, Brennen, Leukozyten im Streifchentest positiv) werden die Erreger im allgemeinen durch das Anlegen einer Harnkultur entlarvt. Manchmal können Keime aber auch schon bei der mikroskopischen Untersuchung entdeckt werden.

### Bakterien
Bei keimfrei (steril) entnommenem Harn oder beim Mittelstrahlharn können Bakterien als Ursache einer Infektion herausgefunden werden. Nicht jedoch bei nicht mehr ganz frischem Harn oder bei Verwendung nichtsteriler Gefäße. Da kommen Bakterien automatisch vor und sind nur Folge der Verschmutzung.

153

# Harnwege und Labor

### Trichomonaden

Trichomonaden sind bewegliche, rundliche Gebilde, die häufiger im Harn von Frauen gefunden werden. Ansteckungsquellen sind neben Geschlechtsverkehr auch warme Kurbäder oder Saunas. Trichomonaden können unbehandelt unangenehme Entzündungen der Blase sowie sogar der Nieren verursachen.

### Pilze und Pilzsporen

Pilzfäden im Harn haben nicht immer eine diagnotische Bedeutung. Sie müssen also nicht immer Beweis einer tatsächlichen Pilzinfektion sein. Häufig kommen sie im zuckerhaltigen Harn vor. Candida-albicans-Fäden (verursacht die bei Frauen besonders häufige Soor-Infektion) können sowohl aus der Scheide als auch von einer Pilzinfektion der Harnwege herrühren.

## Sonstige Strukturen im Harn

### Samenzellen

Spermien sind nicht ungewöhnlich, sie haben keinen Krankheitswert. Samen haben einen ovalen Kopf und einen langen Schwanz. Manchmal ist unter dem Mikroskop ihre schlängelnde Eigenbewegung gut zu erkennen.

### Schleimfäden

Das Auftreten von Schleimfäden im Harn hat keine diagnostische Bedeutung.

# Stuhluntersuchungen

Durch die Untersuchung des Stuhles können viele wichtige diagnostische Hinweise erhalten werden. Merkwürdigerweise aber werden Untersuchungen des Darminhaltes – trotz der großen Aussagekraft – im Vergleich zu Untersuchungen anderer Körperprodukte wie Blut, Harn usw. selten durchgeführt. Der Grund mag für viele naheliegend sein: Umgang mit Stuhl wird von Patienten als ekelerregend eingeschätzt. Es erfordert eine gewisse Überwindung, solche Untersuchungen durchführen zu lassen. Auch kann Stuhl nicht, wie zum Beispiel Blut oder Harn, zu fast jeder beliebigen Zeit gewonnen werden.

## Zusammensetzung und Eigenschaften des Stuhles

Der Stuhl besteht aus Zellulose, unverdaulichen Nahrungsbestandteilen, abgestoßenen Darmwandzellen, Bestandteilen der Gallenflüssigkeit, der Bauchspeicheldrüsen- und Darmsekrete, aus Salzen und Bakterien. Etwa zwei Drittel des Stuhlgewichtes werden von Wasser bestimmt.
Täglich bilden wir rund 10 Liter eines breiig-flüssigen Stuhles. Im Verlauf des Transportes durch den Dickdarm wird diesem Brei Flüssigkeit entzogen – er dickt sich ein. Das tägliche Stuhlgewicht schwankt letztlich zwischen 100 und 300 Gramm.
Der Stuhl eines gesunden Menschen ist braun, hat einen charakteristischen Geruch und ist geformt. Änderungen dieser Eigenschaften können auf Krankheiten oder auch nur geänderte Ernährungsgewohnheiten hinweisen.

## Der krankhafte Stuhl

Übelriechender, großvolumiger und breiiger Stuhl kann Hinweis auf ein sogenanntes Malabsorptionssyndrom sein. Darunter versteht man alle Krankheiten, bei denen die Aufnahme von Nahrungsbestandteilen

## Stuhluntersuchungen

aus dem Darm gestört ist. Dieser Umstand führt zur Unterversorgung des Organismus mit wichtigen Aufbausubstanzen, wie Vitaminen, Mineralstoffen, Spurenelementen, um nur einige Beispiele zu nennen. Stechend scharfer Geruch des Stuhles wird bisweilen bei Patienten mit Pankreatitis (Entzündung der Bauchspeicheldrüse), bei Gallenwegverschlüssen (Steine, Tumor) und nach kompletter Entfernung des Magens festgestellt.

Schwarzer, klebriger Stuhl findet sich bei Blutungen im oberen Verdauungstrakt (Speiseröhre, Magen, Zwölffingerdarm). Aber auch nach Einnahme von Eisenpräparaten oder nach dem Genuß von roten Rüben (roter Bete) bzw. Spinat kann sich der Stuhl schwärzlich verfärben.

Ist der Stuhl weinrot oder hellrot, dann gilt das als Hinweis auf eine Blutung im Dickdarm. Je dunkler das Blut, desto höher die Blutungsquelle. Bei Blutungen im Enddarm ist das Blut also eher hellrot. Wichtig ist die Beobachtung, ob der Stuhl mit dem Blut vermischt ist oder ob das Blut rundherum schwimmt bzw. aufgelagert scheint.

Besteht Vermischung, muß die Blutungsquelle oberhalb des Enddarms angenommen werden. Ist das Blut lediglich aufgelagert und bildet sich rund um den Stuhl rote Flüssigkeit, dann liegt Verdacht auf eine Blutung aus Hämorrhoiden vor. Eine genauere Untersuchung des Darmes erübrigt sich damit aber nicht!

Nach dem Genuß von reichlich Milch kann sich der Stuhl hellgrau verfärben. Ebenso nach Röntgenuntersuchungen, bei denen vorher Barium geschluckt werden mußte.

Bei der sogenannten Steatorrhoe (Fettstuhl) mangelt es dem Patienten an der Fähigkeit, Fett aus dem Stuhl wieder aufzunehmen. Dieser erscheint dann fettig glänzend, gräulich.

Schleimig-flüssiger bis wäßriger Stuhl wird bei Darmentzündungen, Infektionen und bestimmten Polypen (Schleimhautwucherungen) beobachtet. Ist der Stuhl zusätzlich noch blutig, weist dies auf einen Tumor

## Mikroskopische Stuhluntersuchung

oder eine schwere Darminfektion (Shigellen, Typhus, Amöben) hin.

Eitrig-jauchiger Stuhl kann bei Abszeßbildungen im Rahmen einer Divertikulitis (Darmausstülpungen, sogenannte Divertikel, sind in diesem Fall entzündet), bei fortgeschrittenen Tumoren und auch bei Befall mit Parasiten vorkommen.

### Die mikroskopische Stuhluntersuchung

Weiße Blutkörperchen (Leukozyten) scheinen im Stuhl im allgemeinen nicht auf. Bei Durchfällen aber kann der Nachweis von Leukozyten schneller einen Hinweis auf die Ursache liefern als eine Stuhlkultur. Krankheitsprozesse, welche die Darmwand betreffen (Colitis ulcerosa, Infektionen mit Shigellen, Salmonellen, Yersinien und bestimmte Kolibakterien), gehen mit einer Vermehrung der Leukozyten im Stuhl einher. Bei Infektionen mit giftbildenden Bakterien (zum Beispiel Staphylokokken, manche Kolibakterien und Choleraerreger) sowie bei virusbedingten Durchfallerkrankungen sind keine Leukozyten im Stuhl vorhanden.

Fettnachweis im Stuhl kann ebenfalls mikroskopisch erfolgen. Ist Fett im Stuhl vermehrt, spricht man von Steatorrhoe oder Fettstuhl. Diese Erscheinung kennzeichnet gestörte Verdauungsfunktion (Malabsorption) oder mangelhafte Funktion der Bauchspeicheldrüse (die dann nicht genügend Verdauungsenzyme liefert). Sind Fleischfasern im Stuhl erkennbar, kann auf ungenügende Eiweißverarbeitung geschlossen werden. Im allgemeinen haben solche Patienten noch zusätzlich einen Fettstuhl.

Parasiten im Stuhl erkennt der Fachmann sofort am Aussehen. Eine Untersuchung auf Parasiten sollte immer dann erfolgen, wenn eine länger dauernde Störung der Darmfunktion vorliegt und zugleich eine Vermehrung der eosinophilen Granulozyten im Blut feststellbar ist. Wichtig bei der Suche nach Parasiten ist, daß der Stuhl frisch im Labor untersucht werden muß.

Granulozyten
→ Seite 37

# Stuhluntersuchungen

Chymotrypsin
→ Seite 124

Zur Abschätzung der Funktion der Bauchspeicheldrüse wird der Stuhl auf Chymotrypsin untersucht. Chymotrypsin ist ein Enzym, das von der Bauchspeicheldrüse in den Zwölffingerdarm abgegeben wird. Verminderung des Chymotrypsinwertes bedeutet eine ungenügende Funktion der Bauchspeicheldrüse (Pankreas).

## Stuhlkulturen

Der Mensch lebt friedlich (Symbiose) mit einer Vielzahl von Keimen im Darm. Diese Keime helfen bei der Verdauung und bieten außerdem einen gewissen Schutz vor krankhaften Bakterien. Treten bösartige (pathogene) Keime im Darm auf, hat dies meist Durchfall und Beschwerden im Magen-Darm-Bereich zur Folge.
Daher ist es oft notwendig, bei stärkerem, länger dauerndem Durchfall eine Stuhlkultur zur Züchtung dieser krankhaften Keime durchzuführen. Folgende Erreger können unter anderem Ursache schwerer Darminfektionen sein:

◆ Salmonellen, Erreger von Typhus
Anzeichen sind Fieber, Erbrechen, wäßrige Durchfälle, Kopfweh, Störungen des Bewußtseins und rötliche Tupfen auf der Haut. Aber auch harmlosere Durchfallerkrankungen können durch Salmonellen verursacht werden. Dagegen helfen heutzutage bereits Medikamente.

◆ Shigellen, Erreger der Ruhr
Symptome: blutig-schleimige Durchfälle und Geschwüre im Darm.

◆ Campylobacter
Symptome: blutig-schleimige Durchfälle, oft Fieber, krampfartige Schmerzen, Übelkeit, Erbrechen.

◆ Vibrio cholerae, Erreger der Cholera
Symptome: massive wäßrige (reiswasserartige) Durchfälle, Erbrechen, große Gefahr der Austrocknung mit akutem Kreislaufversagen.

# Test auf okkultes Blut

◆ Clostridium difficile, Erreger einer Dickdarmentzündung, die durch Antibiotika verursacht wird Fieber und Durchfall sind die Anzeichen, die manchmal nach einer Behandlung mit Antibiotika auftreten können.

## Stuhltest auf okkultes Blut

Okkult bedeutet heimlich. Das heißt, bei dieser Untersuchungsmethode wird nach Blutspuren im Stuhl gefahndet, die man mit freiem Auge nicht erkennen könnte. Ein einfacher Test, der Bestandteil jeder Vorsorgeuntersuchung sein sollte. Der Zweck ist, die Früherkennungsrate von Dickdarmkrebs zu erhöhen. Tatsächlich schließt ein negativer Befund bösartige Tumoren nicht aus. Aber ein positives Ergebnis wird für den Arzt in jedem Fall Anlaß sein, weitere Untersuchungen vornehmen zu lassen (vor allem eine Spiegelung des Dickdarmes, um die Schleimhaut wirklich genau beurteilen zu können). Beim Gesunden ist der Befund negativ.

### Wie wird der Test durchgeführt?

Der Patient (der ja eigentlich keiner ist, weil er sich einer Gesundenuntersuchung unterzieht) bekommt drei Briefchen, denen jeweils drei kleine Spateln aus Karton beigefügt sind. Auf der Vorderseite eines Briefchens läßt sich ein Fenster öffnen, das meistens drei (manchmal auch nur zwei – je nach Herstellerfirma) Felder freilegt. Auf diese Felder werden kleine Stuhlproben, die von unterschiedlichen Stellen des Stuhles entnommen werden sollten, aufgetragen.

Insgesamt sollen von drei aufeinanderfolgenden Tagen auf allen drei Briefchen Stuhlproben angefertigt werden. Es hat sich als günstig erwiesen, wenn der Patient in den letzten zwei Tagen vor der Untersuchung kein rohes Fleisch ißt (Beef tatar), weil es dadurch zu falschpositiven Ergebnissen kommen kann.

Der Arzt wertet die Tests aus, indem er auf der gegenüberliegenden Seite der Briefchen speziell für ihn bestimmte Fenster öffnet und auf die Testfelder eine

159

**Stuhluntersuchungen**

Entwicklerlösung tropft. Ist der Test negativ, passiert gar nichts. Ist er aber positiv, verfärbt sich das Testfeld charakteristisch blau.

**Was besagt ein positiver Test?**
Blaufärbung des Testfeldes beweist das Vorhandensein selbst geringer Mengen an Blut. Es sind dann, wie erwähnt, weitere Untersuchungen nötig, um die Ursache der Blutung herauszufinden. Als Blutungsquellen kommen in Frage:

◆ Hämorrhoiden

◆ Dickdarmpolypen    (Schleimhautwucherungen, meistens gutartig)

◆ Bösartige Geschwülste im Dickdarm

◆ Divertikel (Darmausstülpungen, in denen sich Kot sammeln kann, was zu meist auch schmerzhaften Entzündungen führt)

◆ Fissuren im Analbereich (Fissuren werden Einrisse in der Schleimhaut genannt, tatsächlich handelt es sich aber um Geschwüre, die bis zur Muskelschicht reichen können)

◆ Entzündliche Erkrankungen des Dickdarmes (Colitis ulcerosa, Morbus Crohn usw.)

◆ Stärkere Blutungen aus Magen bzw. Zwölffingerdarm

Wie wichtig dieser Test im Hinblick auf Krebs ist, geht aus der Statistik hervor: Immerhin können bei jedem dreihundertsten Patienten Dickdarmkarzinome gefunden werden. Sehr häufig in einem noch völlig ausheilbaren Stadium! Allerdings schließt – darauf haben wir schon hingewiesen – ein negativer Test eine bösartige Geschwulst leider nicht ganz aus. Ein Drittel der Patienten mit Darmkrebs hatte beim Test ein negatives Ergebnis, weil die Krebsgeschwulst nicht unbedingt bluten muß. Das macht diese Untersuchung aber keineswegs sinnlos!

# Bluthochdruck und Labor

Von der Weltgesundheitsorganisation wird Bluthochdruck (Hypertonie) als wiederholt gemessener Blutdruckanstieg über 160/95 festgelegt. Blutdruckwerte zwischen 140/90 und 160/95 gelten als grenzwertig. Erhöhte Blutdruckwerte sind ein Risikofaktor für Herzkrankheiten (Angina pectoris, Herzschwäche und Herzinfarkt), für Gehirnschlag und Nierenversagen. Laboruntersuchungen bei einer Hypertonie sollen folgende Fragen beantworten:
Was verursacht den Hochdruck?
Welche weiteren Risikofaktoren liegen vor?
Besteht bereits ein Schaden an Organen?
Gibt es Einwände gegen die geplante Behandlung?

## Suche nach der Ursache

Zwar liegt in 90 Prozent aller Fälle eine sogenannte primäre Hypertonie vor (der Bluthochdruck ist dabei die Krankheit an sich. Die Ursachen sind im Grunde nicht bekannt, Risikofaktoren kennt man aber: Übergewicht, Fehlernährung, Streß, Rauchen, Alkoholmißbrauch usw.). Dennoch sollte bei jüngeren Patienten mindestens einmal im Leben eine sogenannte sekundäre Hypertonie ausgeschlossen werden. Darunter versteht man, daß die Erscheinung durch irgendeine bestimmte Grundkrankheit bewirkt wird.
Als Ursachen einer sekundären Hypertonie kommen in Frage:

◆ Schilddrüsenüberfunktion

Eine Bestimmung von TSH, T 3 und T 4 läßt diese Hochdruckform erkennen.

TSH
→ Seite 133

◆ Nierenerkrankungen

T 3
→ Seite 132

Eine Erhöhung des Plasmareninspiegels kann diese Form der Hypertonie entlarven. (Renin ist ein in den Nieren gebildetes Enzym.)

T 4
→ Seite 129

161

## Bluthochdruck und Labor

◆ Hormonüberproduktion in den Nebennieren

Das führt zu erhöhten Blutspiegeln von Aldosteron, Kortison oder adrenalinähnlichen Substanzen. Diese können einen Bluthochdruck bewirken und lassen sich in Blut und Harn messen. Und zwar direkt, falls Verdacht auf eine entsprechende hormonelle Störung besteht.

Kalium
→ Seite 259

Wenn Aldosteron in Harn und Blut vermehrt ist, findet man zu niedrige Kaliumwerte im Blut (diese Erkrankung wird auch Conn-Syndrom genannt).

Eine krankhafte Vermehrung von Kortison ruft das Cushing-Syndrom hervor, eine mit Vollmondgesicht, Fettsucht des Rumpfes bei schlanken Gliedmaßen einhergehende Erkrankung. Das Blutkortison wird zu verschiedenen Tageszeiten gemessen.

Katecholamine
→ Seite 289

Eine Vermehrung der Katecholamine (Adrenalin, Noradrenalin) deutet auf einen bestimmten Tumor der Nebennieren hin (Phäochromozytom). Erhöhte Werte werden im Blut gemessen, Abbauprodukte (zum Beispiel die Vanillinmandelsäure) treten vermehrt im Harn auf.

◆ Hyperparathyreoidismus

Parathormon
→ Seite 291

Kalzium
→ Seite 263

Diese Erkrankung ist durch die Überfunktion der Nebenschilddrüse bedingt. Diese sondert vermehrt das Parathormon aus. Weiters treten bei dieser Erkrankung erhöhte Kalzium- und erniedrigte Phosphatwerte auf. Die Patienten leiden häufig an Nierensteinen.

### Werte, die bei jedem Hochdruckkranken kontrolliert werden sollten

Bei der Erstdiagnose einer Hypertonie ist die Kontrolle folgender Laborwerte sinnvoll:

◆ Komplettes Blutbild

Leukozyten
→ Seite 30

Eine Anämie (Blutarmut) könnte für das Herz eine zusätzliche Belastung sein. Auch können Nierenkrankheiten eine Anämie verursachen (Ausfall des blutbildenden Hormons Erythropoeitin). Die Zahl der weißen Blutkörperchen (Leukozyten) sollte bekannt

## Bluthochdruck

sein, weil manche Medikamente gegen Bluthochdruck zu einem Abfall der Leukozytenzahl führen können.

◆ Nüchternblutzucker

So wird ein eventuell gleichzeitig bestehender Diabetes mellitus (Zuckerkrankheit) erkannt. Diese Kombination tritt erstens häufig auf, zweitens ist Zuckerkrankheit ein wichtiger Risikofaktor für Blutgefäße und Nieren, also gleichsam »strafverschärfend«.

Blutzucker
→ Seite 165

◆ BUN und Kreatinin

Ein Nierenschaden kann erkannt werden. Nierenerkrankungen können Ursache, aber auch Folge von Bluthochdruck sein.

BUN
→ Seite 139

Kreatinin
→ Seite 137

◆ Cholesterin und Triglyceride

Hochdruck ist nicht selten Teil eines sogenannten metabolischen Syndroms. Darunter versteht man das gehäuft gleichzeitige Auftreten von Hochdruck, Übergewicht, erhöhten Blutfettwerten (eben Cholesterin und Triglyceride), zu hoher Harnsäure und hohem Blutzucker. Weiters gibt es drucksenkende Medikamente, die leider einen Anstieg der Blutfettwerte hervorrufen (bestimmte Entwässerungsmittel, Beta-Blokker).

Cholesterin
→ Seite 187

Triglyceride
→ Seite 190

◆ Harnanalyse

Eine Nierenschädigung (erhöhte Eiweißausscheidung, Blut im Harn), erhöhter Blutzucker (ab rund 180 mg% Blutzucker tritt der Zucker auch im Harn auf), Infektionen der Nieren, aber auch Leberstörungen können damit erkannt werden.

Harnuntersuchung
→ Seite 141

# Zuckerkrankheit und Labor

Zucker im Harn
→ Seite 146

Fast drei Millionen Menschen in der vormaligen Bundesrepublik Deutschland und etwa 250 000 in Österreich leiden an Diabetes mellitus oder Zuckerkrankheit. Ein Leiden, das früher auch als »Zuckerharnruhr« bezeichnet wurde, weil es mit Zuckerausscheidung im Harn einhergeht. Heute wissen wir, daß der Blutzucker zu einem Zeitpunkt, zu dem noch kein Zucker im Harn aufscheint, längst im krankhaften Bereich sein kann. Die Menschheit kennt diese Krankheit seit mindestens 4 000 Jahren. Die furchtbaren Folgen unbehandelter Blutzuckererhöhung sind hinlänglich bekannt: Blindheit, Nierenversagen, Beinamputation, Impotenz, stark erhöhte Infektionsneigung, erhöhtes Herzinfarktrisiko usw. Leider reicht bei vielen Menschen dieses Wissen noch immer nicht aus, um mit dieser Krankheit vernünftig umzugehen. Ein paar Ernährungseinschränkungen, ein bißchen körperliche Bewegung – Diabetiker könnten unter diesen Umständen ein praktisch normales Leben führen.
Grob unterscheiden wir zwei Formen der Zuckerkrankheit:

## Diabetes Typ I (früher: jugendlicher Diabetes)

Von dieser Form sind vorwiegend junge Menschen betroffen. Es werden durch noch immer nicht ganz genau erforschte Mechanismen die insulinerzeugenden Zellen in der Bauchspeicheldrüse zerstört. Typ-I-Diabetiker benötigen unbedingt Insulin, um überleben zu können. Die Wissenschaft arbeitet an Möglichkeiten, diese Krankheit zu einem Zeitpunkt zu erkennen, wo noch nicht der Großteil der Zellen in der Bauchspeicheldrüse vernichtet sind, die Insulin produzieren.
Die Kranken zeigen meistens typische Symptome: Gewichtsverlust trotz normaler Nahrungszufuhr, großen Durst, übermäßige Harnproduktion, Leistungsabfall und bei Routineuntersuchungen oft massiv Zucker im Harn.

Blutzucker

## Diabetes Typ II (früher: Altersdiabetes)

Diese Erkrankung verursacht zu Beginn kaum oder gar keine Beschwerden. Sie wird in diesem Stadium eher zufällig entdeckt. Oft kann diese Form der Zucker-krankheit jahrelang bestehen, bevor man sie »ent-larvt«.
Leider führt schon eine mäßige Erhöhung des Blutzuk-kers zu rasch fortschreitenden Gefäßschäden. Es ist erwiesen, daß viele der Herzinfarktpatienten unter einer Störung des Zuckerstoffwechsels leidet.
Diabetes II hat eine starke erbliche Komponente. Aber das Leiden muß nicht Schicksal sein. Die meisten Diabetiker von diesem Typ sind übergewichtig und ernähren sich katastrophal. Sie hätten in den meisten Fällen die Möglichkeit, alleine durch eine gezielte Diät und gesunde Lebensweise mit der Zuckerkrankheit fertig zu werden. Eine Chance, die leider zu selten genützt wird...
Zu den wichtigsten Maßnahmen bei Diabetes mellitus gehört neben Abbau von Übergewicht bestmögliche Einstellung des Blutzuckerspiegels, was bestimmte, regelmäßig durchzuführende Laborkontrollen be-dingt.

# Blutzucker

> **Erhöhte Blutzuckerwerte kennzeichnen einen Dia-betes mellitus. Bei der Behandlung muß der Blut-zuckerspiegel in engen Abständen kontrolliert werden.**
> Normalwert:
> 50 bis 100 mg% Nüchternwert
> Die Bestimmung erfolgt aus dem Blut.

## Was ist Blutzucker?

Der Zucker, um den es geht, heißt Glukose, besser bekannt unter dem Namen Traubenzucker. Glukose

165

## Zuckerkrankheit und Labor

Insulin
→ Seite 170

Adrenalin
→ Seite 289

ist einer der wichtigsten Energieträger im Blut. Manche Organe, darunter das Gehirn, sind auf einen Mindestgehalt an Zucker im Blut dringend angewiesen. Andernfalls versagen sie ihren Dienst. Für die Verwertung des Blutzuckers in den meisten Organen ist Insulin erforderlich. Insulin fördert die Aufnahme und Verwertung der Glukose. Mangel an Insulin bzw. Unempfindlichkeit auf Insulin sind die Hauptursachen für die Zuckerkrankheit.

Insulin ist das einzige blutzuckersenkende Hormon im Organismus. Eine Vielzahl anderer Hormone wie Glukagon, Adrenalin oder Kortison sind Gegenspieler des Insulins und erhöhen den Blutzucker. So wird auch verständlich, daß unter seelischer Belastung (Streß) über erhöhte Ausschüttung von Adrenalin der Blutzuckerspiegel steigt (»Streßzucker«).

### Was bedeutet erhöhter Nüchternblutzucker?

◆ Diabetes mellitus

Wiederholt über der Norm liegende Werte kennzeichnen die Zuckerkrankheit. Wiederholte Bestimmungen sind zur Kontrolle der Behandlung nötig. Werte möglichst nahe dem Normalbereich sind die beste Vorbeugung gegenüber den aufgezählten Spätschäden.
Ob es sich um einen Typ I oder Typ II handelt, kann aufgrund der Blutzuckerwerte nicht festgestellt werden.

◆ Andere Erkrankungen

Nach schweren Entzündungen der Bauchspeicheldrüse, bei Krebs dieses Organs, bei Hämochromatose (Eisenspeicherkrankheit) oder nach Operationen, bei denen 90 Prozent der Bauchspeicheldrüse ausfallen, werden Blutzuckeranstiege festgestellt.
Weitere Ausgangssituationen für erhöhten Blutzuckerspiegel: Morbus Cushing (vermehrte Produktion von Kortison durch die Nebennieren), chronische Einnahme von Kortison, Überfunktion der Schilddrüse, Überfunktion im Bereich der Hypophyse (Hirnanhangdrüse).

**Blutzucker**

Für Arzt und Patient ist jedenfalls genaue Kenntnis der Blutzuckerwerte über einen bestimmten Zeitraum hinweg (mehrmalige Messung täglich, um ein sogenanntes »Blutzuckerprofil« zu erhalten) unerläßlich. Vor allem sollten die Patienten durch gezielte Schulung zu richtigen »Experten in eigener Sache« werden.

## Was bedeuten erniedrigte Blutzuckerwerte?

Unterzucker (Hypoglykämie) verursacht meist dramatische Symptome. Die Betroffenen empfinden Unruhe, leiden unter Herzjagen, Angstzuständen, Heißhunger und Muskelschwäche, dann unter Schweißausbrüchen, Magenkrämpfen und schließlich Schwindelgefühl bis hin zur Ohnmacht.

Wann ein sogenannter »Hypo« auftritt, hängt nicht nur vom momentanen Wert ab, sondern auch von den Blutzuckerspiegeln in der letzten Zeit. So kann plötzlicher Abfall von 500 mg% auf 100 mg% (also auf den eigentlichen Normalwert) Anzeichen eines Hypos verursachen. Üblicherweise ist aber mit Symptomen erst ab einem Blutzuckerspiegel unter 40 mg% zu rechnen.

Häufigste Ursache einer Hypoglykämie ist Überdosierung blutzuckersenkender Medikamente (Insulin, Tabletten). Auch Alkohol und zu starke körperliche Belastung können Unterzucker hervorrufen.

Selten kommt als Auslöser ein Tumor in Frage, dessen Zellen vermehrt Insulin produzieren. Ebenfalls sehr selten tritt Unterzucker im Rahmen erblicher Stoffwechseldefekte auf (Galaktose- oder Fructoseintoleranz).

## Zuckerkrankheit und Labor

### Oraler Glukose-Toleranztest (oGTT)

> Mit Hilfe dieses Zuckerbelastungstests können grenzwertige Blutzuckerspiegel abgeklärt werden. Ist der Test normal, findet sich aber dennoch Glukose im Harn, so liegt ein Nierenschaden vor.
>
> Normalwerte:
>
> Nüchtern:             unter 100 mg%
> Nach 1 Stunde      unter 160 mg%
> Nach 2 Stunden    unter 120 mg%
> Nach 3 Stunden    unter 100 mg%
> Die Bestimmung erfolgt aus dem Blut.

**Was ist der oGTT?**

Mit diesem Belastungstest wird die Antwort des Kohlenhydratstoffwechsels auf eine plötzliche Zuckerzufuhr getestet. Damit überprüft und beurteilt man: die Geschwindigkeit der Magenentleerung, der Zuckeraufnahme, die Funktion der Leber, verschiedene Hormone (auch Insulin) sowie das Ansprechen der Zellen auf Insulin.

Zur genauen Durchführung des Tests müssen folgende Bedingungen erfüllt sein:

Die untersuchte Person sollte sich drei Tage vor dem Test völlig normal ernährt haben. Auch soll es keine Änderung der psychischen oder körperlichen Belastung gegeben haben. Bei Frauen sollte die letzte Menstruation wenigstens drei Tage vorher beendet gewesen sein. Es dürfen keine Medikamente eingenommen werden, die den Kohlenhydratstoffwechsel beeinflussen.

Dem Getesteten wird nüchtern der Blutzucker gemessen. Dann muß er rund 75 g Glukoselösung trinken. Der Blutzucker wird anschließend nach einer, nach zwei und nach drei Stunden kontrolliert.

**Oraler Glukose-Toleranztest**

## Was bedeutet krankhafter oGTT?

◆ Diabetes mellitus

Um diese Diagnose erstellen zu können, müssen folgende Voraussetzungen passen: Der Nüchternwert muß über 130 mg% (Fingerbeere) bzw. 140 mg% (Venenblut) sein.
Oder: Der Wert nach einer Stunde liegt über 220 mg%.
Oder: Der Wert nach zwei Stunden liegt über 200 mg%.
Oder: Der Wert nach drei Stunden liegt über 130 mg%.

◆ Gestörte Glukosetoleranz

Zwischen gesund und krank gibt es einen Grenzbereich. Patienten, die nicht unter Belastungen stehen, die Diabetes fördern, müssen bei einem ungünstigen Testergebnis damit rechnen, daß die Zuckerkrankheit nach einer gewissen Zeit voll eintritt. Diese Patienten sollten sofort versuchen, das Körpergewicht zu normalisieren (bei Übergewicht) und vernünftige Eßgewohnheiten anzunehmen.
Auf gestörte Glukosetoleranz weisen folgende Werte hin: Nüchternwert 100 bis 130 mg% (Fingerbeere) bzw. 100 bis 120 mg% (Venenblut).
Oder: Der Wert nach einer Stunde liegt zwischen 160 und 220 mg%.
Oder: Der Wert nach 2 Stunden liegt zwischen 120 und 200 mg%.
Oder: Der Wert nach 3 Stunden liegt zwischen 11 und 130 mg%.

◆ Erhöhte Werte ohne Störung des Kohlenhydratstoffwechsels

Bei Patienten, denen ein Teil des Magens entfernt wurde, kann der oGTT nicht durchgeführt werden, weil die Glukose zu schnell in den Darm gelangt und die Werte daher nach einer Stunde zu hoch sein können. Weiters können erniedrigte Kalium- und Magnesiumwerte krankhafte oGTT bewirken.
Zu pathologischem (krankhaftem) Ergebnis kann es

Kalium
→ Seite 259

Magnesium
→ Seite 273

# Zuckerkrankheit und Labor

auch kommen, wenn der Patient vor der Untersuchung längere Zeit nüchtern war.
Deshalb wird ja gefordert, daß sich der Untersuchte innerhalb der letzten drei Tage vor dem Test normal ernährt.
Schließlich können noch Medikamente das Testergebnis verfälschen: Antibabypillen, Abführmittel, Entwässerungsmittel, Kortison, Antibiotika, Hormonpräparate, große Koffeinmengen, Beta-Blocker, MAO-Hemmer, Reserpin. Die Liste ist noch viel länger, wir wollen nur einige Beispiele nennen.

## Insulin und C-Peptid

**Beim Auftreten unklarer Blutzuckerabfälle kann durch die Bestimmung des Insulinspiegels der Nachweis für einen Tumor erbracht werden, der Insulin erzeugt. Das C-Peptid ist ein Gradmesser für die körpereigene Insulinerzeugung.**
Normalwerte:
Insulin: Nüchtern 8 bis 24 mU/l
C-Peptid: Nüchtern 1,1 bis 3,6 mU/l
Die Bestimmung erfolgt aus dem Serum.

### Was ist Insulin?

Insulin ist das einzige blutzuckersenkende Hormon im Organismus. Es fördert die Speicherung von Glukose (in Leber und Muskeln) sowie die Aufnahme durch die Zellwände. In den Zellen wird Glukose abgebaut (Energiegewinnung) oder zur Speicherform Glykogen zusammengefügt.
Zusätzlich beeinflußt Insulin die Kaliumverteilung im Körper. Insulin ist außerdem eines der stärksten eiweißaufbauenden Hormone.
Mangel an Insulin führt zu Diabetes mellitus, Überschuß zum Unterzucker mit schweren Auswirkungen auf das Gehirn.

**Insulin und C-Peptid**

## Was ist C-Peptid?

Insulin wird aus den Inselzellen der Bauchspeicheldrüse als sogenanntes Proinsulin erzeugt. Bei der Ausschüttung in die Blutbahn wird von diesem Proinsulin eine kurze Eiweißkette abgespalten. Diese Kette ist das C-Peptid. Mit jedem Molekül Insulin wird also auch ein Molekül C-Peptid gebildet. C-Peptid gibt daher Auskunft über die körpereigene Insulinerzeugung. Ein dem Körper zugeführtes Insulin bewirkt nämlich keine Erhöhung des C-Peptides. Deshalb kann mit Hilfe des C-Peptides auch unter Behandlung mit Insulin die körpereigene Produktion von diesem Hormon beurteilt werden.

### Wann sind Insulin und C-Peptid erniedrigt?

Beim Typ-I-Diabetes wird zuwenig Insulin ausgeschüttet. Hingegen finden sich bei Übergewichtigen und Typ-II-Diabetikern mit Übergewicht häufig sogar erhöhte Insulinwerte. Die Spiegel des C-Peptides gehen mit dem Insulinspiegel parallel.

### Wann sind Insulin und C-Peptid erhöht?

◆ Insulinerzeugende Tumoren

Um das Vorliegen eines derartigen Tumors abzuklären, wird üblicherweise ein Hungerversuch über rund drei Tage durchgeführt. In dieser Zeit mißt man in regelmäßigen Abständen Insulin und Glukose im Serum. Ein gesunder Mensch hat bei diesem Versuch ständig niedrige Insulin- und Zuckerwerte. Im Falle eines Tumors aber sinkt der Blutzuckerspiegel noch weiter ab – unter 40 mg%. Die Insulinwerte sind unterschiedlich, aber meistens erhöht.

Blutzucker
→ Seite 165

# Zuckerkrankheit und Labor

## HbA1c

Das Hämoglobin A1c gibt dem Arzt die Möglichkeit, die Blutzuckereinstellung seines diabetischen Patienten im letzten Monat zu kontrollieren.
Normalwert:
unter 6,0%
Die Bestimmung erfolgt aus dem Blut.

### Was ist HbA1c?

Blutzucker
→ Seite 165

Es handelt sich dabei um einen durch Blutzucker veränderten Eiweißkörper. Wahrscheinlich werden einige der gefürchteten Spätfolgen von Diabetes durch krankhaft veränderte Eiweißkörper ausgelöst. Je höher der Blutzucker ist, desto mehr verändert sich der Eiweißkörper. HbA1c entsteht im roten Blutkörperchen. Erst mit der natürlichen Zellmauserung der Erythrozyten können sich die Werte normalisieren. Das bedeutet, daß wir mit der Bestimmung von HbA1c Auskunft über die Stoffwechselsituation der letzten vier bis sechs Wochen erhalten.

### Was bedeuten die HbA1c-Werte?

HbA1c unter 6 Prozent bedeutet, daß der Untersuchte gesund ist oder als Diabetiker hervorragend eingestellt.
HbA1c von 6 bis 7%: Sehr gut eingestellter Diabetiker
HbA1c 7 bis 8%: Gut eingestellter Diabetiker
HbA1c 8 bis 9%: Mäßig eingestellter Diabetiker
HbA1c 9 bis 10%: Schlecht eingestellter Diabetiker
HbA1c über 10%: Miserabel eingestellter und sehr gefährdeter Diabetiker.

# Fructosamin

Wie HbA1c erlaubt auch die Bestimmung des Fructosamin eine Beurteilung der Zuckereinstellung. Der Wert informiert über die letzten zwei bis drei Wochen.
Normalwert:
bis 2,5 mmol DMF/l
Die Bestimmung erfolgt aus dem Blut.

## Was ist Fructosamin?

Unter Fructosamin versteht man eine Gruppe von Proteinen, die in Abhängigkeit zur Höhe des Blutzuckers und der Dauer der Zuckererhöhung gebildet werden. Es ist dies ein Prozeß, der ohne Einfluß von Enzymen eintritt. Fructosamin ist wie HbA1c ein Langzeitparameter der Blutzuckereinstellung. Während HbA1c die Stoffwechsellage der letzten vier bis sechs Wochen beschreibt, bekommen wir durch Fructosamin eine Information über die Blutzuckerwerte der letzten zehn bis 14 Tage.

## Was bedeutet Erhöhung des Fructosamin?

Ist der Wert unter 2,0, so bestanden in den letzten paar Wochen normale Blutzuckerspiegel.
Werte von 2,5 bis 2,8 bedeuten noch gut eingestellten Blutzucker in diesem Zeitraum.
Bei Werten von 2,8 bis 3,4 ist der Diabetiker eher mäßig eingestellt.
Werte über 3,4: Schlecht eingestellter Diabetes. Da ist eine Änderung der Behandlung nötig.

# Rheuma und Labor

Unter »Rheumatismus« versteht man eine Vielzahl von Erkrankungen, denen eines gemeinsam ist: Die Patienten haben Schmerzen und sind in ihrer Beweglichkeit eingeschränkt. Auch können die Beschwerden wandern, was dem Erscheinungsbild auch seinen Namen gibt (rheuma ist griechisch und heißt fließen). Etwa jeder vierte Mensch im deutschsprachigen Raum leidet an Rheumatismus. Rund 15 Prozent aller Frühpensionierungen erfolgen wegen rheumatischer Gelenkbeschwerden.

Wir wollen im folgenden nur einige wichtige rheumatische Krankheiten kurz besprechen. Bei älteren Menschen überwiegen die rheumatischen Abnützungserscheinungen (Arthrosen), bei jüngeren die entzündlichen Veränderungen (Arthritis).

## Arthrosen

In höherem Alter leidet fast jeder Mensch unter zumindest mäßigen Arthrosen. Zur Krankheit werden Arthrosen allerdings erst dann, wenn sie Beschwerden verursachen. Bei der Arthrose wird nach und nach jene Knorpelschicht abgerieben, die sich auf den Knochen im Gelenkbereich befindet. Das führt im Krankheitsfall schließlich dazu, daß Knochen auf Knochen reibt und solcherart Bewegungseinschränkungen sowie Schmerzen eintreten.

Typischerweise empfindet der Betroffene einen Anlaufschmerz (»eingerostete« Gelenke). Bei Bewegung lassen die Beschwerden im Anfangsstadium der Krankheit nach. Die Gelenke werden zu Beginn der Bewegung als »steif« empfunden. Nach längerer Bewegung bzw. intensiver Belastung nehmen die Schmerzen allerdings wieder zu. Häufig sind in den Gelenken Reibegeräusche zu hören.

Arthrosen lassen sich durch Laborbefunde nicht feststellen – die Werte, die sonst bei rheumatischen Leiden verändert sind, bleiben in diesem Fall meistens normal.

Arthritis

## Spondylarthrosen

Unter Spondylarthrosen, Spondylosen und Osteochrondrosen versteht man Abnützungsveränderungen der Wirbelsäule. Auch diese Erscheinung trifft hauptsächlich Menschen in fortgeschrittenem Alter. Sie ist nicht unbedingt ein Krankheitszeichen, da Spondylarthrosen oft gar keine Beschwerden verursachen. Die Rückenschmerzen, über die wir so häufig klagen, werden hauptsächlich durch Muskelverspannungen (Haltungsfehler, schwache Muskulatur) verursacht und haben mit Arthrosen nichts zu tun.
Am meisten sind von Spondylarthrosen Halswirbelsäule und Lendenwirbelsäule betroffen. Bei Befall der Halswirbelsäule können Nackenschmerzen, Kopfweh und Beschwerden in Schultern und Armen auftreten. Ist die Lendenwirbelsäule befallen, äußern die Patienten meistens dumpfe Kreuzschmerzen. Diese treten vor allem nach längeren Ruhepausen und nach größeren Anstrengungen auf. Auch in diesen Fällen können kaum krankhafte Laborbefunde gefunden werden.

## Arthritis

Von den entzündlichen rheumatischen Erkrankungen wollen wir nur die häufigsten vorstellen:

### Rheumatisches Fieber
Das rheumatische Fieber ist eine Folgeerkrankung nach Infektion mit Streptokokken (zum Beispiel Scharlach, Mandel- und Rachenentzündung). Etwa eine bis zwei Wochen nach der bakteriellen Erkrankung tritt dann wieder Fieber auf. Es kommt weiters zur Entzündung der großen Gelenke (Schultern, Hüften, Knie). Bei jedem zweiten Patienten findet sich auch eine Beteiligung des Herzens. Schließlich können selten, aber doch, Schäden am Gehirn, an den Nieren sowie Hautveränderungen (Rheumaknötchen) auftreten. Im Labor ist die Zahl der weißen Blutkörperchen (Leukozyten) erhöht. Es kommt zur Vermehrung des CRP, zu beschleunigter Blutsenkungsreaktion, und in der Elek-

Leukozyten
→ Seite 30

CRP
→ Seite 195

Blutsenkung
→ Seite 67

## Rheuma und Labor

ASLO
→ Seite 212

trophorese findet sich eine Erhöhung der Alpha- und der Gamma-Zacke. Häufig, aber nicht immer, ist auch der ASLO (Anti-Streptolysin-O-Titer) erhöht.

### Primär chronische Polyarthritis (PcP)

Bis zu 5 Prozent der Erdbevölkerung sind von dieser schleichend beginnenden Erkrankung befallen. Frauen erkranken dreimal so häufig wie Männer.

Die Betroffenen haben allgemeines Krankheitsgefühl, sind müde und schwitzen oft stärker an Händen und Füßen. Die am stärksten befallenen Gelenke sind die Fingergrund- und -mittelgelenke. Ganz typisch ist als Frühwarnung morgendliches Steifigkeitsgefühl in den Fingern auch ohne Kälteeinfluß. Wird das Leiden nicht entsprechend behandelt, verformen sich die Gelenke bis zur Unbrauchbarkeit.

CRP
→ Seite 195

Eisen
→ Seite 275

Bei Laborbefunden findet sich bei jedem zweiten Patienten Blutarmut (Anämie). Die Leukozyten hingegen sind nicht oder nur wenig erhöht. Im akuten Schub der in immer wiederkehrenden Intervallen auftretenden Krankheit sind CRP und Senkung deutlich erhöht. Das Serumeisen kann infolge der Entzündung erniedrigt sein. Wichtiges Anzeichen für das Vorliegen einer rheumatischen Arthritis (Gelenksentzündung) ist das Vorhandensein eines Rheumafaktors. Dieser kann die Diagnose erhärten oder eher unwahrscheinlich werden lassen.

ANA
→ Seite 180

Zirkulierende
Immunkomplexe
→ Seite 179

Nicht alle Patienten haben aber einen positiven Rheumafaktor. Andererseits ist bei etwa 1 Prozent der gesunden Menschen der Rheumafaktor positiv. Das heißt, der Arzt wird sich nicht ausschließlich auf die Bestimmung der Rheumafaktoren verlassen, wenn er einen konkreten Verdacht hat. Bei mehr als einem Drittel der Patienten können Antinukleäre Antikörper (ANA) sowie zirkulierende Immunkomplexe nachgewiesen werden.

### Morbus Bechterew

Die Krankheit wird auch Spondylitis ankylosans genannt und kommt bei Männern bis zu zehnmal häufiger vor als bei Frauen.

**Rheumafaktoren**

Vorzugsweise ist die Wirbelsäule betroffen. Die Patienten sind in ihrem sonstigen Befinden nicht sehr eingeschränkt. Sie leiden aber an der Wirbelsäule und in der Gegend des Kreuzbeines unter Schmerzen. Diese sind nach dem Aufstehen besonders arg. Charakteristisch für Morbus Bechterew ist eine zunehmende Versteifung der Wirbelsäule. Die Patienten gehen vornübergebeugt. Röntgenaufnahmen der Wirbelsäule zeigen für den Arzt ganz typische Veränderungen.

Laborbefunde: Im akuten Stadium ist immer die Senkung beschleunigt. Erst nach langjährigem Verlauf (wenn die Krankheit gleichsam »ausgebrannt« ist) normalisiert sich die Senkung wieder, obwohl das Leiden nach wie vor besteht.

Blutsenkung
→ Seite 67

Der zweite wichtige Laborbefund, der bei 95 Prozent aller Betroffenen erhoben werden kann, ist ein positives HLA-B-27-Antigen. Dabei handelt es sich um einen chemischen Marker, der bei rund 5 Prozent der Menschen (auch der noch gesunden) positiv ist. Er läßt eine Gefährdung für rheumatische Erkrankungen, aber auch chronisch-entzündliche Darmerkrankungen erkennen.

### Gicht (Arthritis urica)

Diese Stoffwechselerkrankung gehört ebenfalls zum rheumatischen Formenkreis und wird in einem eigenen Kapitel ausführlich besprochen.

## Rheumafaktoren (RF)

---

**Positive Rheumafaktoren erhärten den Verdacht auf das Vorliegen einer rheumatischen Gelenksentzündung (Arthritis) oder des sogenannten Felty-Syndroms.**
Normalwert:
nicht nachweisbar
Die Bestimmung erfolgt aus dem Serum.

---

**Rheuma und Labor**

## Was sind Rheumafaktoren?

Darunter versteht man Antikörper (vorwiegend IgM), die gegen körpereigene Antikörper (IgG) gerichtet sind. Das Auftreten der Rheumafaktoren im Blut kann, muß aber nicht Hinweis auf einen krankhaften Prozeß im Körper sein. Es ist auch nicht sicher, ob die Rheumafaktoren selbst die Krankheit erzeugen oder ob es sich dabei nur um eine Begleiterscheinung des Leidens handelt.

## Was bedeuten nachgewiesene Rheumafaktoren?

◆ Felty-Syndrom

Diese schwere Erkrankung ruft hauptsächlich drei Erscheinungen hervor: rheumatische Arthritis (chronische Polyarthritis, das heißt, mehrere Gelenke sind betroffen), vergrößerte Milz und manchmal auch verminderte Zahl an Erythrozyten und Thrombozyten. Das Felty-Syndrom dürfte die einzige Krankheit sein, die mit den Rheumafaktoren untrennbar zusammenhängt. Negative Rheumafaktoren (wenn diese also nicht im Blut gefunden werden) schließen ein Felty-Syndrom mit Sicherheit aus.

Erythrozyten
→ Seite 19

Thrombozyten
→ Seite 34

◆ Rheumatoide Arthritis

Das ist die PcP (primär chronische Polyarthritis). Eine häufige Erkrankung, vorwiegend von Frauen. Zwei Drittel bis 90 Prozent der Betroffenen haben positive Rheumafaktoren. Diese erhärten also zwar den Verdacht, sind aber nicht beweisend, weil ja 10 bis 35 Prozent der Polyarthritiskranken negative Rheumafaktoren aufweisen.

## Rheumafaktoren beim Gesunden

Mit zunehmendem Alter können auch bei völlig gesunden Menschen Rheumafaktoren nachgewiesen werden. Von den zwei bekanntesten Tests, dem Waaler-Rose-Test und dem Latex-Test, ist folgendes bekannt: von Gesunden unter 60 sind bis zu 0,25 Pro

## Zirkulierende Immunkomplexe

zent, von Personen über 60 aber rund 2 Prozent beim Waaler-Rose-Test positiv. Beim Latex-Test sind rund 3 Prozent der unter 60jährigen, aber 27 Prozent der Personen über 60 positiv.

## Zirkulierende Immunkomplexe

**Das Auftreten der zirkulierenden Immunkomplexe wird bei einer Reihe von rheumatischen Erkrankungen, aber auch bei Infektionen, chronischen Entzündungen und bei manchen Tumorerkrankungen festgestellt.**
Normalwert:
unter 0,01 g/l
Die Bestimmung erfolgt aus dem Serum.

### Was sind zirkulierende Immunkomplexe?

Unter Immunkomplexen versteht man Verbindungen zwischen Antigenen und Antikörpern. Ihr Auftreten ist immer die Folge einer Abwehrreaktion. Wenn diese Immunkomplexe in so großer Menge entstehen, daß sie durch »Freßzellen« nicht mehr ausreichend abgebaut werden können, kreisen sie im Serum und lassen sich dort nachweisen.

Immunkomplexe erfüllen aber selbst dann noch bestimmte Aufgaben. Sie sind in der Lage, weitere Abwehrmechanismen des Körpers, zum Beispiel die Aktivierung des Komplementsystems, in Gang zu bringen. Ein Auftreten von Immunkomplexen kann nach vielen Infektionen beobachtet werden. Eine Beurteilung des Laborwertes ist nur möglich, wenn der Patient auch Symptome zeigt, die zum Verdacht des Arztes passen – weil Immunkomplexe auch manchmal bei völlig Gesunden vermehrt vorkommen.

Komplementsystem
→ Seite 192

Immunkomplexe können dem Organismus auch Schaden zufügen, und zwar in seltenen Fällen örtlich begrenzten Gewebsuntergang (Nekrose), weiters Defekte an Blutgefäßen und Nieren.

179

**Rheuma und Labor**

Wertvoll ist die Bestimmung in erster Linie bei der Kontrolle des Verlaufes einer Krankheit bzw. bei der Kontrolle der Behandlung. Immunkomplexe werden vermehrt gefunden bei:

◆ Rheumatischen Erkrankungen
Sowohl bei den klassischen rheumatischen Erkrankungen als auch beim systemischen Lupus Erythematodes, dem Felty-Syndrom, dem Morbus Bechterew und dem Morbus Reiter werden regelmäßig Immunkomplexe gefunden.

◆ Infektionen
Schwer verlaufende bakterielle und auch virale Infektionen sowie Parasiten bewirken einen Anstieg.

◆ Glomerulonephritis
Diese Nierenerkrankung ist das klassische Immunkomplexleiden. Hier bewirkt die Ablagerung der Immunkomplexe in den Nierenkörperchen (Glomerula) eine Störung der Nierenfunktion.

◆ Tumoren
Bei bösartigen Tumoren werden häufig Immunkomplexe gefunden. Vermutlich als Antwort des Abwehrsystems auf Antigene, die vom Tumor freigesetzt wurden.

◆ Sonstige Erkrankungen
Morbus Crohn, Colitis ulcerosa, Mukoviszidose (Zystische Fibrose), chronische Leberleiden.

## Antinukleäre Antikörper (ANA)

> **Diese werden bei einer Reihe von Autoimmunerkrankungen nachgewiesen. Das Fehlen der ANA schließt einige Erkrankungen, wie zum Beispiel den systemischen Lupus Erythematodes, aus.**
> Normalwert:
> negativ
> Die Bestimmung erfolgt aus dem Blut.

### Antinukleäre Antikörper

## Was sind ANA?

Darunter versteht man Antikörper, die sich gegen verschiedene Bestandteile des Zellkerns richten. Die ANA können sowohl Antikörper der IgA, der IgM als auch der IgG-Fraktion sein.

Immunglobuline
→ Seite 201

## Was bedeuten positive ANA?

ANA werden meistens bestimmt, um einen systemischen Lupus Erythematodes zu diagnostizieren. Es handelt sich dabei um eine Erkrankung, die Gelenkschmerzen, Fieber, Lymphknotenschwellung und eine schmetterlingsförmige Hautrötung im Gesicht (Nase, Wangen) hervorruft. Bisweilen sind noch andere Organe befallen (Lunge, Leber, Nieren, Gehirn).
ANA werden bei so vielen anderen Erkrankungen auch gefunden, daß die Aussagekraft des positiven Wertes sehr gering ist. Für Menschen, bei denen Verdacht auf Lupus Erythrematoes besteht, ist nur eines wichtig: Sind die ANA negativ, so liegt diese Krankheit nicht vor!

# Gicht und Labor

Gicht ist eine Erkrankung des sogenannten Purinstoffwechsels. Purine sind das Ausgangsmaterial für die Nukleinsäuren RNS und DNS, also die Träger der Erbinformation in den Zellen. Purine werden im Körper zu Harnsäure abgebaut. Klappt in diesem Mechanismus irgend etwas nicht, kommt es zum Anstieg von Harnsäure im Blut und in weiterer Folge zur Ablagerung von Harnsäurekristallen im Gewebe.

Gicht bezeichnet man auch als primäre Hyperurikämie (Harnsäureerhöhung im Blut). Die eigentliche Ursache für diese Stoffwechselstörung ist nicht bekannt. Je stärker die Harnsäure erhöht ist, desto eher muß mit dem Auftreten von Gicht gerechnet werden. Insgesamt erleidet nur jeder zwanzigste Patient mit erhöhten Harnsäurewerten auch einen Gichtanfall.

Bei Harnsäurewerten zwischen 7 und 7,9 mg/dl ist eine Gichtrate von rund 10 Prozent zu erwarten. Bei dauernden Anstiegen über 8 mg/dl erleidet jeder dritte, bei Werten über 9 mg/dl allerdings schon praktisch jeder Patient einen Gichtanfall.

Hauptsächlich von Gicht betroffene Organe sind die Gelenke und die Nieren. Die Gelenke werden durch Gicht systematisch zerstört. Im Akutzustand treten Schwellung, oft Rötung, in jedem Fall aber starke Schmerzen auf. Am häufigsten beginnt die Gicht im Bereich der großen Zehe. Da können die Beschwerden so arg sein, daß die Patienten nicht einmal die Bettdecke auf dem Fuß vertragen.

Länger unbehandelte Gicht bringt nach und nach auch die Nieren um. Gicht wird im Labor durch Erhöhung der Harnsäure im Blut und im 24-Stunden-Harn festgestellt.

Gicht ist oft mit anderen Risikofaktoren kombiniert. So ist die überwiegende Zahl der Patienten stark übergewichtig, leidet unter Bluthochdruck, hat eine Fettstoffwechselstörung, eine Fettleber (Alkohol!) oder ist auch zuckerkrank.

# Harnsäure

Zunehmender Anstieg der Harnsäure in Blut und 24-Stunden-Harn über den Grenzwert erhöht das Risiko für Gicht und Nierensteine (Uratsteine). Ein Anstieg kann durch eine vermehrte Neubildung oder eine verminderte Ausscheidung bedingt sein.
Normalwerte:
Im Blut 2,5 bis 6,5 mg/dl
Im 24-Stunden-Harn 300 bis 800 mg.

## Was ist Harnsäure?

Harnsäure ist ein Abbauprodukt der Purinkörper, die in der Erbsubstanz RNS und DNS sowie in Verbindungen vorkommen, die als direkte Energieübermittler (ATP, AMP, GMP) wirken. Ein Teil der Harnsäure wird auch über Purinkörper in der Nahrung aufgenommen. Ein Erwachsener scheidet pro Tag 400 bis 800 mg Harnsäure aus. Zwei Drittel davon über die Nieren, ein Drittel durch den Stuhl.

## Was bedeutet eine erhöhte Harnsäure?

Harnsäureerhöhungen können also auf einer Mehrbildung (Steigerung der Synthese) wie bei Gicht beruhen (primäre Hyperurikämie). Auch kann im Gefolge anderer Krankheiten entweder zuwenig ausgeschieden oder zuviel freigesetzt werden.
Ein übermäßiger Genuß von purinreichen Nahrungsmitteln (zum Beispiel Fleisch, besonders Innereien) fördert einen Anstieg der Harnsäure (Hyperurikämie). Beim Großteil der Patienten mit Hyperurikämie scheint eine verminderte Ausscheidung die Ursache der Störung zu sein. Die Harnsäure wird nämlich in den Nierenkanälchen abgesondert. Nierenkrankheiten mit Beteiligung der Nierenkanälchen (Tubuli) führen demnach unweigerlich zum Anstieg der Harnsäure, weil diese nicht mehr ausreichend aus dem Körper gelangen kann.

**Gicht und Labor**

Folgende Zustände führen zu vermehrter Harnsäure in Blut und 24-Stunden-Harn:

Erythrozyten
→ Seite 19

Leukozyten
→ Seite 30

◆ Erkrankungen mit erhöhtem Umsatz von Blutzellen, zum Beispiel Leukämie oder Polyglobulie
Bei diesen Leiden kann der Harnsäurewert im Blut auf mehr als 20 mg/dl ansteigen.

◆ Nach Chemotherapie bei Krebs
Es kommt dabei zur massiven Einschmelzung von Krebsgewebe und deshalb zu Harnsäureanstiegen bis zu 50 mg/dl.

◆ Alkoholiker leiden weit häufiger unter zu viel Harnsäure im Blut als Nicht-Trinker. Alkohol steigert nämlich die Erzeugung von Harnsäure. Erster Diätratschlag für Gichtpatienten ist daher: Strikter Verzicht auf jeden Tropfen Alkohol!

◆ Bei radikalen Abmagerungskuren sind Harnsäureerhöhungen über 10 mg/dl zu erwarten. Daher sollte im Zuge von Hungerkuren unbedingt der Harnsäurespiegel bestimmt und bei Erhöhung mit entsprechenden Medikamenten gesenkt werden.

◆ Verminderte Ausscheidung wird als Nebenwirkung mancher Medikamente beobachtet: harntreibende Mittel (Diuretika), Tuberkulosepräparate.

Auch andere Krankheiten vermindern die Harnsäureausscheidung: etwa Überfunktion der Nebenschilddrüsen und der Schilddrüse, aber auch sogenannte Glykogenspeicherkrankheiten.

**Was bedeutet eine erniedrigte Harnsäure?**

◆ Medikamentenwirkung
Daß harnsäuresenkende Arzneien eine Erniedrigung der Harnsäure hervorrufen, ist ja zu erwarten. Weniger bekannt ist jedoch, daß auch die Einnahme von Antirheumatika, Aspirin und bestimmten Hustenmitteln dazu führen kann, weil dadurch die Ausscheidung von Harnsäure gefördert wird.

Harnsäure

◆ Andere Erkrankungen
Bei schweren Leberleiden und Krebs werden bisweilen abnorm tiefe Harnsäurewerte festgestellt. Ebenso bei Schwermetallvergiftungen und manchen Nierenleiden. Bei der Xanthurie, einer sehr seltenen Erkrankung, ist die Harnsäure meist unter 1 mg/dl vermindert.

## Was besagt die Harnsäuremessung im 24-Stunden-Harn?

Die absolute Ausscheidung der Harnsäure während 24 Stunden spielt bei der Aufklärung einer Neigung zu kalzium- und harnsäurehaltigen Nierensteinen eine Rolle.

◆ Blutharnsäure erhöht, Harn-Tagesausscheidung aber vermindert

Davon ist ein Teil der Gichtpatienten betroffen (primäre Hyperurikämie). Aber auch Nierenschwäche (Insuffizienz). Flüssigkeitsmangel, Einnahme von Diuretika (harntreibende Mittel), Bleivergiftung oder Schilddrüsenleiden können dazu führen.

◆ Blutharnsäure und Harnausscheidung erhöht

Hier ist die Erzeugung der Harnsäure gesteigert, oder es wird durch krankhafte Prozesse verstärkt Gewebe eingeschmolzen. Betroffen sind ein Teil der Gichtkranken, ein Teil der Patienten mit Nierensteinen (aus Kalzium- und Harnsäurekristallen zusammengesetzt). Gewisse Enzymmangelkrankheiten und Chemotherapie bei Krebs rufen diese Erscheinung ebenfalls hervor.

◆ Blutharnsäure und Tagesausscheidung im Harn erniedrigt

Diese Kombination findet sich bei der seltenen Xanthurie (mit Neigung zu Nierensteinen), schweren Leberleiden sowie bei Behandlung mit der Substanz Allopurinol (ein Gichtmittel).

185

# Fettstoffwechselstörungen und Labor

Eine Störung der Verarbeitung von Fett bzw. der fettähnlichen Substanz Cholesterin im Körper ist eine Ursache für die berüchtigte Gefäßverkalkung. Damit sind Störungen im Stoffwechsel der Fette ein Risikofaktor für schwerste Durchblutungsstörungen in lebenswichtigen Organen: Herz (Herzinfarkt), Gehirn (Hirnschlag), Nieren (Nierenversagen). Da aber grundsätzlich alle Blutgefäße von Verkalkungsprozessen betroffen sind, treten auch Probleme in den Gliedmaßen auf.

Die Folgen der Verkalkung (Atherosklerose oder Arteriosklerose) zählen neben Krebs zu den häufigsten Todesursachen in der westlichen Welt. In allen hochindustrialisierten Staaten sind die Menschen den klassischen Auslösern von Schäden im Fettstoffwechsel ausgesetzt: falsche Ernährung, Übergewicht, Streß und Bewegungsmangel.

Man hat errechnet, daß eine Verminderung des Serum-Cholesterins um 1 Prozent das Risiko einer koronaren Herzkrankheit (Verengung jener beiden Arterien, die das Herz selbst mit Blut versorgen – die Ausgangssituation für die Entstehung von Herzinfarkten schlechthin) um 2 Prozent senkt. Mit einer vernünftigen Ernährung ließen sich 50 Prozent aller Herzinfarkte vermeiden!

Wir wollen uns genauer mit Cholesterin und Triglyceriden befassen.

186

## Cholesterin

Der wahrscheinlich wichtigste Risikofaktor für Verengung der Blutgefäße durch Ablagerungen (»Verkalkung«) ist erhöhtes Cholesterin. Und damit Hauptausgangspunkt für Herzinfarkt, Hirnschlag und Nierenversagen sowie schwere Durchblutungsstörungen in den Gliedmaßen und anderen Körpergeweben.
Normalwert:
Gesamtcholesterin möglichst unter 200 mg% (aber altersabhängig)
Die Bestimmung erfolgt aus Serum und Plasma.

Der Normalwert ist einerseits altersabhängig und zweitens auch von der Höhe des sogenannten »guten« Cholesterins HDL (High Density Lipoprotein, also Fetteiweißkörper mit hoher Dichte). Bei unter 20jährigen sollte der Gesamtwert unter 170 mg% liegen. Bis 185 mg% ist das Risiko mäßig, darüber steigt es deutlich an. Wer älter als 30 ist, sollte einen Cholesterinwert unter 200 anstreben. Über 250 mg% liegt bereits erhebliches Risiko vor.
Allerdings mit einer wesentlichen Einschränkung: Das »gute« HDL ist nach neueren wissenschaftlichen Erkenntnissen als Schutzfaktor zu werten. HDL verhindert bis zu einem gewissen Grad den Einbau des »bösen« LDL-Cholesterins in die Innenwände der Blutgefäße (»Verkalkung«). Wahrscheinlich ist HDL auch in der Lage, bereits an Gefäßen angelagertes Cholesterin wieder abzutransportieren. Der HDL-Wert soll grundsätzlich über 35 mg% betragen. Aber für eine Bewertung des Verkalkungsrisikos gilt folgende Faustregel: Der Quotient aus Gesamt-Cholesterin und HDL soll unter 5 liegen.

$$\text{Risiko-Quotient} = \frac{\text{Cholesterin}}{\text{HDL}}$$

Das bedeutet, daß man Personen mit einem Cholesterinspiegel von 230 mg% nicht schrecken muß, wenn

# Fettstoffwechsel und Labor

das HDL zum Beispiel 55 beträgt. Der Quotient liegt dann etwa bei 4 und erfüllt die Bedingung. Beträgt das HDL allerdings bei gleicher Gesamtmenge an Cholesterin nur 29, ist der Quotient mit fast 8 deutlich zu hoch. Der Arzt wird hier mit Diätberatung beginnen.

## Was ist Cholesterin?

Cholesterin ist eine fettähnliche Substanz, die als Bestandteil aller Körperzellen und Ausgangsmaterial für zahlreiche Hormone (Sexualhormone, Kortison) eine lebenswichtige Bedeutung hat. Cholesterin darf also nicht grundsätzlich als schlecht bezeichnet werden.
Der Mensch nimmt Cholesterin im Darm aus der Nahrung (Innereien, Schalentiere, Eier, in weiterem Sinn die meisten tierischen Fette) auf, müßte das aber im Grund nicht tun. Denn Cholesterin wird in der Leber, unserer »chemischen Fabrik«, selbst hergestellt.
Ein Großteil des Cholesterins wird im Blut in den LDL (Fetteiweißkörper mit geringer Dichte), ein kleinerer Teil in den HDL und VLDL (Fetteiweißkörper mit sehr geringer Dichte) transportiert. Die Höhe des Cholesterinspiegels ist ernährungs- und altersabhängig und zu einem großen Teil genetisch (vererblich) vorgegeben. Aber auch körperliche Bewegung und diverse Medikamente beeinflussen den Cholesterinspiegel im Blut.

## Was bedeutet ein erhöhter Cholesterinspiegel?

Menschen mit Werten unter 170 mg% erleiden extrem selten einen Herzinfarkt. Darüber steigt das Risiko erst langsam, bei Werten über 200 aber immer schneller an. Bei 300 mg% wird ein großes, bei 400 mg% ein extrem hohes Risiko angenommen. Bei seltenen erblichen Störungen kommen Werte bis über 1000 mg% vor. Solche Patienten sterben ohne Gegenmaßnahmen schon im frühen Kindesalter an Herzinfarkt!

## Cholesterin

## HDL und LDL

HDL und LDL sind die zwei wichtigsten cholesterinreichen Lipoproteine (Fetteiweißkörper, Transportkörperchen für Fettstoffe) im Blut.
Beide bestehen aus einem Kern, der neben Cholesterin auch Phospholipide und Triglyceride enthält. Der Kern ist von einer Eiweißhülle umgeben. Diese Eiweißkörper (Apolipoproteine) haben eine unterschiedliche Zusammensetzung und können ebenfalls bei der Diagnostik von Fettstoffwechselstörungen eine Rolle spielen. Ihre Bestimmung im Routinelabor ist aber nur selten erforderlich.
HDl gilt als Schutzfaktor, LDL hingegen ist der Risikofaktor für Atherosklerose (Gefäßverkalkung) schlechthin. LDL lagert sich bei Überangebot an Cholesterin in die Innenschichte der Gefäße ein. HDL ist in der Lage, das Cholesterin wieder aus den Ablagerungen abzutransportieren bzw. den Einbau zu verhindern.
Besser als das Gesamtcholesterin sind HDL- und LDL-Werte dazu geeignet, das Risiko für Gefäßverkalkung abzuschätzen. Je höher LDL, desto größer die Gefahr. Je höher HDL, desto günstiger die Situation. Leider gibt es bei sehr hohen LDL-Werten keine zufriedenstellende Möglichkeit mehr, durch HDL-Erhöhung ein Herzinfarktrisiko entscheidend zu senken! Es muß also schon grundsätzlich auch eine Senkung des gesamten Cholesterinwertes angestrebt werden. Das HDL erhöht sich übrigens gezielt durch Verzicht auf Zigaretten, durch regelmäßigen Ausdauersport (Jogging, Radfahren, Schwimmen, Skilanglauf usw.) und durch Zufuhr von Pflanzenölen anstatt tierischer Fette. (Einzige Ausnahme ist Kokosfett, das vermieden werden sollte.) Günstig ist auch magerer Fisch.
Niedriges LDL bedeutet geringe Gefahr für Herzinfarkt, Hirnschlag, Nierenversagen, Bluthochdruck usw. Andererseits nimmt das Risiko bei niedrigem HDL deutlich zu.

# Fettstoffwechsel und Labor

## Triglyceride

> Triglyceride heißen auch Neutralfett. Sie haben im Zusammenhang mit Atherosklerose (Gefäßverkalkung) keine so große Bedeutung wie Cholesterin. Aber bei manchen Stoffwechselkrankheiten (zum Beispiel Diabetes mellitus) können die Triglyceride zur Beurteilung der momentanen Stoffwechsellage recht nützlich sein.
> Normalwerte:
> unter 150 mg%, Grenzbereich bis 200 mg%

**Was sind Triglyceride?**

Triglyceride sind Verbindungen von Glycerin und drei Fettsäuren. Sie sind hochkalorige Energieträger. Da nicht wasserlöslich, werden Triglyceride im Blut als Fetteiweißkörper (VLDL) transportiert. Indirekt zeigt eine Erhöhung Verkalkungsgefährdung an, ist aber bei alleinig erhöhtem Wert nicht beweisend. Wenn andere Stoffwechselleiden schlecht eingestellt sind, sieht das der Arzt unter anderem auch am Triglycerid-Wert.

**Wann sind die Triglyceride erhöht?**

◆ Bei Fettstoffwechselkrankheiten
Die stärksten Anstiege werden bei erblichen Störungen beobachtet. Da sieht oft das Serum schon mit freiem Auge milchig aus. Es können dann zusätzliche Fettablagerungen in der Haut (Xanthome) auftreten.

◆ Bei anderen Grundleiden
Diabetes mellitus, Übergewicht, Gicht, Bluthochdruck, Leber- und Nierenleiden, Schilddrüsenunterfunktion, Entzündungen der Bauchspeicheldrüse (Pankreatitis) sowie chronischer Alkoholmißbrauch.

Eine Besserung der Stoffwechsellage durch vernünftige Ernährung (wobei auch Süßigkeiten und Mehlspeisen eine große Rolle spielen), Gewichtsabnahme und drastische Einschränkung des Alkoholkonsums führen oft rasch zu deutlichem Abfall der Triglycerid-Werte.

# Entzündungen und Labor

In kaum einem Teilbereich der Medizin wurden in den letzten Jahren derart große Fortschritte erzielt wie in der Erforschung von Abwehrmechanismen im Organismus. Den Begriff »Immunsystem« kennt spätestens seit AIDS fast jeder. Wir wollen in diesem Kapitel versuchen, die allerersten der komplizierten Vorgänge im Rahmen von Infekten ein wenig vereinfacht darzustellen.

Unser Körper befindet sich in einer ständigen Auseinandersetzung mit einer Unzahl von Krankheitserregern. Hätte der Organismus nicht wirkungsvolle Abwehrstrategien, so würde kein Mensch auch nur ein paar Tage überleben. Den »bösen« Eindringlingen stemmen sich hintereinander, aber auch gleichzeitig mehrere Bollwerke entgegen. Das erste Bollwerk bilden Haut und Schleimhäute. Die Haut enthält Fettsäuren und besitzt eine Talgschicht. Beide stellen für Mikroorganismen (wie die Krankheitserreger in ihrer Gesamtheit auch genannt werden, weil es sich um Kleinstlebewesen handelt) bereits schwer überwindliche Barrieren dar. Alte und nicht mehr voll arbeitsfähige Zellen werden abgeschilfert. Auf diese Weise kann die Haut sogar kleinere Schäden ausgleichen.

Mit der Nahrung aufgenommene Keime werden zu einem großen Teil im Magen durch die hochkonzentrierte Salzsäure abgetötet. Wenn nicht, dann von den Sekreten der Bauchspeicheldrüse und des Darmes zerlegt und abgebaut oder zumindest in ihrer Fortpflanzung gehemmt.

Zusätzlich leben im Darm zahlreiche Kleinstlebewesen in Frieden mit unserem Körper. Das heißt, deren Vorhandensein stört nicht nur niemanden, diese »guten« Mikroorganismen helfen bei der Verdauung mit und erfüllen manch weitere, nützliche Funktion. Zum Beispiel verhindern sie bis zu einem gewissen Grad das Überwuchern des Darmes mit krankmachenden Keimen. Auf jeden Fall haben es Krankheitserreger bei ausreichender Besiedelung des Darmes mit diesen

## Entzündungen und Labor

Monozyten
→ Seite 40

Granulozyten
→ Seite 37

guten Bakterien usw. um so schwerer, dem Körper zu schaden. Schleimhäute sind mit weiteren Schutzstoffen beschichtet, zum Beispiel mit Immunglobulin A, das in weiterer Folge noch genauer besprochen wird. Man könnte diese Beschichtung auch antibiotischen Schutzanstrich nennen.

Gelingt es einer Bakterie, einem Virus oder sonstigen »Feind« dennoch, die Schutzbarriere Haut oder Schleimhaut heil zu überwinden, warten auf ihn im Blut noch weitere Hindernisse. Binnen kurzer Zeit werden Erreger von patrouillierenden weißen Blutkörperchen erkannt und gefressen.

Nach Freisetzung bestimmter Botenstoffe werden aus dem Knochenmark weitere weiße Blutkörperchen (speziell Monozyten und Granulozyten) in Marsch gesetzt. Böse Keime bewirken immer eine Entzündung. Die weißen Blutkörperchen werden im Zuge eines aufwendigen chemischen Prozesses zuerst an den Ort des Geschehens gelockt. Sie dringen dabei auch durch die Wände von Blutgefäßen, bis sie an der Wirkungsstätte, nämlich dem entzündeten Bereich, angelangt sind. Dann machen sie sich an die Bakterien usw. heran, vernichten sie und sorgen für den Abtransport aus dem Körper.

All diese Vorgänge werden von einer Vielzahl an chemischen Substanzen gesteuert. Wir wollen drei häufig genannte Begriffe ein wenig genauer erklären:

### Das Komplementsystem

Unter dem Komplementsystem versteht man die Zusammenarbeit von elf verschiedenen Eiweißkörpern (Proteinen). Dieser »Verein« kann durch gezielte Zusammenarbeit wiederum andere Eiweißsysteme aktivieren und dazu veranlassen, eingedrungene Mikroorganismen abzutöten oder zumindest entscheidend zu schwächen.

Zum Beispiel regt das Komplementsystem die Tätigkeit der Immunglobuline an. Es kann Viren neutralisieren (unschädlich machen), die Wände von Bakterien beschädigen und andere Fremdstoffe so ver-

## Immunreaktion

ändern, daß diese leichter von den weißen Blutkörperchen verdaut werden können.

### Retikuloendotheliales System (RES)

Ein schreckliches Wort, hinter dem sich ein wirkungs-
volles Abwehrsystem verbirgt. Im Blut kreisen fortlau-
fend größere Blutzellen, Makrophagen (»Freßzellen«)
genannt. Sie stammen aus der Leber, der Milz, den
Lymphknoten und der Lunge. Diese Blutzellen sind in
der Lage, im Körper wandernde Erreger richtiggehend
zu »fressen« und dann abzutransportieren. Unter Retikuloendotheliales System versteht man die Gesamtheit
aller mit der Abwehr beauftragten Organe.

### Immunreaktion

Die wichtigsten Zellen der Immunabwehr sind die T-
und B-Lymphozyten. Diese Zellen stehen in engem
Informationsaustausch untereinander und mit anderen
weißen Blutzellen (Granulozyten, Monozyten).
B-Lymphozyten erzeugen spezifische Antikörper (Immunglobuline), die bei der Ausrottung gewisser Krank-
heitskeime von großer Bedeutung sind. T-Lymphozyten überwachen und steuern die Tätigkeit der Freßzellen (Makrophagen), Monozyten und auch der B-Lymphozyten.

Lymphozyten
→ Seite 41

### Labordiagnose

Neben klinischen Anzeichen (Krankheitssymptomen)
gibt es eine Reihe von Laborparametern, mit deren
Hilfe Entzündungen erkannt werden können. Viele
dieser Werte sind allerdings unspezifisch. Das heißt,
ihr Auftreten (bzw. Erhöhung der Werte) beweist lediglich, daß irgendwo eine Entzündung vorliegt, gibt
aber noch nicht darüber Auskunft, wo sich dieser Ort
befindet und wodurch diese Entzündung ausgelöst
wurde.
Bei manchen Parametern kann über die Art des Erre-
gers (Viren, Bakterien usw.) zumindest eine Vermutung geäußert werden.
Mit Hilfe der Immunglobuline und bestimmter Anti-

Immunglobuline
→ Seite 204

193

**Entzündungen und Labor**

körper kann das Vorliegen von speziellen Infektionen erkannt werden.
Auch ob Immunmangelkrankheiten oder überschießende Immunreaktionen anzunehmen sind, kann mit Hilfe des Labors erkannt werden.

## Akute-Phase-Proteine

Bei jeder Entzündung, egal ob durch Gewebezerstörung oder eine Infektion bedingt, treten Veränderungen im Eiweißmuster des Blutes auf. Die meisten dieser Eiweißkörper (Proteine) stammen aus der Leber und sollen in erster Front der Körperabwehr die schädlichen Teilchen abtöten, zum Abbau bereit machen oder andere Mechanismen der körpereigenen Abwehr unterstützen.
Diese Akute-Phase-Proteine steigen innerhalb der ersten zwei Tage, manchmal auch schon binnen weniger Stunden steil an. Neben den für Entzündungen typischen Veränderungen (Fieber, Schmerz, Schwellung und Rötung, gesteigerte Blutsenkungsreaktion, Vermehrung der weißen Blutkörperchen, veränderte Serumeiweiß-Elektrophorese) können diese Akute-Phase-Proteine genauer über Art und Ausmaß der Entzündung Auskunft geben.
Wenn chronische Entzündungen vorliegen oder vom Körper Antikörper gebildet werden, treten auch Veränderungen bei den Immunglobulinen auf.
Akute-Phase-Proteine sind unter anderem:

◆ CRP (C-Reaktives Protein)

◆ Alpha-1-Antitrypsin

Fibrinogen
→ Seite 53

◆ Fibrinogen

◆ Haptoglobin

Coeruloplasmin
→ Seite 282

◆ Coeruloplasmin

◆ Komplement C 3

Wir wollen uns auf die nähere Erklärung häufiger

C-reaktives Protein

befundeter Werte beschränken: auf CRP und Alpha-1-Antitrypsin.

## CRP (C-reaktives Protein)

CRP ist ein wichtiger Laborwert, der über Vorliegen und Ausmaß von Entzündungsprozessen informiert. Besonders bei bakteriellen Entzündungen ist der Wert erhöht.
Normalwert:
bis 10 mg/l
Die Bestimmung erfolgt aus dem Blut.

### Was ist CRP?

CRP gehört zu den Akute-Phase-Proteinen, also zu den ersten Bollwerken bei entzündlichen Abwehrprozessen, wenn Erreger bereits in den Körper eingedrungen sind. Es handelt sich um Eiweißkörper, die bei Entzündungen freigesetzt werden, um die Verursacher auszuschalten.
Im Gegensatz zu den Antworten der Immunabwehr (Bildung spezieller Antikörper, die Erreger gezielt bekämpfen) ist dieses Abwehrsystem ganz unspezifisch, also grundsätzlich gegen alle Eindringlinge gerichtet.
CRP wird in der Leber erzeugt und liegt in sehr geringer Konzentration vor.
Man nimmt an, daß die Abwehrzellen Monozyten und Makrophagen bei Entzündungen bestimmte Substanzen produzieren (Interleukin 1, Interleukin 6 und Tumor-Nekrose-Faktor). Diese Stoffe regen verschiedene Zellen des Abwehrsystems an. Sie begünstigen die Entstehung von Fieber (durch das das Wachstum mancher Mikroorganismen gehemmt wird. Fieber ist keine Krankheit, sondern nur eine Abwehrmaßnahme des Körpers!). Die Interleukine sorgen aber auch für die Erzeugung von CRP in der Leber.
CRP klebt sich an die Außenwände von Bakterien und schädigenden Kleinstlebewesen. Es bereitet die Ein-

195

# Entzündungen und Labor

dringlinge auf diese Art für den Abbau durch die Makrophagen vor. Diese Reaktion kann innerhalb von Stunden einsetzen. Der Organismus hemmt solcherart die Vermehrung von Keimen bereits in der besonders gefährlichen Anfangsphase. Er gewinnt auf diese Weise Zeit, bis die Immunabwehr speziell gegen den Erreger wirksame Antikörper produzieren und in die Schlacht werfen kann (Immunglobuline).

**Immunglobuline**
→ **Seite 201**

Bei schweren Infektionen kann CRP innerhalb eines Tages auf das mehr als Tausendfache ansteigen!

Wenn bei einem Gewebeschaden körpereigene Zellen zugrunde gehen, entstehen giftige Stoffe. Diese werden ebenfalls von CRP erkannt, entgiftet und für die »Entsorgung« vorbereitet.

Bei Beendigung eines Entzündungsprozesses (zum Beispiel nach wirksamer Behandlung mit Antibiotika, falls die Erreger Bakterien waren) sinkt das CRP ziemlich rasch ab. Es läßt sich also auch der Erfolg der Therapie bis zu einem gewissen Grad mit Hilfe des CRP-Wertes abschätzen.

## Wann ist CRP erhöht?

CRP findet sich immer bei akuten Entzündungen erhöht. Von allen Entzündungsgradmessern im Labor reagiert das CRP am raschesten, nämlich meist noch vor dem Auftreten von Symptomen.

Ein normaler CRP-Wert schließt eine akute bakterielle Infektion aus. Bei chronischen Erkrankungen ist CRP nicht oder nur gering erhöht. CRP-Werte unter 10 mg/l haben keine Krankheitsbedeutung. CRP-Werte zwischen 10 und 100 mg/l kommen vor bei:

♦ Leichten bakteriellen Infektionen (Bronchitis, Blasenkatarrh, kleine Eiterungen usw.)

♦ Nach Operationen, Unfällen, Herzinfarkt

♦ Schweren Virusinfektionen

♦ Rheumatischen Erkrankungen

♦ Tuberkulose, Sarkoidose

CRP-Werte über 100 mg/l sprechen für:

◆ Schwere bakterielle Infektionen, Blutvergiftung (Sepsis)

◆ Schwere Operationen

◆ Tiefe Beinvenenthrombosen

◆ Manche rheumatische Leiden im Akutstadium

◆ Morbus Crohn

# Alpha-1-Antitrypsin

> **Ebenfalls ein Akute-Phase-Protein, das bei Entzündungen erhöht ist. Seine Bedeutung liegt aber hauptsächlich in der Diagnose von Mangelzuständen.**
> Normalwert:
> 190 bis 350 mg/dl
> Die Bestimmung erfolgt aus dem Serum.

### Was ist Alpha-1-Antitrypsin?

Bei dieser Substanz handelt es sich um ein Enzym, das die Wirkung anderer eiweißspaltender Enzyme aufheben kann. Es wird vorwiegend in der Leber, aber auch in Makrophagen der Lunge sowie in Monozyten hergestellt. Alpha-1-Antitrypsin verhindert, daß gesundes körpereigenes Gewebe abgebaut wird – sonst würde sich der Körper ja im Zuge seiner Abwehr gegen Entzündungserreger selbst zerstören.

Fehlt dieses Enzym, so überwiegt die Wirkung der eiweißabbauenden Enzyme. Dann entstehen schwere Organschäden. Die Bestimmung wird bei Verdacht auf angeborenen Mangel an diesem Stoff durchgeführt. Erniedrigte Werte deuten auf diese angeborene Mangelerkrankung hin. Betroffene sind besonders anfällig für bestimmte Leberleiden und Lungenerkrankungen. Zum Beispiel wird geschätzt, daß 2 Prozent aller Patienten mit Lungenemphysem (Lungenüberblä-

**Entzündungen und Labor**

hung) an diesem Enzymdefekt leiden. Besonders gefährdet sind in diesem Zusammenhang Raucher!

**Was bedeutet erhöhtes Alpha-1-Antitrypsin?**

Bei allen entzündlichen Vorgängen ist Alpha-1-Antitrypsin um das Zwei- bis Fünffache erhöht. Zur Diagnose von Entzündungen wird dieser Wert allerdings nicht verwendet.

## Phosphohexose-Isomerase (PHI)

> **Die Bestimmung dieses Enzyms kann bei der Unterscheidung zwischen bakteriellen und anderen Formen der Gehirnhautentzündung und bei der Überwachung mancher Patienten mit malignen Tumoren hilfreich sein.**
> Normalwerte:
> Serum 15 bis 67 U/l
> Liquor bis 6 U/l
> Die Bestimmung erfolgt aus dem Serum und dem Liquor.

**Was ist die PHI?**

Die PHI ist ein Enzym, das im Zytoplasma praktisch aller Gewebe vorkommt. Es spielt im Glukosestoffwechsel eine Rolle.
Der Austritt aus den Zellen kann bei allen Schädigungen der Zellwände erfolgen.

**Was bedeutet eine Erhöhung der PHI?**

◆ Lebererkrankungen

Alle Lebererkrankungen können mit der Erhöhung dieses Enzyms einhergehen. So werden bei Leberentzündungen Anstiege über 1 000 U/l beobachtet.

198

**Phosphohexose-Isomerase**

◆ Muskelerkrankungen

Nach Muskelverletzungen, Muskelzerstörung und Herzinfarkt treten ebenfalls in Abhängigkeit zur Masse des erkrankten Gewebes Anstiege über 1 000 U/l auf.

◆ Perniziöse Anämie

Auch bei Vitamin B-12- und Folsäureanämien werden starke PHI-Erhöhungen beobachtet.

Vitamin B 12
und Folsäure
→ Seite 298

◆ Bösartige Tumoren

PHI ist nicht als Suchtest für Tumoren geeignet. Zwar ist PHI bei 80 Prozent aller Patienten mit einem Lungenkrebs und weit fortgeschrittenem Prostatakrebs und bei der Mehrzahl der Patienten mit Lebermetastasen und Brustkrebs erhöht, zur Frühdiagnostik ist die PHI-Bestimmung aber ungeeignet.

Bei ausgedehnten Tumoren kann jedoch die PHI-Bestimmung über das Ansprechen einer Therapie informieren. Werte über 100 U/l sind ein Hinweis auf eine größere Tumorzellmasse. War eine medikamentöse oder operative Therapie ausreichend, müßte ein Abfall des PHI-Wertes unter 100 U/l eintreten.

◆ Bakterielle Meningitis (Hirnhautentzündung)

Bei bakteriell verursachten Entzündungen der Hirnhaut steigt die PHI über 50 U/l an. Bei darunterliegenden Werten müssen Viren oder eine Tuberkulose als Ursache angenommen werden.

◆ Sonstiges

Lungeninfarkte, Pneumonien (Lungenentzündungen), Niereninfarkte und Entzündungen der Bauchspeicheldrüse können einen Anstieg der PHI auf 100 bis 200 U/l bewirken.

# Infektionskrankheiten und Labor

Wenn Kleinstlebewesen (in der Fachsprache Mikroorganismen) wie etwa Bakterien, Viren, Pilze usw. in den Körper eines größeren Lebewesens eindringen, spricht man von Infektion. Der ungebetene Gast vermehrt sich in seinem »Wirt« und kann Schaden anrichten. Erst dann aber ist der Ausdruck Infektionskrankheit berechtigt. Denn eine bloße Infektion muß nicht unbedingt krank machen.

Ob eine Krankheit entsteht, hängt von verschiedenen Umständen ab: natürlich von der Leistungsfähigkeit des Abwehrsystems (Immunlage). Weiters von der Zahl der eingedrungenen Erreger und schließlich von deren Bereitschaft, sich zu vermehren. Je massiver der Befall, desto gefährlicher die Situation.

Entsprechend diesen Zusammenhängen kann ein und derselbe Eindringling in zwei Menschen grundverschiedene Auswirkungen haben. Der eine merkt vielleicht gar nichts von der Infektion, der andere aber erkrankt lebensgefährlich. Vor allem dann, wenn sich sein Organismus nicht ausreichend zur Wehr setzen kann.

Während zum Beispiel Bakterien heute wirkungsvoll mit Antibiotika bekämpft werden können, steht uns im Kampf gegen Viren leider noch immer kein zuverlässiges Medikament zur Verfügung. Allerdings kann vielen Viruserkrankungen durch rechtzeitige Impfung vorgebeugt werden.

Wir haben aus der Unzahl von möglichen Infektionen nur einige Beispiele ausgewählt und etwas näher besprochen.

## Immunglobuline

> Immunglobuline sind die Antikörper des Menschen. Sie spielen bei der Abwehr von Infektionen eine entscheidende Rolle. Mangel wird bei Abwehrschwäche, Vermehrung bei chronisch-entzündlichen Prozessen gefunden.
> Normalwerte im Serum:
> IgA: 92 bis 207 IU/ml bzw. 8,0 bis 18,0 g/l
> IgE: 0,0003 mg/ml
> IgG: 54 bis 264 IU/ml bzw. 0,9 bis 4,5 g/l
> IgM: 69 bis 322 IU/ml bzw. 0,6 bis 2,5 g/l
> Die Bestimmung erfolgt aus dem Serum, aber auch aus dem Liquor (Hirn- und Rückenmarkflüssigkeit; Liquor wird durch Rückenmarkpunktion gewonnen), der Tränenflüssigkeit, dem Speichel und dem Darmsaft.

### Was sind Immunglobuline?

Immunglobuline sind Eiweißkörper, die von B-Lymphozyten und Plasmazellen gebildet werden.
Wie ein Schlüssel zum Schloß, so paßt ein Immunglobulin ganz genau auf sein spezielles Antigen. Antigene sind körperfremde Substanzen, die Schaden anrichten können, wenn sie nicht vernichtet werden (Bakterien, Viren, Parasiten usw.). Immunglobuline schützen den Körper vor Kleinstlebewesen (Mikroorganismen) wie eben Bakterien, Viren, Ein- oder Mehrzellern. Diese Strukturen werden vom Organismus erkannt und mit speziell gegen sie gerichteten Antikörpern bekämpft. Das heißt, Immunglobuline stürzen sich nicht wahllos auf die Eindringlinge, sondern gehen ganz gezielt vor – jedem Antigen sein spezieller Antikörper. Die Antikörper (Immunglobuline) können die Oberfläche von Erregern besetzen, diese lahmlegen, abtöten oder für den weiteren Abbau durch andere Abwehrzellen vorbereiten.
Auch bei gewissen Krankheitsprozessen spielt die Bildung von Immunglobulinen eine große Rolle. So kön-

B-Lymphozyten
→ Seite 43

# Infektionskrankheiten und Labor

nen sie ein Teil des körpereigenen Abwehrsystems gegen Krebs sein und bei der Beseitigung von Abbauprodukten helfen, die im Körper entstehen. Bei den Autoimmunerkrankungen aber werden die Immunglobuline durch eine Fehlsteuerung im Organismus vom Freund zum Feind! Sie können dann nicht mehr zwischen eigenem Gewebe und Fremdkörpern unterscheiden. Sie bekämpfen plötzlich genauso heftig wie früher die »Feinde« nunmehr körpereigene Zellen und Strukturen.

Immunglobuline kommen im Organismus in verschiedenen Klassen vor (IgA, IgM, IgG, IgE). Die IgG und IgA lassen sich noch zusätzlich in Unterklassen trennen.

## Immunglobuline der Klasse M

Lymphozyten
→ Seite 41

IgM sind die Immunglobuline der Frühphase der körpereigenen Abwehr (primäre Immunantwort). Sie können als erstes Immunglobulin auch von Neugeborenen hergestellt werden.

Schon eine Woche nach einer Infektion werden die IgM gebildet. Sie sind die größten Immunglobuline und kommen zum Teil an Lymphozyten gebunden vor.

Komplementsystem
→ Seite 192

Nach der Vereinigung mit einem Antigen können die IgM das sogenannte Komplementsystem aktivieren. Dabei handelt es sich um ein sehr kompliziert aufgebautes Abwehrsystem des Organismus. Es hält den Abwehrkampf in Schwung und fördert die Vertilgung von Eindringlingen.

Nach einer Infektion verschwinden die IgM innerhalb einiger Monate wieder aus dem Serum.

## Immunglobuline der Klasse G

Ungefähr drei Viertel aller Immunglobuline im Serum sind IgG. Sie erscheinen erst einige Tage nach den IgM im Serum, bleiben dafür aber meist ein Leben lang nachweisbar.

Die Aufrechterhaltung eines bestimmten Spiegels an IgG ist Aufgabe der sogenannten Gedächtniszellen. Das sind B-Lymphozyten, die in Lymphknoten, in der

202

**Immunglobuline**

Milz oder sonstigen Lymphorganen (Mandeln, Blinddarm) sitzen und bei späteren Infektionen durch einen bereits bekannten Erreger diesen sofort erkennen und die Produktion größerer Immunglobulinmengen in Schwung bringen.

IgG sind die Immunglobuline der Spätphase einer Infektion. Sie können ebenso wie die IgM das Komplementsystem aktivieren. Da die IgG durch die Plazenta wandern können, tragen sie zur Unempfindlichkeit von Ungeborenen und Neugeborenen gegenüber Infektionskrankheiten bei.

**Immunglobuline der Klasse A**

IgA machen etwa 10 bis 15 Prozent der Immunglobuline im Serum aus. Sie werden auch als sekretorische Immunglobuline bezeichnet, da sie in den verschiedenen Körpersekreten ausgeschieden werden (Tränen, Speichel usw.).

Die IgA bilden gleichsam den antibiotischen Schutzanstrich von Haut und Schleimhäuten. Gegen Viren haben IgA insofern eine gute Wirksamkeit, als sie die Bindung dieser Viren an den Schleimhäuten des Magen-Darm-Traktes sowie der Atmungsorgane verhindern.

**Immunglobuline der Klasse E**

IgE sind Immunglobuline, die speziell bei allergischen Reaktionen und beim Kampf des Organismus mit vielzelligen Erregern (Parasiten, Würmern usw.) eine Rolle spielen.

IgE finden sich in der Haut und auf Schleimhäuten. Beim Kontakt mit einem Antigen (»Feind«) kommt es zur Freisetzung von bestimmten Substanzen aus den Mastzellen. Diese Stoffe sind für viele Anzeichen verantwortlich, die im Rahmen eines allergischen Geschehens auftreten können (Juckreiz, Rötung, Schwellung, Kreislaufschwierigkeiten).

# Infektionskrankheiten und Labor

## Was bedeuten erniedrigte Immunglobuline?

Mangel an Immunglobulinen führt zu verminderter Widerstandskraft gegenüber Infektionen. Menschen mit derartigen Veränderungen erkranken häufiger und schwerer an Infektionen mit Erregern, die für den gesunden Organismus sonst kein Problem darstellen würden. Zum Glück sind solche Immunmangelkrankheiten sehr selten. Auf eine Million Neugeborene kommen etwa zehn Erkrankungsfälle. Allerdings treten solche Mangelzustände häufiger im Gefolge anderer schwerer Krankheiten auf (Krebs, schwerste Infektionen usw.).

Patienten, bei denen die Erzeugung von Immunglobulinen gestört ist, neigen vor allem zu bakteriellen Infektionen und zum Befall mit Parasiten. Virusinfektionen hingegen verlaufen meistens auch nicht schwerer als beim grundsätzlich Gesunden. Einzig die Immunität gegen Viren hält bei diesen Menschen nicht so lange an. Deshalb können sie unter Umständen auch zweimal im Leben an Masern oder Mumps erkranken, was bei Menschen mit ausreichender Versorgung an Immunglobulinen nicht der Fall ist.

Folgende Erkrankungen gehen mit gestörter Immunglobulinerzeugung einher:

◆ Agammaglobulinämie

Eine Erbkrankheit, bei der IgG unter 1 g/l vermindert ist und die restlichen Antikörper ganz fehlen. Das Leiden befällt nur männliche Kleinkinder. Die Kinder erkranken im zweiten Lebensjahr, also zu einer Zeit, wo der Immunschutz durch Antikörper der Mutter bereits nachgelassen hat.

◆ Vorübergehender Antikörpermangel im Säuglingsalter

Für gewöhnlich fallen im dritten bis sechsten Monat nach der Geburt die IgG auf 0,2 g/l ab. Erst dann beginnt der Säugling voll mit der Erzeugung eigener Immunglobuline. Bei der genannten Erscheinung jedoch bleiben die Immunglobuline zu lange erniedrigt.

## Immunglobuline

In dieser Zeit herrscht natürlich erhöhte Ansteckungs-gefahr mit allen möglichen Erregern.

◆ Dysgammaglobulinämie

Im Rahmen dieser Erkrankung ungeklärter Ursache werden IgA und IgG vermindert erzeugt. Abwehr-schwäche ist die Folge.

◆ Isolierter IgA-Mangel

Dies ist die häufigste angeborene Störung der Versor-gung mit Immunglobulinen. Es werden entweder zu-wenig IgA gebildet, oder IgA werden durch gegen sie gerichtete Antikörper wieder aus dem Kreislauf ent-fernt. Nicht alle Patienten mit IgA-Mangel sind jedoch infektgefährdeter. Es fällt aber auf, daß viele der Be-troffenen auch öfter an Krebs und Autoimmunerkran-kungen leiden.
Bei Neigung zu Infektionen der Atemwege oder des Darmes können die IgA im Bronchialschleim oder im Darmsaft bestimmt werden. Bisweilen wird dann ein örtlicher (lokaler) Mangel an IgA erkannt.

◆ Isolierter IgM-Mangel

Diese Patienten leiden unter immer wieder auftreten-den Infektionen durch Bakterien.

◆ Gemischter Immundefekt

Genau: gewöhnlicher gemischter Immundefekt. Unter diese Bezeichnung fällt eine große Gruppe von Er-krankungen unterschiedlichster Ursachen. Alle Patien-ten zeigen Verminderung der Immunglobuline, und zwar aller. Die Betroffenen sind sehr infektanfällig. Es leiden gleichermaßen Männer wie Frauen daran. Im Rahmen des Leidens können auch die B-Lymphozyten vermindert sein. Bei manchen Patienten sind die B-Lymphozyten nicht in der Lage, sich in Plasmazellen (den Spezialisten der Immunglobulinproduktion) um-zuwandeln. Die Erkrankung geht meistens mit Fieber, Gewichtsverlust sowie Vergrößerung der Milz und der Lymphknoten einher.

B-Lymphozyten
→ Seite 43

## Infektionskrankheiten und Labor

◆ Immunglobulinmangel im Gefolge anderer Erkrankungen

Bösartige Tumoren:
Im fortgeschrittenen Stadium von Krebs kommt es häufig zum Abfall der Immunglobuline. Speziell Patienten mit lymphatischer Leukämie haben sehr wenig IgA und IgM (um bis zu 50 Prozent vermindert).

Medikamente:
Alle Medikamente, welche die Vermehrung schnell wachsender Zellen hemmen (etwa Zytostatika, also Krebsmittel), führen auch zur Hemmung des Immunsystems und damit zum Abfall der Immunglobuline. Auch höher dosierte Kortisonpräparate, Abwehrdämpfer (Immunsuppressiva, zum Beispiel nach Organverpflanzungen eingesetzt) und Bestrahlungsbehandlung (als Krebstherapie) haben auf die Funktion der B-Lymphozyten sowie der Plasmazellen hemmende Auswirkung.

Eiweißverlust:
Jede Erkrankung, die zu starkem Verlust an Eiweiß führt, hat ebenfalls einen Abfall der Immunglobuline zur Folge. Dazu gehören etwa schwere Durchfälle, Nierenleiden mit massiver Vermehrung von Eiweiß im Harn, aber auch großflächige Verbrennungen. Eiweißmangel kann auch durch unkluge Fastenkuren entstehen.

Eiweiß im Harn
→ Seite 143

### Was bedeutet Vermehrung der Immunglobuline?

Gegen ein spezielles Antigen werden meistens verschiedene Immunglobuline in unterschiedlicher Konzentration gebildet. Den als Vergleich bereits erwähnten »Schlüssel« der Antikörper, der ins »Schloß« der Antigene paßt, nennt man Rezeptor. Paßt der Rezeptor genau, so reagieren die Abwehrzellen viel heftiger, als wenn er ungenau passen würde.
Das führt zur Vermehrung der Immunglobuline als Zeichen, daß sich der Körper gegen bestimmte Eindringlinge zu wehren hat und dies auch tut. Vermehrung bestimmter Immunglobuline erlaubt bis zu einem

## Immunglobuline

gewissen Grad Hinweise auf die Art der Erkrankung. Vor allem hat das Verteilungsmuster hier Bedeutung – ob also eher IgA, IgM oder IgG vermehrt auftreten.

◆ IgM-Erhöhung

Das ist typisch für einen ersten Kontakt mit einem Erreger: die Frühantwort auf einen Eindringling. Bleiben die IgM-Werte aber länger als üblich erhöht, so spricht das für einen Übergang von akuter in eine chronische Entzündung. Bei Neugeborenen ist die IgM-Erhöhung im Blut der Nabelschnur Anzeichen für eine bereits im Mutterleib erworbene Infektion.

◆ IgG-Erhöhung

In der Endphase einer akuten Infektion steigen die IgG an. Der Erreger ist schon bekannt, der Körper rüstet sich für eine länger dauernde Immunisierung. Bei chronischen Entzündungen ist der IgG-Wert praktisch immer erhöht. Zunehmende Werte sprechen dafür, daß eine chronische Entzündung wieder aktiv wird. Abfall der IgG nach einer Infektion beweist, daß der Erreger besiegt wurde.

◆ IgA-Erhöhung

Isolierte Erhöhung der IgA hat bei Lebererkrankungen Bedeutung. Die Vermehrung weist auf ein Vergiftungsgeschehen (meist Alkohol!) hin.

### Monoklonale Vermehrung der Immunglobuline

Darunter versteht man eine Vermehrung der Immunglobuline, die durch außer Kontrolle geratene Zellmechanismen entsteht. Es werden dann Immunglobuline – oder auch nur Bruchstücke davon – in sehr großer Menge erzeugt. Meistens handelt es sich dabei um Tumorerkrankungen, die sich im Knochensystem abspielen. Bei Röntgenaufnahmen findet man auch Knochendefekte. Das Serumeiweiß ist bisweilen deutlich erhöht.

Meist ist die Aufdeckung dieses Geschehens ein Zufallsbefund. Die krankhaft vermehrten Immunglobu-

Serumeiweiß
→ Seite 303

## Infektionskrankheiten und Labor

line bezeichnet man auch als Paraproteine. Sie werden im Harn und im Blut mit Hilfe komplizierter Meßmethoden (Immunfixations-Elektrophorese bzw. Immunelektrophorese) bestimmt.
Natürlich ist die Vermehrung nicht immer auf Krebs zurückzuführen. Mitunter werden die genannten Paraproteine gefunden, ohne daß ein bösartiger Tumor vorliegt. Leider aber entsteht bei rund 10 Prozent der Betroffenen irgendwann in den folgenden Jahren eine bösartige Form dieser Erkrankung. Die damit in Zusammenhang stehenden Krankheiten sind: Multiples Myelom (auch Plasmozytom oder Morbus Kahler genannt), Morbus Waldenström, Hodgkin-Lymphome.

## Borrelien-Antikörper

**Borreliose ist eine durch Zecken, Bremsen, Wespen und andere Insekten übertragene Krankheit, die im Spätstadium mit Nerven-, Herz- und Gelenkschäden einhergehen kann. Vermeidbar durch rechtzeitige Erkennung, weil gut behandelbar mit Penicillin.**
Normalwert:
IgG unter 1:64
IgM unter 1:32
Die Bestimmung erfolgt aus dem Blut.

### Wie äußert sich eine Infektion?

Borrelien kennt man zwar schon lange, aber erst seit relativ wenigen Jahren bringt man eine Reihe eigenartiger Krankheitsbilder mit einer Infektion in Verbindung. Speziell die Borrelia burgdorferi als Erreger der sogenannten Lyme-Erkrankung ist im deutschsprachigen Raum keine Seltenheit. Der Erreger ist mit den Verursachern der Syphilis gleichsam weitschichtig verwandt. Die Übertragung erfolgt durch Insekten.
Wenige Tage nach der Ansteckung entwickelt sich an der Stelle des Stiches eine Rötung, die sich ausbreitet

## Borrelien-Antikörper

und die weiterwandern kann. Das ist Stadium I der Krankheit.

Wochen bis Monate später treten Kopfweh, Schwindel, unrhythmischer Herzschlag, Müdigkeit, depressive Verstimmung und oft auch Gelenkbeschwerden auf: Stadium II.

Im dritten Stadium, das erst Jahre später auftreten kann, entstehen an Händen und Beinen Hautveränderungen, chronische Gelenksentzündung, aber auch Nerven- und Gehirnhautentzündung ist möglich. Manchmal leiden die Patienten unter immer wiederkehrenden Fieberschüben. Kaum jemand kommt auf die Idee, daß es sich um eine Borreliose im Spätstadium handeln könnte.

Im Stadium I ist die Behandlung mit Penicillin bzw. einigen anderen Antibiotika kein Problem. In Stadium II müssen im Rahmen eines Krankenhausaufenthaltes hochdosierte Infusionen mit Antibiotika versucht werden. Im Stadium III ist kaum mehr eine zufriedenstellende Behandlung möglich.

### Was bedeuten erhöhte Borrelien-Antikörper-Titer?

Titeranstiege über die genannten Grenzwerte beweisen Erkrankung durch Borrelien. Ein Anstieg ist zwischen der 2. und 6. Woche nach dem Insektenstich zu erwarten. Wichtig ist es zu wissen, daß Personen mit Mononukleose (Pfeifersches Drüsenfieber) grenzwertig positive Antikörper haben können.

209

# Infektionskrankheiten und Labor

## Chlamydien-Antikörper

Chlamydien sind bakterienähnliche Organismen. Sie werden den Bakterien zugerechnet und können sich nur in den Zellen des Wirtes (also etwa des Menschen, den sie befallen) vermehren. Chlamydien-Antikörper sind nur bei gerade akuten Infektionen nachweisbar.
Normalwerte:
Komplementbindungsreaktion 1:10
Indirekter Immunfluoreszenztest 1:64
Die Bestimmung erfolgt aus dem Blut.

### Wie werden Chlamydien-Antikörper nachgewiesen?

Am zuverlässigsten ist der direkte Erregernachweis. Dafür muß das untersuchte Material möglichst viele Zellen enthalten (Blut, Sputum, Gewebeprobe). Titer von mehr als 1:80 sprechen für Ansteckung. Der Nachweis kann mikroskopisch oder auch durch Züchtung der Erreger in Zellkulturen erfolgen. Von den Chlamydien werden zwei Arten unterschieden:

◆ Chlamydia psittaci

Diese verursachen die Ornithose, eine durch getrockneten Vogelkot übertragene Krankheit. Psittacose heißt die Erkrankung, wenn die Infektion über Papageien vor sich geht. Die Infizierten entwickeln grippeähnliche Symptome und können auch eine Art Lungenentzündung bekommen.

◆ Chlamydia trachomatis

Das ist der Erreger des Trachoms, einer Bindehautinfektion (Auge). Etwa eine halbe Milliarde Menschen leidet daran. Wenn nicht behandelt wird (etwa mit Tetracyclinen), erblinden die Befallenen. Diese Form der Chlamydien verursacht auch Lymphogranuloma venereum, ein den Geschlechtskrankheiten zugerechnetes Leiden. In Asien sowie Mittel- und Südamerika

210

weit verbreitet. Schließlich können Chlamydien für Infektionen des Harntraktes, der Geschlechtsorgane und des Enddarmes verantwortlich sein.

## Campylobacter-Antikörper

Der Campylobacter jejuni ist in den USA nach den Lamblien der zweithäufigste Erreger von Durch-fall-Epidemien, die durch verseuchtes Wasser ent-stehen.
Normalwert:
Grenztiter 1:10
Die Bestimmung erfolgt aus dem Blut.

### Wie äußern sich Infektionen?

Campylobacter jejuni kommt in mehreren Arten vor. Es handelt sich um lebhaft bewegliche, gekrümmte Stäbchen, die eine Geißel besitzen. Ansteckungsquel-len sind Tiere (besonders Geflügel), infizierte Nah-rungsmittel und verunreinigtes Trinkwasser. Bei rund 7 Prozent aller Patienten mit Durchfall läßt sich dieser Keim auch in unseren Breiten nachweisen. Die Er-krankten fiebern meistens, haben wäßrige, bisweilen auch blutige Durchfälle. Auch ohne Behandlung heilt die Erkrankung nach etwa einer Woche ab. Dennoch bleiben die Betroffenen noch etwa drei Wochen lang ansteckend. Behandlung mit Antibiotika ist selten er-forderlich.
Besonders eifrig wurde in den letzten Jahren die Be-deutung des Campylobacter pylori diskutiert. Mög-licherweise spielt dieser Keim bei der Entstehung von Magen- und Zwölffingerdarmgeschwüren bzw. bei Gastritis eine gewisse Rolle.

### Wie erfolgt die Diagnose einer Infektion?

Campylobacter können zwar aus frischen Stühlen an-gezüchtet werden. Doch wachsen sie in der Kultur

**Infektionskrankheiten und Labor**

recht langsam. Bis der Erregernachweis endlich gelingt, ist die Krankheit eventuell bereits vorbei. Die Antikörper können rund eine Woche nach Infektionsbeginn nachgewiesen werden. Bedeutung hat die Untersuchung, um festzustellen, ob der Patient die Keime weiter übertragen kann. Titer über 1:10 sind beweisend.

## Streptokokken – Serologie

**Streptokokken können schwere Infektionen, aber auch Folgekrankheiten verursachen. Mit der Serologie können frische und jüngst abgelaufene Infekte nachgewiesen werden.**
Normalwerte:
Latex-Schnelltest      negativ
ASLO                          unter 200 IE
Anti-DNase B             unter 200 IE
Anti-Hyaluronidaseunter 300 IE
Anti-NADase             unter 75 IE
Die Bestimmung erfolgt aus dem Serum.

### Was sind Streptokokken?

Streptokokken sind kugelige Bakterien, die vorzugsweise in Ketten angeordnet vorkommen. Sie können aufgrund ihrer Fähigkeit, eine Hämolyse (Zerstörung der roten Blutkörperchen) zu verursachen, ihren biologischen Merkmalen und serologischen Eigenschaften weiter unterteilt werden.

◆ Streptokokken Gruppe A

Diese Keime breiten sich nach dem Eindringen in Gewebe schnell aus. Sie verursachen Phlegmonen, Erysipel (Wundrose bzw. Rotlauf), Gehirnhautentzündungen, Herzklappenentzündungen, Mandelentzündungen, Lungenentzündungen und Sepsis (Blutvergiftung).
Streptokokkentoxine können bei Erkrankten, wenn

212

### Streptokokken-Serologie

diese keine Antitoxine entwickeln, einen Hautausschlag hervorrufen (Scharlach).

Bei Streptokokken der Gruppe A sind die Folgeerkrankungen gefürchtet. Das akute rheumatische Fieber mit Beteiligung des Herzens und der Gelenke und die akute Glomerulonephritis (entzündliche Nierenerkrankung) sind die bekanntesten Komplikationen.

◆ Streptokokken Gruppe B

Auch hier kann die Infektion als Abszesse, Gehirnhautentzündung, Herzklappenentzündung, Infektion der Atemwege und des Harntraktes und als Sepsis auftreten. Betroffen sind vorwiegend Menschen mit einer gestörten Immunabwehr.

◆ Enterokokken

Die Enterokokken gehören zur normalen Besiedelung des Darmes mit nützlichen Bakterien. Treten sie in Gewebe ein, können sie Infektionen der Gallenwege, der Harnwege, eine Herzklappenentzündung und Wundinfektionen verursachen.

◆ Vergrünende Streptokokken

Diese Erreger kommen in der Mundhöhle vor. Bei zahnärztlichen Eingriffen und bei Operationen im Hals-Nasen-Ohren-Bereich können sie in die Blutbahn eindringen. Bei Patienten mit künstlichen und vorgeschädigten Herzklappen kann dann eine Endocarditis lenta (Entzündung der Herz-Innenhaut) entstehen.

◆ Pneumokokken

Pneumokokken sind die häufigsten Erreger von Lungenentzündungen. Aber auch Infekte des Mittelohres, der Nebenhöhlen, der Hirnhaut und der Augenbindehaut können durch diesen Keim verursacht werden.

### Wie können Streptokokken nachgewiesen werden?

◆ Kultur

# Infektionskrankheiten und Labor

Aus Wundabstrichen, Sekreten und Blut können Streptokokken nachgewiesen werden. Die verschiedenen Arten zeigen schon kulturell ein unterschiedliches Verhalten und können damit »entlarvt« werden.

◆ Serologie

Während und auch nach der Infektion mit Streptokokken der Gruppe A können im Serum Antikörper gegen verschiedene, von den Streptokokken produzierte Substanzen nachgewiesen werden.
Bei akuten Infekten ist diese Untersuchung nur von untergeordneter Bedeutung. Da jedoch bei streptokokkenbedingten Folgeerkrankungen kein kultureller Nachweis mehr gelingt, ist die Serologie bei der Diagnose dieser Erkrankungen besonders wichtig.
Ein positiver Befund bedeutet immer und lediglich, daß eine Streptokokkeninfektion stattgefunden hat oder noch abläuft.
Ein negatives Resultat schließt einen Streptokokkeninfekt nicht aus. Dies um so mehr, wenn nur eine Untersuchung allein durchgeführt wurde. Ein lokal ablaufender Infekt muß nicht immer eine starke Antikörperproduktion verursachen. Außerdem werden nicht alle Antigene von den Streptokokken im selben Maß produziert. Daher ist die Treffsicherheit der Untersuchung um so größer, wenn die Antikörper gegen mehrere Streptokokkenantigene überprüft werden.

**Antistreptolysin O-Reaktion**
◆ Latex-Schnelltest

Zur raschen Orientierung kann dieser einfache Test durchgeführt werden. Der Test wird positiv, wenn der ASLO 200 IU/ml übersteigt.

◆ ASLO (Hämolysehemmungsreaktion)

Hier erfolgt eine mengenmäßige Bestimmung des Antistreptolysin.
Streptolysin wird von bestimmten Streptokokken gebildet. Leider ist dieser Test nicht ausreichend empfindlich (50 bis 80 Prozent). Nach Hautinfektionen

## Streptokokken-Serologie

kann ein Titeranstieg ausbleiben. Es scheint, daß eine Glomerulonephritis häufiger nach Hautinfektionen als nach Entzündungen der Mandeln auftritt.
Falsch positive ASLO-Werte können auftreten, wenn im Blut Substanzen vorkommen, die die hämolytische (blutzersetzende) Aktivität des Streptolysin neutralisieren (zum Beispiel Beta-Lipoproteine).

### Antistreptokokken-Desoxyribonuklease B (Anti-DNase B)

Die diagnostische Treffsicherheit bei dem Verdacht auf eine streptokokkenbedingte Erkrankung steigt gewaltig, wenn zum ASLO noch die Anti-DNase B (ADNAse B) bestimmt wird. Während bei Hautinfekten der ASLO nur in 40 Prozent der Fälle positiv wird, können beim Anti-DNase-B-Test in etwa 80 Prozent positive Resultate erreicht werden.

### Antistreptokokken-Hyaluronidase (AHy)

Bei einem gravierenden Verdacht auf eine Streptokokken-Folgeerkrankung kann AHy noch zusätzlich bestimmt werden. Dies erhöht nochmals die diagnostische Treffsicherheit.
Die Bestimmung der AHy ist auch erforderlich, wenn ASLO und Anti-DNase B ein divergentes Resultat zeigen.
Wie bei allen anderen Antikörper-Nachweisen gilt auch hier, daß ein einmalig grenzwertiger oder leicht erhöhter Wert im Abstand von zwei Wochen kontrolliert werden sollte. Ein Titerverlauf erlaubt dann die Beurteilung des Krankheitsstadiums.

### Antistreptokokken-NADase-Reaktion (Anti-NADase, ANADase)

Falls bei der Untersuchung der vorher erwähnten Antikörper einer positiv und zwei negativ ausgefallen sind, kann als letzte Diagnosehilfe noch die Anti-NADase bestimmt werden.

Infektionskrankheiten und Labor

## Syphilis-Serologie

> Syphilis oder Lues ist eine ansteckende, schub-
> weise verlaufende Geschlechtskrankheit, die sero-
> logisch mit großer Treffsicherheit nachgewiesen
> werden kann. Der Erreger (Treponema pallidum)
> kann gesunde Haut nicht durchdringen. Kleine
> Risse in der Schleimhaut ermöglichen jedoch das
> Eindringen und damit die Infektion. Eine Übertra-
> gung kann auch von der Mutter auf das Ungebo-
> rene erfolgen.

### Stadien der Syphilis

◆ Lues I

Etwa drei Wochen nach der Ansteckung bildet sich
am Ort der Infektion ein schmerzloses, derbes Ge-
schwür. Dieses heilt immer von selbst ab.

◆ Lues II

Nach rund acht Wochen kommt es zum Übertritt von
Krankheitserregern ins Blut. Die Patienten fühlen sich
abgeschlagen, haben Kopfweh und Gliederschmer-
zen, sie fiebern auch manchmal. Die Lymphknoten
sind geschwollen, und es entsteht ein Hautausschlag,
der nicht juckt. Schleimhautveränderungen, um-
schriebene Haarausfälle und Verlust von Hautpigment
(weiße Flecken), vorwiegend am Hals, sind weitere
typische Zeichen.
Die Lues II heilt in einem Drittel der Fälle ebenfalls
ohne weitere Maßnahmen aus. Die unspezifischen
Luestests werden wieder negativ. Bei einem Drittel der
Patienten bleiben die serologischen Tests positiv, es
treten aber keine Krankheitszeichen mehr auf. Im
verbliebenen Drittel verschwinden die genannten
Symptome nach einiger Zeit, und die Lues tritt in ein
sogenanntes Latenzstadium. Dieser erscheinungsfreie
Zeitraum kann zwei bis zwanzig Jahre dauern!

◆ Lues III

216

Syphilis-Serologie

Das dritte Stadium ist gekennzeichnet durch das Auftreten von Gummen (kleine Geschwülste von Granulationsgewebe), die nicht mehr ansteckend sind und überall im Körper zu finden sein können. Komplikationen sind Ausweitungen der Hauptschlagader (Aortenaneurysma), schwerste Nervenschäden, Herzmuskelentzündung.

## Wie wird Syphilis festgestellt?

◆ Durch Lichtmikroskopie

In Stadium I und II können die Erreger direkt aus den Hautveränderungen bzw. aus den Lymphknoten nachgewiesen werden. Im Dunkelfeldmikroskop werden die typisch korkenzieherartigen Erreger erkannt.

◆ Durch Serologie

Nachweis von Treponemen durch serologische Tests ist immer dann erforderlich, wenn bei verdächtigen Hautveränderungen zum Beispiel nach örtlicher Vorbehandlung durch Antibiotika der Nachweis unter dem Lichtmikroskop nicht mehr gelingt.
Außerdem kann mittels serologischer Tests neben der Diagnose auch abgeschätzt werden, ob der Patient behandelt werden muß bzw. welches Infektionsstadium vorliegt oder ob eine erfolgte Behandlung auch wirkt.
In Österreich ist es zum Beispiel gesetzliche Vorschrift, daß bei jedem Blutspender und bei jedem Patienten im Krankenhaus eine Untersuchung auf Lues durchgeführt werden muß.
Folgende Tests werden vorgenommen:

### TPHA

Das sogenannte Treponema-pallidum-Hämagglutinations-Assay ist der gängigste Suchtest. Wenn er negativ ausfällt, hat der Patient sicher keine Lues, jede weitere Untersuchung wird überflüssig. Eine Ausnahme ist jedoch die Frühinfektion. In den ersten zwei Wochen nach einer Ansteckung kann der TPHA-Test noch gar

217

## Infektionskrankheiten und Labor

nicht positiv ausfallen, da sich der Erreger zu diesem Zeitpunkt noch nicht im Blut befindet und noch keine Antikörper bilden konnte. Ein positiver TPHA-Test macht die Infektion wahrscheinlich, aber noch nicht ganz sicher. Auch kann der Test nichts darüber aussagen, ob der Patient behandelt werden muß. Schließlich können auch bei anderen Erkrankungen Antikörper auftreten, die einen positiven Test bewirken.

### VDRL-Test und Cardiolipin-Reaktion

Diese Tests sind eine Weiterentwicklung der bekannten Wassermann-Reaktion zum Nachweis von Lues (ein makabres Scherzwort: »Das einzig Positive an ihm ist der Wassermann...«). Leider sind die nachgewiesenen Antikörper nicht spezifisch für Lues. Sie können auch bei anderen Infektionen auftreten: Mononukleose, Lepra, Tuberkulose, Malaria, Karzinome, Masern, Windpocken (Varizellen), rheumatische Leiden, Leberkrankheiten. Aber auch im Rahmen der Schwangerschaft und nach Schutzimpfungen werden diese Antikörper mitunter gefunden.

VDRL und Cardiolipin-Reaktion werden ab der dritten Woche nach Infektion positiv. Im Stadium II der Lues sind diese Tests immer positiv. Wenn das der Fall ist, muß eine Bestätigungsreaktion durchgeführt werden. Dazu eignet sich der

### FTA-ABS-Test

Diese Untersuchung heißt mit dem vollen wissenschaftlichen Namen Fluoreszenz-Treponema-Antikörper-Absorptions-Test. Er ist in bezug auf Verläßlichkeit mit dem TPHA-Test vergleichbar.

Allerdings kann er auch bei Sklerodermie und Lupus erythematodes (Autoimmunerkrankungen des Bindegewebes) positiv ausfallen. Doch darf das gemeinsame Auftreten von FTA-ABS mit einem anderen Suchtest als Bestätigung der Diagnose aufgefaßt werden.

Der FTA-ABS-Test wird nach einer abgeheilten Infektion im Laufe von Monaten bis Jahren wieder negativ. Sind TPHA und FTA-ABS positiv und VDRL negativ,

218

## Syphilis-Serologie

besteht wahrscheinlich eine abgeheilte Syphilis. Sind alle Tests positiv, besteht eine behandlungsbedürftige oder eben erst abgeheilte Lues.

**Treponemenspezifische IgM-Antikörper**

IgM-Antikörper geben Hinweise darauf, ob eine Lues behandelt werden muß. Gerade im Frühstadium einer Infektion sind Titer über 1:320 immer behandlungsbedürftig. Ein negatives Ergebnis spricht auch dann für eine abgeheilte Infektion, wenn andere Tests positiv ausgefallen sind. Einzige Ausnahme: Bei enorm hohen TPHA-Titern (über 1:20000) sollte doch behandelt werden.

IgM
→ Seite 201

# Krebs und Labor

Ein heikles Kapitel! Leider gibt es keine Laboruntersuchung, die eindeutig eine Frühdiagnose für diese gefürchtete Krankheit erlaubt. Allerdings können die Ärzte aus einer ganzen Reihe von Tests wichtige Informationen über manche Tumorerkrankungen erhalten. Die Schwierigkeit, darüber zu schreiben, besteht darin, daß jeder dieser Laborwerte auch bei anderen (mitunter sogar harmlosen) Erkrankungen verändert sein kann. Das bedeutet für Sie, werte Leser, sich nicht nur auf den Laborzettel zu verlassen, sondern sich in erster Linie Ihrem Arzt anzuvertrauen!
In diesem Kapitel werden die wichtigsten Tumorerkrankungen besprochen. Dabei wollen wir über die wesentlichen Laborveränderungen und andere diagnostische Maßnahmen informieren.

## Nierenkarzinom (Hypernephrom)

Das Hypernephrom tritt meist erst nach dem 40. Lebensjahr auf. Männer sind von dieser Krankheit etwa doppelt so häufig betroffen wie Frauen.

Erstes merkbares Anzeichen ist bei mehr als der Hälfte aller Patienten eine Blutbeimengung im Harn. Schmerzen im Lendenbereich und Gewichtsverlust führen jeden dritten Patienten zum Arzt. Bei manchen Kranken kann Fieber, Blutarmut (selten aber auch erhöhte Zahl von roten Blutkörperchen) oder erhöhte Blutsenkungsreaktion zur Diagnose führen. Manchmal kann eine ansonsten unerklärliche Erhöhung des Kalziums im Serum Folge eines Hypernephroms sein. Die Blutbeimengung im Harn (Hämaturie), die sich bei etwa 60 Prozent der Betroffenen findet, kann unterschiedlich stark ausgeprägt sein. Während in manchen Fällen größere Blutmengen deutlich sichtbar durch den Harn verlorengehen, sind bei vielen anderen Patienten Blutspuren nur mikroskopisch oder mittels Teststreifen erkennbar. Mitunter ist Eiweiß im Harn nachweisbar. Untersuchungen von Blut und Eiweiß im Harn sind

Blut im Harn
→ Seite 148

Erythrozyten
→ Seite 19

Blutsenkung
→ Seite 67

Kalzium
→ Seite 263

Eiweiß im Harn
→ Seite 143

# Karzinome

Bestandteil der routinemäßigen Vorsorgeuntersuchung. Diese Überprüfung liefert dem Arzt wichtige Anhaltspunkte für weitere Maßnahmen und führt in vielen Fällen zur Erkennung von Krebskrankheiten in einem Stadium, wo noch völlige Heilung möglich ist...

Jede Mikro- oder Makrohämaturie (also nur mikroskopisch oder mit freiem Auge sichtbare Blutbeimengung im Harn) sollte ernst genommen werden. Sie gibt Anlaß für weitere Untersuchungen der Nieren. Mit der Sonographie (Ultraschall) steht heute eine schmerzfreie und aussagekräftige Methode zur Verfügung. Zusätzliche Überprüfungsmöglichkeiten: intravenöse Pyelographie (IVP, ein spezielles Nierenröntgen) oder Computertomographie (CT, ein Verfahren, bei dem die Organe röntgenologisch auch in verschiedenen Schichten beurteilt werden können).

## Prostatakarzinom

Krebs der Vorsteherdrüse (Prostata) tritt meistens erst bei älteren Männern auf. Der Tumor bereitet über eine Vergrößerung des Organs Probleme beim Urinieren. Die Mehrzahl der Patienten kommt daher mit denselben Beschwerden zum Arzt wie bei der gutartigen Prostatahypertrophie (altersbedingte Vergrößerung, die häufig auch zur Verengung der Harnröhre führt und mittels Operation behoben wird).

Leider wird das Prostatakarzinom in rund 10 Prozent aller Fälle erst entdeckt, wenn bereits Krebszellen in Knochen abgewandert sind (Knochenmetastasen). Dann leiden die Betroffenen an starken Rückenschmerzen oder Beschwerden im Beckenbereich. Durch regelmäßige Abtastung der Prostata (Vorsorgeuntersuchung!) kann eine Entartung bereits im Frühstadium erkannt werden. Jeder Mann ab 40 sollte einmal jährlich die Prostata untersuchen lassen. Im Gegensatz zum vorher besprochenen Hypernephrom verursacht das Karzinom der Prostata meistens typische Laborveränderungen.

Ein wichtiger Befund ist die Erhöhung der Sauren

# Krebs und Labor

**Saure Phosphatase**
→ Seite 244

Phosphatase (SP). Ist dieser Wert zu hoch, dann muß damit gerechnet werden, daß der Tumor schon eher fortgeschritten ist. Bei rund 20 Prozent aller Patienten mit fortgeschrittenem Prostatakarzinom kann jedoch keine Erhöhung der Sauren Phosphatase nachgewiesen werden. Ein normaler Wert erlaubt also noch keinen absoluten Ausschluß dieser Krebsart. Wie erwähnt, haben Prostatakarzinome eine hohe Bereitschaft zur Metastasenbildung in Knochen. Im Bereich dieser Absiedelungen von Krebszellen findet überschießende Neubildung von Knochensubstanz statt. Der Organismus versucht verzweifelt, den Schaden auszugleichen. Daher sind beim Prostatakrebs mit

**Alkalische Phosphatase**
→ Seite 83

Knochenbefall die Werte der Alkalischen Phosphatase in rund 90 Prozent aller Fälle erhöht.
An Tumormarkern muß das Prostata-spezifische Antigen (PSA) erwähnt werden. Es läßt sich bei den meisten Patienten mit Prostatakrebs nachweisen. Allerdings findet man sie auch bei der Hälfte aller Patienten mit gutartiger Vergrößerung der Drüse (Prostatahyper-

**PSA**
→ Seite 243

trophie). Deshalb kann PSA nicht als Untersuchungsmethode zur Früherkennung von Krebs herangezogen werden.
Sind allerdings sowohl Saure Phosphatase als auch PSA erhöht, ist die Diagnose Prostatakrebs schon sehr wahrscheinlich.
Weniger aussagekräftige Veränderungen sind Anämie (Blutarmut) und Hämaturie (Blut im Harn). Nicht sel-

**Blut im Harn**
→ Seite 148

ten tritt im Rahmen eines Karzinoms der Vorsteherdrüse ein Harnweginfekt auf. Dann sind im Harn auch Leukozyten, Eiweiß und Bakterien vermehrt zu finden.

## Dickdarmkrebs

Wichtigstes Anzeichen für Krebs im Dickdarm sind Blutabgänge im Stuhl. Diese sind bisweilen nicht mit freiem Auge erkennbar. Daher sollte im Rahmen der Vorsorgeuntersuchung immer ein Test auf okkultes

**Stuhltest auf okkultes Blut**
→ Seite 159

(»heimliches«) Blut vorgenommen werden. Jeder Blutabgang in fortgeschrittenem Alter ist verdächtig auf einen Dickdarmtumor. Bestehen die Blutungen schon

**Karzinome**

längere Zeit, so leiden die Betroffenen auch an Blutarmut (Anämie). Auch jede Veränderung in den Stuhlgewohnheiten sollte als Alarmzeichen gewertet und entsprechend verfolgt werden. Genaue Untersuchung des Dickdarmes kann durch eine Irrigoskopie oder eine Colonoskopie erfolgen. Bei der Irrigoskopie bekommt der Patient einen Einlauf mit Kontrastmittel. Anschließend wird eine Röntgenaufnahme gemacht. Bei der Colonoskopie (Dickdarmspiegelung) betrachtet der Arzt den ganzen Dickdarm durch ein biegsames, schlauchartiges Gerät, das er in den After einführt.

Der bei Tumoren in allen Dickdarmabschnitten am meisten bewährte Tumormarker ist das Carcinoembryonale Antigen (CEA). Dieser Stoff ist bei der Mehrheit aller Patienten mit Dickdarmkrebs erhöht. Leider aber ist dieser Laborparameter zu unempfindlich, um Karzinome auch im frühen Stadium zu erfassen. Die Bestimmung des CEA ist daher in erster Linie bei der Nachbehandlung von Tumorpatienten wertvoll.

CEA
→ Seite 231

### Magenkrebs

Die Beschwerden der Patienten mit Magenkarzinomen sind meist nicht typisch. Die Hälfte der Erkrankten klagt über unklare Schmerzen im Oberbauch. Oft besteht Appetitlosigkeit. Daraus ergibt sich Gewichtsverlust. Im Gegensatz zu den Beschwerden bei gutartigen Geschwüren im Magen- oder Zwölffingerdarmbereich sprechen diese Beschwerden auf säureneutralisierende Mittel (Antazida) nicht oder nur wenig an. Besteht der Verdacht auf eine Erkrankung im Magen oder im Zwölffingerdarm, sollte unbedingt eine Magenspiegelung (Gastroskopie) durchgeführt werden. Diese Untersuchungsmethode ist kaum belastend, aber sehr aussagekräftig, weil der Arzt die Schleimhaut unmittelbar betrachten und beurteilen kann. Sie hat gegenüber den Röntgenuntersuchungen den weiteren großen Vorteil, daß noch während der Betrachtung gleichzeitig Gewebeproben für eine histologische Un-

# Krebs und Labor

Blutsenkung
→ Seite 67

Erythrozyten
→ Seite 19

tersuchung (Gewebstest) entnommen werden können.
Auf einen Magentumor hinweisende Laborbefunde gibt es nicht. Häufig ist aber bei Magenkrebs die Blutsenkungsreaktion beschleunigt, die Zahl der roten Blutkörperchen (Erythrozyten) vermindert. Das aber sind Veränderungen, die wir bei vielen anderen, meist harmlosen Erkrankungen auch beobachten.

## Karzinoid

Ein eher selten auftretender Tumor ist das Karzinoid. Wir besprechen diese Krankheit aufgrund der interessanten Symptomatik. Der Tumor kann sich praktisch an jeder Stelle des Darmes (ganz selten auch in der Lunge) bilden. Bevorzugte Stellen sind der Wurmfortsatz (Appendix, im Volksmund »Blinddarm«, obwohl er nur ein Fortsatz des wirklichen Blinddarmes ist) und der letzte Teil des Dünndarmes.
Bemerkenswert sind die Karzinoide wegen ihrer Fähigkeit, ein Hormon, das Serotonin, zu erzeugen. Solange Karzinoide keine Metastasen produzieren, verursachen sie keine Beschwerden. Serotonin wird nämlich sofort nach Verlassen des Darmes in der Leber außer Gefecht gesetzt (inaktiviert).
Erst beim Auftreten von Lebermetastasen werden Karzinoide für den Patienten unangenehm fühlbar. Dann gelangt nämlich Serotonin in den Kreislauf und verursacht typische Symptome: anfallsweise auftretendes Hitzegefühl (Flush) mit knallrotem Gesicht, häufig Durchfälle, Atemnot, Kopfweh und Blutdruckschwankungen.
Der Nachweis des Karzinoids erfolgt durch die Bestimmung der 5-Hydroxy-Indolessigsäure (5HIES) im Harn. 5HIES ist ein Abbauprodukt des Serotonins. Scheidet ein Mensch mehr als 10 mg in 24 Stunden im Harn aus, so besteht dringender Verdacht auf ein Karzinoid. Allerdings können bei manchen anderen Erkrankungen (Sprue bzw. Zöliakie, Morbus Whipple) sowie nach reichlichem Genuß von Bananen, Tomaten, Feigen und Avocados ebenfalls erhöhte Spiegel

5HIES
→ Seite 240

**Karzinome**

im Harn gemessen werden. Die genannten Nahrungsmittel enthalten nämlich Serotonin.

## Brustkrebs

Früher konnte Brustkrebs ausschließlich durch Abtastung der Brust erkannt werden. Damit erfaßte man
aber nur Knoten, die größer als 1 cm im Durchmesser
sind. Seit 1960 können die Brüste auch mittels Röntgen untersucht werden (Mammographie). Dadurch ist
es möglich, ein Drittel aller Geschwülste festzustellen.
10 bis 40 Prozent davon sind dann tatsächlich bösartig.
Die Untersuchungstechnik des Abtastens sollte von
jeder Frau beherrscht werden. Allerdings ist es trotzdem unerläßlich, die Brüste auch vom Arzt regelmäßig
untersuchen zu lassen. Um die Beurteilung von Mam-
mographien zu lernen, ist für den Arzt viel Übung
erforderlich. Immerhin können geübte Ärzte 90 Prozent aller Mammakarzinome finden.
Wird im Rahmen der Untersuchung in der Brust ein
Knoten entdeckt, muß unbedingt eine Gewebsprobe
entnommen und unter dem Mikroskop betrachtet
werden. Am besten, man entfernt gleich den ganzen
Knoten.
Hat sich der Verdacht auf Brustkrebs leider bewahr-
heitet, werden heute die Tumorzellen auf das Vorhandensein von »Anlaufstationen« (Rezeptoren) für Östrogen getestet. Ist das der Fall, stellt das eine wichtige
Entscheidungshilfe für die Behandlung dar. Dann
nämlich sprechen rund zwei Drittel aller Patientinnen
auf eine Hormontherapie gut an. Sind die Rezeptoren
negativ, muß eine Chemotherapie (Behandlung mit
Substanzen, die in der Lage sind, Krebszellen zu
zerstören) erfolgen.
Werden neben Östrogenrezeptoren auch Progeste-
ronrezeptoren an den Krebszellen gefunden, so erhöht sich die Chance, mit Hormonen erfolgreich behandeln zu können, auf fast 80 Prozent!
Blutuntersuchungen, die einen Brustkrebs frühzeitig
anzeigen, gibt es nicht. Ist der Tumor ausgedehnter,

**Krebs und Labor**

CEA
→ Seite 231

sind häufig einige Tumormarker erhöht: CEA, TPA und CA 15-3.

## Gebärmutterkrebs

Die Untersuchungsmethode auf das Vorliegen eines Karzinoms am Gebärmutterhals ist der Papanicolaou-Test (PAP). Dabei werden Zellen von der Schleimhaut des Gebärmutterhalses abgekratzt (»Abstrich«), gefärbt und mikroskopisch untersucht. Das Resultat wird als PAP (I bis V) angegeben. Mit Hilfe des PAP kann aber auch das Ansprechen einer Östrogenbehandlung an der Schleimhaut kontrolliert werden.

Ein Abstrich nach PAP sollte im Alter von 20 bis 40 Jahren alle drei Jahre und darüber jährlich abgenommen werden. Ist der Befund nicht eindeutig, wird eine Biopsie (Gewebsprobe) vom Gebärmutterhals entnommen.

Und so lassen sich die PAP-Ergebnisse erklären:

PAP I ist ein normaler Befund.

PAP II besagt, daß veränderte Zellen gefunden wurden, aber kein Hinweis auf eine bösartige Erkrankung vorliegt.

PAP III bedeutet schon deutlicheren Verdacht auf Krebs. Kontrolluntersuchungen sind unbedingt erforderlich.

PAP IV heißt, daß mit großer Wahrscheinlichkeit Krebszellen entdeckt wurden.

PAP V bedeutet die sichere Diagnose Krebs.

Auch für die Untersuchung des Gebärmutterkörpers gibt es spezielle Methoden. Zellen können von der Schleimhaut im Inneren der Gebärmutter entnommen und begutachtet werden.

Entlarvung von Gebärmutterkrebs im Frühstadium ist durch eine Blutuntersuchung nicht möglich. Bisweilen findet man im fortgeschrittenen Stadium die Tumormarker CA 125 sowie CEA im Serum erhöht.

## Karzinome

## Krebs der Eierstöcke

Die Eierstöcke sind einer direkten Zelluntersuchung nicht zugänglich. Eine Vergrößerung wird am einfachsten im Rahmen einer gynäkologischen Untersuchung ertastet oder mittels Ultraschall festgestellt. Für den Krebs der Eierstöcke (Ovarialkarzinom) existiert ein Tumormarker: CA 125. Bei rund 80 Prozent aller Frauen mit diesem Krebs ist das CA 125 erhöht. Dieser Test darf aber nicht anstelle einer routinemäßigen frauenärztlichen Untersuchung eingesetzt werden. Der Wert ist nämlich auch bei anderen Krebsarten, aber auch bei Leberzirrhose und schweren Entzündungen des Magen- und Darmtraktes oft erhöht. Weiters findet man selbst in der Schwangerschaft erhöhte Spiegel.

## Lungenkrebs

Husten, Blutspucken, pfeifende Geräusche beim Atmen, Atemnot und Lungenentzündungen sind die häufigsten Symptome, die einen Menschen mit Lungenkrebs (Bronchuskarzinom) zum Arzt führen. Leider bestehen bereits bei mehr als der Hälfte aller Patienten zum Zeitpunkt der Diagnosestellung Metastasen.
Die meisten Lungenkrebsarten werden durch das Lungenröntgen erkannt. Diese Methode eignet sich aber leider nicht für die Frühdiagnose. Sind Veränderungen sichtbar, hat der Krebs bereits ein fortgeschrittenes Stadium erreicht.
Bei Menschen, die stark rauchen, die dementsprechend unter chronischem Husten mit Auswurf leiden, ist eine Zelluntersuchung des Sputums dem Röntgen vermutlich für eine frühere Diagnose überlegen. Dabei wird an drei hintereinander folgenden Tagen der morgendliche Auswurf untersucht.
Mit der Bronchoskopie können etwa 80 Prozent aller Lungentumoren festgestellt werden. Es ist dies jedoch eine aufwendige und den Patienten sehr belastende Untersuchungsmethode. Sie wird nur bei konkretem Verdacht angewandt.

**Krebs und Labor**

Kein Tumormarker erlaubt eine Frühdiagnose von Lungentumoren. Das TPA (Tissue Polypeptide Antigen) ist aber ein brauchbarer Marker zur Verlaufskontrolle von Bronchialkarzinomen. Der Wert ist in 90 Prozent aller Fälle erhöht.

Die NSE (Neuron-spezifische Enolase) ist bei zwei Drittel aller Patienten mit einem kleinzelligen Bronchialkarzinom erhöht. Das SCC (Squamous-cell-carcinoma Antigen) ist ein neuer Tumormarker, der bei Plattenepithelkarzinomen der Lunge im früheren Stadium bei rund 25 Prozent der Kranken und im Spätstadium bei drei Viertel der Patienten bestimmt werden kann.

CEA
→ Seite 231
Auch das CEA ist meistens nur bei fortgeschrittenem Bronchialkrebs bestimmbar. CA 125 ist bei 40 Prozent aller bösartigen Lungentumore erhöht.

Krebs der Bauchspeicheldrüse und der Leber wurde in den Kapiteln »Bauchspeicheldrüse und Labor« sowie »Leber und Labor« besprochen.


## Tumormarker

Krebskranke haben um so bessere Heilungsaussichten, wenn bei ihnen die bösartige Geschwulst zu einem möglichst frühen Zeitpunkt entdeckt wurde. Deshalb wurde in zahllosen Forschungsstätten viel Mühe aufgewendet, um Stoffe zu finden, die auf das Vorhandensein von Krebs hinweisen. Das ist bisher nur bedingt gelungen, weil die meisten der tatsächlich entdeckten Substanzen nicht nur bei Krebs, sondern auch anderen Krankheiten erhöht sein können. Aber immerhin läßt sich mit Hilfe dieser sogenannten Tumormarker wenigstens ein Verdacht feststellen, der zu weiteren Untersuchungen führt.

### Was sind Tumormarker?

Bei den meisten Tumormarkern handelt es sich um Substanzen, die von den Tumoren selbst produziert

**Tumormarker**

werden. Es sind hauptsächlich Eiweißkörper, die dann in höherer Konzentration als sonst im Serum gemessen werden können.

Leider ist, wie angedeutet, keine der Substanzen nur für eine Tumorart speziell beweisend. Das heißt, daß die meisten Tumormarker auch bei gesunden Menschen in niederer Konzentration gefunden werden. Ebenso sind Marker, die bei höherer Konzentration auf ein bestimmtes Organ hinweisen, eine Seltenheit. Manche Tumormarker werden nicht vom Tumor selbst erzeugt. Sie sind gleichsam eine Antwort des umgebenden Gewebes auf die Krebszellen.

**Was können Tumormarker?**

Damit sie nachgewiesen werden können, müssen auch heute, trotz modernster Meßmethoden, viele Tumoren mindestens eine Größe von einem Zentimeter erreicht haben. Bis aber eine bösartige Geschwulst so groß geworden ist, vergehen Monate bis Jahre. Zum Zeitpunkt der Diagnose ist also bereits viel wertvolle Zeit verstrichen. Ist die Geschwulst größer, kann es bereits im Körper Absiedelungen (Metastasen) geben.

Für Arzt und Patient ist nach einer Operation die Frage entscheidend: Konnte bei dem Eingriff der ganze Krebs entfernt werden und ist damit der Patient als geheilt zu betrachten?

Ein Beispiel:

Bei einem Patienten wird Dickdarmkrebs festgestellt. Vor der Operation findet sich im Serum ein hoher CEA-Wert von etwa 200. Es kommt zum geplanten Eingriff, die Chirurgen entfernen die kranken Darmteile. Zwei Wochen später wird das Serum nochmals überprüft. Plötzlich ist der CEA-Wert in den Normalbereich von 3 abgefallen. Patient und Arzt können nun aufatmen. Die Wahrscheinlichkeit, daß der Tumor vollständig entfernt wurde, daß der Krebs besiegt ist, besteht.

Wir alle müssen uns darüber im klaren sein, daß Tumormarker nur Indizien, aber keine Beweise sind.

229

# Krebs und Labor

Auf Kontrollen mittels Ultraschall, Röntgen, Computertomographie usw. darf bei Krebsverdacht nie verzichtet werden!

Spielen wir den vorigen Fall weiter durch: Der Patient wird auch länger nach der Operation weiter kontrolliert. Nach einem halben Jahr geschieht das immer zu Befürchtende: Der CEA-Wert ist wieder stark angestiegen. Der behandelnde Arzt veranlaßt eine Reihe von Untersuchungen. Eine weitere Operation bleibt danach unerläßlich. Dabei findet sich tatsächlich neues Krebsgewebe im alten Operationsbereich (Rezidiv). Es wird entfernt. Von da an normalisieren sich die Laborwerte rasch und bleiben auch tief. Der Patient ist nun endgültig geheilt.

Wäre die Kontrolle mittels CEA nicht erfolgt, hätte ein neuerlicher Eingriff zu spät vorgenommen werden können. So wurde kaum Zeit versäumt.

Alle heute zur Verfügung stehenden Tumormarker sind zuwenig empfindlich, um Krebs speziell entlarven zu können. Sie dienen aber der Ortung eines Verdachtes (wonach weitere Untersuchungen angesetzt werden) bzw. der Verlaufskontrolle sowie der Kontrolle einer Behandlung von Krebs.

Möglich ist allerdings auch die Beantwortung der Frage, ob ein Mensch für einen bestimmten Krebs zumindest theoretisch gefährdet ist. So kann zum Beispiel bei Patienten mit Leberzirrhose durch Bestimmung des AFP herausgefunden werden, ob sie von Leberkrebs zusätzlich bedroht sind.

*AFP*
*→ Seite 236*

Bei Verwandten von Patienten mit einem bestimmten Krebs der Schilddrüse kann Calcitonin bestimmt werden, ein Schilddrüsenhormon, das den Kalziumspiegel im Blut senkt. Es wirkt dem Parathormon entgegen und reguliert somit gemeinsam mit diesem den Kalziumhaushalt. Erhöhte Werte deuten auf eine gewisse Gefährdung hin, diesen Krebs auch zu bekommen.

*Parathormon*
*→ Seite 291*

Tumormarker

## CEA (Carcinoembryonales Antigen)

Dabei handelt es sich um den am meisten bestimmten Tumormarker. Er dient zur Behandlungskontrolle einiger bösartiger Tumoren, besonders im Dickdarm, in den Lungen und in den Brüsten.
Normalwert:
unter 5 Mikrogramm/l

### Was ist das CEA?

Das Carcinoembryonale Antigen ist ein Eiweißkörper, der im frühen Embryonalgewebe gebildet wird, also zu einem Zeitpunkt, wo der Mensch noch gar nicht geboren wurde. Mit zunehmender Reifung verliert das Gewebe wieder die Fähigkeit, diesen Eiweißkörper zu produzieren.
Beim gesunden Erwachsenen wird CEA nur noch in ganz geringen Mengen von den Zellen des Verdauungstraktes, der Bauchspeicheldrüse und der Leber hergestellt. Bei der Umwandlung in Krebszellen machen nun die betroffenen Körperzellen eine Veränderung durch. Sie werden wieder gleichsam primitiver, so wie sie es im Embryonalzustand waren. Damit können sie aber auch wieder jene Stoffe bilden, die sie damals erzeugen konnten. Dazu gehört CEA.
Es hat sich jedoch gezeigt, daß der Rückschritt nicht zu weit erfolgen darf. Denn dann können die Tumorzellen ihre Fähigkeit, CEA zu bilden, verlieren. Je stärker also eine Zelle im Rahmen der Krebserkrankung entartet, desto weniger CEA kann sie produzieren.

### Was bedeuten erhöhte CEA-Werte?

◆ Bei gutartigen Erkrankungen

Bei starken Rauchern können die Werte bis etwa 8 $\mu$g/l ansteigen. Werte über 5 werden übrigens auch bei

231

# Krebs und Labor

Alkoholikern beobachtet. Eventuell deutet das auf die tatsächlich bewiesene, höhere Neigung zu Krebs bei diesen Risikogruppen hin. Bei Leberzirrhose und Mukoviszidose (zystische Fibrose) können die Werte knapp über 10 μg/l ansteigen. Allerdings erreicht der CEA-Gehalt im Blut bei nicht bösartigen Krankheiten kaum mehr als 25 μg/l.

◆ Bei bösartigen Erkrankungen

Bei Anstieg des CEA-Wertes auf über 20 μg/l liegt bereits der Verdacht auf Krebs nahe. Bei Werten über 40 ug/l besteht kein Zweifel mehr. In sehr seltenen Fällen wurden schon CEA-Werte über 10000 μg/l festgestellt. Bei Dickdarmkrebs und bestimmten Schilddrüsenkarzinomen kann der Wert auch ohne das Vorliegen von Metastasen auf über 50 μg/l erhöht sein. Bei allen anderen Krebsarten sind so hohe Spiegel meist ein Hinweis auf Fernmetastasen.
CEA wird im Körper rasch abgebaut. Wenn nach der Operation eines Tumors binnen sechs bis acht Wochen noch keine Normalisierung des CEA-Wertes erfolgt ist, dann wurde der Tumor entweder nicht vollständig entfernt, oder es liegen bereits Metastasen vor.

## Krebsarten und CEA

◆ Dickdarm
Für das Dickdarmkarzinom ist CEA nach wie vor der Marker erster Wahl. Bei rund der Hälfte aller bösartigen Erkrankungen im Dickdarmbereich ist CEA erhöht – um so häufiger, je ausgedehnter der Befall ist. Bei Fernmetastasen zeigen mehr als 80 Prozent der Patienten erhöhte CEA-Werte. Ist der Tumor jedoch noch im Frühstadium, ist er also noch auf die Schleimhäute beschränkt, findet man erhöhte CEA-Werte nur bei etwa 20 Prozent der Kranken.
Das bedeutet, daß die CEA-Messung sich nicht zur Früherkennung von Dickdarmkrebs eignet!

◆ Brust (Mammakarzinom)

232

Bei Brustkrebs finden sich ohne Metastasen nur in 10 Prozent aller Fälle erhöhte CEA-Werte. Liegt der CEA-Spiegel über 25 µg/l, so bestehen praktisch immer bereits Metastasen. Die CEA-Bestimmung dient hier hauptsächlich der Verlaufskontrolle, dem Abschätzen der Heilungschancen bei bereits bekanntem Tumor.

◆ Bauchspeicheldrüse
Mehr als die Hälfte aller Patienten mit Pankreaskarzinom haben erhöhte CEA-Werte. Bei diesem Tumor ist aber das CA 19/9 der verläßlichere Marker.

◆ Magen
Jeder vierte Patient mit Magenkrebs hat einen CEA-Wert über 10 µg/l. In fortgeschrittenem Stadium steigt der Spiegel bei etwa der Hälfte aller Kranken an.

◆ Schilddrüse
Neben dem Dickdarmkarzinom ist das medulläre Schilddrüsenkarzinom jener Krebs, bei dem die stärksten Anstiege von CEA beobachtet werden können.

◆ Leber
Bei Erhöhung des CEA-Wertes über 50 µg/l bestehen entweder Lebermetastasen (Krebszellen anderer Tumoren siedeln sich in der Leber ab) oder ein primäres Leberzellkarzinom.

◆ Lunge
40 Prozent aller Patienten mit einem kleinzelligen Bronchuskarzinom weisen erhöhte CEA-Werte auf.

◆ Gynäkologie
Bei gynäkologischen Tumoren ist CEA recht unterschiedlich erhöht, am relativ stärksten bei bösartigen Geschwülsten der Gebärmutter (bei etwa einem Drittel der Patientinnen).

**Krebs und Labor**

## CA 19/9 (Carbohydrate Antigen 19/9)

CA 19/9 ist ein Tumormarker, der bei der Diagnose von Krebs im Magen-Darm-Bereich, vor allem aber der Bauchspeicheldrüse Anwendung findet.
Normalwert:
0 bis 30 U/ml
Die Bestimmung erfolgt aus dem Serum, aus Pleuraerguß und der Flüssigkeit bei Bauchhöhlenwassersucht (Aszites).

### Was ist CA 19/9?

Dieser Stoff ist Bestandteil der menschlichen Blutgruppenmerkmale. Er kommt damit auch auf den Oberflächen vieler Schleimhautzellen vor und wird von diesen abgesondert. In der Muttermilch, der Samenflüssigkeit, in Speichel, Harn und im Darminhalt sind daher oft auch beim Gesunden die CA-19/9-Spiegel stark erhöht.

### Wann ist CA 19/9 erhöht?

◆ Bei gutartigen Erkrankungen

Im Falle akuter Krankheiten (Entzündungen usw.) im Bereich von Leber, Gallenblase und Bauchspeicheldrüse zeigt jeder vierte Patient einen Anstieg des CA 19/9, allerdings nur selten über 100 U/ml und fast nie über 500 U/ml. Der Arzt wird hier nur Verlaufskontrollen mit CA 19/9 in etwa dreiwöchigen Abständen anordnen.

◆ Bei bösartigen Erkrankungen

Am häufigsten ist CA 19/9 bei Krebs der Bauchspeicheldrüse erhöht (70 bis 90 Prozent). Aber auch bei Krebs im Leber-Magen-Darm-Bereich steigen die CA-19/9-Werte in mehr als der Hälfte aller Fälle an. Wobei Spiegel über 1000 keine Seltenheit sind, aber auch

**Tumormarker**

schon Werte von mehr als 100 000 beobachtet wurden!
Nach vollständiger Tumorentfernung normalisieren sich die Werte innerhalb von zwei bis drei Wochen. Ein Wiederanstieg zu einem späteren Zeitpunkt deutet auf neuerliches Aufflammen der Krankheit bzw. auf Metastasen hin.

## CA 50 (Carbohydrate Antigen 50)

> **CA 50 ist ein Tumormarker, dessen Bestimmung bei einem Verdacht und zur Verlaufskontrolle von Tumoren des Magen-Darm-Traktes nützlich sein kann.**
> Normalwert:
> bis 23 U/ml
> Die Bestimmung erfolgt im Serum.

**Was ist CA 50?**

Diese Substanz ist Bestandteil von Zellwänden.

**Wann ist CA 50 erhöht?**

◆ Bei gutartigen Erkrankungen

Bei Leberzirrhose und Entzündungen der Bauchspeicheldrüse (Alkoholiker!) werden in knapp 20 Prozent der Fälle CA-50-Werte über 100 U/ml gefunden.

◆ Bei bösartigen Erkrankungen

Da liegen meistens Werte über 100 U/ml vor. Tumoren des Dickdarms, der Bauchspeicheldrüse, der Gallenwege und der Gebärmutter zeigen am häufigsten Anstiege von CA 50.

235

**Krebs und Labor**

## AFP (Alpha-Fetoprotein)

**AFP ist der wichtigste Tumormarker bei Leberzell-
und Keimzelltumoren (Hoden, Eierstöcke).** Seine
**Bestimmung ist vor allem bei Leberzirrhose sinn-
voll. Für Routineuntersuchungen eignet sich aber
auch dieser Marker nicht.** Erhöhte Werte in der
**Schwangerschaft deuten auf das Risiko einer kind-
lichen Mißbildung hin!**
Normalwert:
Kinder ab dem 10. Monat und Nicht-Schwangere
unter 10 µg/l.
Die Bestimmung erfolgt im Serum, Pleuraergüssen
und Aszites (Flüssigkeit bei Bauchhöhlenwassersucht, die besonders häufig bei Leberzirrhose in
fortgeschrittenem Stadium auftritt).

### Was ist AFP?

CEA
→ Seite 231

Wie CEA ist auch AFP ein Eiweißkörper, der im Embryo produziert wird. Auch hier verlieren die Zellen
im Laufe ihrer Reifung die Fähigkeit, diesen Stoff zu
bilden. Erst dann, wenn eine Entartung der Zellen
eintritt oder neue Zellen überstürzt gebildet werden,
tritt dieses Protein wieder verstärkt auf. AFP wird vom
Embryo im Magen-Darm-Trakt hergestellt und soll die
Frucht möglicherweise vor den Östrogenen (weiblichen Sexualhormonen) der Mutter schützen.

### Wann ist AFP erhöht?

◆ Lebererkrankungen

Bei allen Lebererkrankungen, bei denen sich Leberzellen vermehren oder erholen (regenerieren, erneuern),
steigen die AFP-Werte an. Also zum Beispiel bei Leberzirrhose. Anstieg über 300 µg/l ist jedoch selten.
Patienten mit Leberzirrhose und hohen AFP-Werten
sind stark gefährdet, auch noch Leberkrebs zu bekommen.

## Tumormarker

Bei jedem dritten Patienten mit Hepatitis (Leberentzündung) ist AFP erhöht. Die Anstiege werden sowohl bei akuten als auch bei chronischen Formen beobachtet. Bei schwerer Hepatitis kann ein Anstieg als günstiges Zeichen gewertet werden, da in diesem Fall das Einsetzen einer Erholung der Leberzellen angezeigt wird.

Der Leberzellkrebs zählt in unseren Breiten nicht zu den häufigsten Tumoren. Er entwickelt sich bevorzugt bei Menschen, die eine Hepatitis B oder Non-A, Non-B überstanden haben oder bei denen eine Leberzirrhose besteht. Bei 95 Prozent aller Krebspatienten ist AFP erhöht. Anstiege auf über 1 000 µg/l treten bei rund 50 Prozent der Kranken auf. Aber auch Werte bis 10 000 000 µg/l sind möglich! Allerdings sagt sehr hoher Anstieg noch nichts über Größe oder Gefährlichkeit des Tumors aus.

Die Bestimmung des AFP ist zwar nicht als Suchtest geeignet, kann jedoch bei der Überwachung von Risikogruppen (Leberzirrhose, chronische Hepatitis) sehr viel bringen.

◆ Keimzelltumoren

Bei einigen bösartigen Geschwülsten der Hoden und der Eierstöcke steigt ebenfalls AFP oft stark an. Bei diesen Tumoren ist gleichzeitige Bestimmung von HCG (Humanes Choriongonadotropin) sinnvoll.

HCG
→ Seite 239

◆ Schwangerschaft

Bei ein bis zwei von tausend Neugeborenen bestehen Mißbildungen des zentralen Nervensystems, die von Spaltwirbelbildung bis zum Fehlen des gesamten Kopfes reichen können. Ein großer Teil der Kinder ist nicht lebensfähig. Bei solchen Mißbildungen sind meistens die AFP-Werte erhöht. In der 6. bis 18. Schwangerschaftswoche weisen erhöhte AFP-Werte auf das Risiko eines derartigen Defektes hin.

**Krebs und Labor**

## SP-1 (Schwangerschaftsspezifisches Beta-1-Glykoprotein)

SP-1 ist ein Tumormarker, der bei der Verlaufskontrolle mancher Tumoren der Frau eingesetzt werden kann. SP-1-Erhöhung könnte aber auch auf einen Hoden-Tumor hindeuten.
Normalwert:
bis 1 $\mu$g/l bei Nicht-Schwangeren
Die Bestimmung erfolgt aus dem Serum.

### Was ist SP-1?

Der Stoff wird normalerweise in bestimmten Zellen der Plazenta hergestellt und kann während der Schwangerschaft gemessen werden.

### Wann ist SP-1 erhöht?

◆ Bei gutartigen Erkrankungen

Bei Erkrankungen der Brust werden Anstiege bis 3 ug/l beobachtet. Bei einer bestimmten Form einer chronischen Darmentzündung (Morbus Crohn) werden Anstiege bis 10 $\mu$g/l gemessen.

◆ Bei bösartigen Erkrankungen

Manche Tumoren, die sich von der Keimblase ableiten, zeigen eine deutliche Erhöhung von SP-1. Neben Brust-, Gebärmutter- und Eierstockkrebs kommen Erhöhungen aber auch beim Hoden- und beim Lungenkrebs vor. Die Bestimmung des Wertes kann gut zur Beurteilung des Erfolges einer Operation, einer Bestrahlung oder der Chemotherapie eingesetzt werden.

Tumormarker

# HCG (Humanes Choriongonadotropin)

HCG dient einerseits der Diagnose und Verlaufs-
beurteilung der Schwangerschaft, ist aber auch
Tumormarker. Häufig erhöht ist der Wert bei
Keimzelltumoren (Eierstöcke, Hoden).
Normalwert:
bis 10 IU
Die Bestimmung erfolgt aus dem Serum.

## Was ist HCG?

HCG ist die Verbindung eines Eiweißkörpers (Protein)
mit einem Kohlenhydrat. Solche Kombinationen heißen in der Fachsprache Glykoproteine. HCG wird
während der Schwangerschaft in der Plazenta (Mutterkuchen) gebildet. Zu Beginn der Schwangerschaft soll
es die Funktion der Gelbkörper anregen und die Bildung sowie Abgabe einiger Hormone aus der Plazenta
steuern.

## Wann ist HCG erhöht?

Im Normalfall liegt die Serumkonzentration von HCG
unter der Nachweisgrenze.

◆ HCG in der Schwangerschaft

In der Schwangerschaft sind die Werte im ersten Drittel sehr stark erhöht (bis 23 000 IU), fallen dann nach
und nach aber wieder ab. Ist der Wert bei einer
gebärfähigen Frau über 10 IU erhöht, so liegt der
Verdacht auf eine Schwangerschaft im ganz frühen
Stadium vor. Die Werte müssen dann engmaschig,
das heißt in sehr kurzen Abständen, überprüft werden. Bei einer Eileiterschwangerschaft haben 80 Prozent der Frauen zu niedrige Werte.
Bei drohender Fehlgeburt (Abort) sind die Werte ebenfalls zu niedrig. In solchen Fällen sollte das HCG
täglich überprüft werden. Sind die Werte vier Wochen
nach einer Fehlgeburt noch immer erhöht, so könnte

239

**Krebs und Labor**

es sich um einen inkompletten Abort handeln. Das heißt, daß die Frucht nicht vollständig ausgestoßen wurde.
Bei Zwillingsschwangerschaften sind die HCG-Werte höher. Eine Feststellung, ob Zwillinge zu erwarten sind, ist jedoch aufgrund der HCG-Bestimmung sicher nicht möglich.

◆ HCG als Tumormarker

AFP
→ Seite 236

Bei normaler Nierenfunktion und keinem Vorliegen einer Schwangerschaft deutet der Anstieg des HCG auf eine bösartige Erkrankung hin. In der Mehrzahl handelt es sich um Tumoren der Hoden, der Eierstöcke oder der Plazenta. Vereinzelt finden sich erhöhte Werte auch bei Krebs im Magen-Darm-Bereich, der Leber, der Lunge, der Brüste und der Nieren.
So wie das AFP ist auch das HCG nicht für eine Routineuntersuchung geeignet. Wohl aber kann die Bestimmung bei Menschen mit erhöhtem Krebsrisiko sinnvoll sein. Dazu zählen Männer, deren Hoden nicht in den Hodensack gewandert sind.

## 5-HIES (5-Hydroxy-Indolessigsäure)

**Bei einem Karzinoid, einer Tumorerkrankung, die mit anfallsartig auftretenden Beschwerden im Darmbereich und Gesichtsrötung einhergeht, findet sich die 5-HIES im Harn erhöht.**
Normalwert:
2 bis 9 mg im 24-Stunden-Harn

### Was ist 5-HIES?

5-HIES ist ein Abbauprodukt des Serotonins, einer Substanz, die in bestimmten Zellen der Darmschleimhaut, in den Blutplättchen und in den Basophilen Granulozyten gebildet wird. Serotonin beeinflußt die glatte Muskulatur des Magen-Darm-Trakts, der Bronchien und der Gefäße.

240

**Tumormarker**

Karzinoide sind Tumoren des Magen-Darm-Trakts, die eine Reihe von hormonartig wirkenden Stoffen ausscheiden können.
Diese Stoffe werden in aller Regel durch die Leber sofort wieder abgebaut. Erst wenn bei einer Metastasierung die Leber befallen ist, gelangen die verschiedenen Wirkstoffe, darunter auch das Serotonin, meist stoßweise in den großen Kreislauf.
Karzinoide kommen sehr selten auch in der Lunge, den Eierstöcken und den Hoden vor. Dann können auch ohne Metastasierung Symptome auftreten.
Die Patienten leiden unter Durchfällen, durch Alkohol auslösbare Gesichtsrötungen (Flush), krampfartigen Leibschmerzen und bisweilen auch unter Asthmabronchiale-Beschwerden und Klappenveränderungen des rechten Herzens.

### Was bedeutet Erhöhung der 5-HIES-Ausscheidung im Harn?

Erhöhung der Ausscheidung ist ein dringendes Alarmsignal für das Vorliegen eines Karzinoids. Sind die Werte normal, liegt aber dennoch aufgrund von Symptomen der Verdacht auf ein Karzinoid vor, so wird ein Provokationstest vorgenommen. Dabei wird den Patienten Adrenalin oder Reserpin in die Vene injiziert. Ein Anstieg der 5-HIES auf über 10 mg oder gar darüber im 24-Stunden-Harn weist auf ein Karzinoid hin.

## Neopterin

**Neopterin ist kein eigentlicher Tumormarker. Hauptsächlich wird damit der Immunstatus eines Menschen erhoben. Das heißt, man überprüft damit die Abwehrbereitschaft des Organismus. Die Bestimmung ist speziell bei der Überwachung von AIDS-Kranken wertvoll.**
Normalwert:
im Blut bis 10 nmol/l
Die Bestimmung kann aus allen Körperflüssigkeiten, besonders aber aus Blut und Harn erfolgen.

**Krebs und Labor**

### Was ist Neopterin?

Makrophagen
→ Seite 40

Neopterin wurde erst vor einigen Jahren in die Diagnostik eingeführt. Es handelt sich dabei um einen Co-Faktor (für die Wirkung eines Enzyms benötigter Stoff) für eine Reihe von Enzymen. Erzeugt wird Neopterin in sogenannten Makrophagen (»Freßzellen«). Die Werte sind immer dann erhöht, wenn das Immunsystem durch irgendeinen Einfluß angeregt wird. Also bei Infektionen, Allergien, aber eben auch Krebs.

### Was bedeuten erhöhte Neopterin-Werte?

◆ Tumorerkrankungen

Bei fast allen Patienten mit leukämischen Erkrankungen (»Blutkrebs«) sind die Neopterinwerte erhöht. Aber auch bei vielen Karzinomleidenden.

◆ Transplantatabstoßung

Nach Organverpflanzungen ist es immer wichtig, rechtzeitig zu wissen, ob der Körper das fremde Organ annimmt oder nicht. Neopterin zeigt früher als alle anderen Laborwerte an, ob eine Abstoßungsreaktion beginnt.

◆ Infektionskrankheiten

Auch bei Virusinfektionen, Infektionen mit bestimmten Bakterien, Parasiten und Pilzen sind die Neopterinwerte stark erhöht. Besonders hohe Neopterinspiegel werden bei HIV-Infektionen beobachtet. Die Höhe des Anstieges läßt bis zu einem gewissen Grad Rückschlüsse auf den weiteren Verlauf der AIDS-Erkrankung zu.

◆ Autoimmunerkrankungen

Auch bei einer Reihe von Krankheiten, in deren Rahmen die Körperabwehr durch Fehlsteuerung plötzlich eigenes Gewebe angreift und zerstört, ist Neopterin als Alarmsignal erhöht. Die Bestimmung wird vor allem zur Kontrolle der Behandlung genutzt.

Tumormarker

## PSA (Prostataspezifisches Antigen)

PSA ist eine Eiweiß-Kohlenhydratverbindung (Glykoprotein), die bei Prostatakarzinomen meistens erhöht gefunden wird. Seine Aussage dürfte sogar zuverlässiger sein als jene der Sauren Phosphatase.
Normalwert:
unter 10 bis 14 Mikrogramm/l
Die Bestimmung erfolgt aus dem Blut.

### Was ist PSA?

PSA ist eine Substanz, die nur in der Vorsteherdrüse (Prostata) gebildet und ausgeschieden wird. PSA kann erst seit 1979 bestimmt werden.

### Wann ist PSA erhöht?

◆ Prostatahypertrophie

Bei gutartiger Vergrößerung der Prostata (bei Männern jenseits der 50 bis zu einem gewissen Grad normal) kann es in manchen Fällen auch zur mäßigen Erhöhung der PSA-Werte kommen.

◆ Prostatakarzinom

Es besteht hier grundsätzlich das Problem, was als Normalwert betrachtet werden soll. Bei beginnendem Karzinom sind die Werte nicht höher als bei Prostatahypertrophie. Steigt der Wert hingegen auf über 14 Mikrogramm/l an, liegt der Verdacht auf Krebs sehr nahe. Leider hat zu diesem Zeitpunkt das Karzinom in vielen Fällen bereits Tochterzellen in die Knochen entsandt (Metastasen).

◆ Nach Prostataoperationen

Die PSA wird im Körper rasch abgebaut. Nach Eingriffen an der Prostata sollte zwei Wochen gewartet werden, bis wieder ein verläßlicher Wert bestimmt werden kann. Ist er dann im Normalbereich, konnte das Übel beseitigt werden.

243

**Krebs und Labor**

## SP (Saure Phosphatase)

Die SP ist ein Enzymgemisch, das aus Zellen freigesetzt wird, die Knochen abbauen (Osteoklasten). Die SP ist für Diagnose und Verlaufskontrolle des Prostatakarzinoms von Bedeutung. Die Saure Phosphatase kommt in der Prostata, in Thrombozyten, Erythrozyten und eben Osteoklasten vor.
Normalwert:
5 bis 13 U/l
Die Bestimmung erfolgt aus dem Blut.

### Was bedeutet erhöhte SP?

◆ Prostatakarzinom

Bei fortgeschrittenem Prostatakarzinom sind bei rund zwei Drittel aller Patienten die Werte der SP erhöht. In einem früheren Stadium allerdings nur bei 10 bis 20 Prozent. Eine Erhöhung bedeutet daher meist, daß der Tumor bereits die Organgrenzen überschritten, daß er schon Metastasen gesetzt hat.

◆ Knochenerkrankungen

Bei der Mehrzahl der Patienten mit Knochenmetastasen aufgrund verschiedener Krebserkrankungen ist die SP erhöht.

◆ Thrombosen

Erythrozyten
→ Seite 19

Thrombozyten
→ Seite 34

Bei Thrombosen und Embolien (Blutgerinnsel, die wandern) sind die SP-Werte erhöht, weil bei diesem Krankheitsgeschehen rote Blutkörperchen (Erythrozyten) und Blutplättchen (Thrombozyten) zerstört werden. Die darin befindliche SP wird frei.

◆ Bluterkrankungen

Alle Blutkrankheiten, die mit beschleunigtem Auf- und Abbau von Blutzellen einhergehen, können eine Erhöhung der SP-Werte verursachen.

# AIDS und Labor

AIDS (acquired immun deficiency syndrom, also erworbenes Abwehrschwächesyndrom) ist eine Erkrankung, die durch das HIV-Virus verursacht wird. Dieses Virus befällt menschliche Abwehrzellen und führt so allmählich eine lebensbedrohende Schwächung des Immunsystems herbei. Erkrankte sind dann vor allem für Infektionen anfällig, die gesunden Menschen nichts anhaben könnten. Für AIDS-Kranke ist grundsätzlich jeder Keim gefährlich. Außerdem treten bei AIDS-Patienten deutlich häufiger Tumoren auf. 80 Prozent aller AIDS-Kranken sterben nach der Diagnosestellung innerhalb von drei Jahren.

### Wie wird AIDS festgestellt?

Eine HIV-Infektion kann erst 1 bis 3 Monate nach der Ansteckung diagnostiziert werden. Dafür steht der HIV-ELISA-Test zur Verfügung. Dieser Test ist relativ zuverlässig. Dennoch sind etwa 1 Prozent der untersuchten Seren falsch-positiv, rund 3 Prozent falsch-negativ.

Ist also ein HIV-Test negativ und bestehen dennoch Verdachtsmomente von seiten des Arztes, wird er die Untersuchung in monatlichen Abständen mehrmals durchführen lassen.

Ist der Test hingegen positiv, muß eine Bestätigung durch einen anderen Test (Western blot) erfolgen. Es kann nämlich vorkommen, daß der HIV-ELISA-Test auch bei anderen Erkrankungen (schwere Leberleiden, Tumoren des Knochenmarks, bestimmte Autoimmunleiden) positiv ausfällt.

Erst wenn beide Tests positiv sind, ist eine Infektion durch das HIV-Virus gesichert. Der Patient muß aber noch lange nicht an AIDS erkrankt sein! Von AIDS spricht man erst dann, wenn bei einer HIV-Infektion sogenannte opportunistische Infektionen auftreten, also Erkrankungen, die für Abwehrschwäche typisch sind.

## AIDS und Labor

In jüngster Zeit wurden auch hochempfindliche Test-verfahren entwickelt, mit denen die virale DNS (die Erbmasse des Virus) in Lymphozyten nachgewiesen werden können. Damit wird in Zukunft auch bei Menschen, die gar keine Antikörper entwickeln, eine HIV-Infektion nachzuweisen sein.

### Abnormale Laborbefunde bei AIDS

Erythrozyten
→ Seite 19

Leukozyten
→ Seite 30

Thrombozyten
→ Seite 34

Blutzucker
→ Seite 165

Kalzium
→ Seite 263

Magnesium
→ Seite 273

HIV-Infektionen können nur durch die eben bespro-chenen Labortests nachgewiesen werden. Jedoch führt eine AIDS-Erkrankung meist zu einer ganzen Reihe von weiteren Laborveränderungen:

◆ Blutarmut (Anämie – erniedrigte Zahl von roten Blutkörperchen)

◆ Leukopenie (erniedrigte Leukozytenzahl, also sehr wenige weiße Blutkörperchen)

◆ Thrombopenie (zuwenig Blutplättchen = Throm-bozyten)

◆ Niedriger Blutzuckerspiegel

◆ Kalzium- und Magnesiummangel

◆ Vermehrung der Gamma-Globuline (bestimmte Ei-weißkörper im Blut)

### AIDS-Stadien

Die HIV-Infektion wird in mehrere Stadien eingeteilt:

1. Wenige Wochen nach der Infektion kann der Infi-zierte unter Fieber, Rachenrötung, Lymphknoten-schwellung, Muskelschmerzen und bisweilen auch Durchfall leiden.

2. Im zweiten Stadium treten bereits Laborverände-rungen wie Thrombopenie, Lymphopenie und eventuell Anämie auf.

## AIDS-Stadien

3. Zusätzlich werden in Stadium drei an mehreren Regionen des Körpers vergrößerte Lymphknoten gefunden.

4. Vollbild der Krankheit: Allgemeinerscheinungen wie Gewichtsverlust, Fieber, Durchfall, Nervenstörungen, psychische Veränderungen, Infektionen jeglicher Art, Krebs als Begleiterkrankung.

# Alkoholismus und Labor

Nach den Erkrankungen des Herz-Kreislauf-Systems und den Krebserkrankungen wirft übermäßiger Alkoholkonsum die größten gesundheitlichen und damit medizinischen Probleme auf. Chronischer Alkoholmißbrauch führt aber nicht nur zu gesundheitlichen, sondern auch zu gewaltigen sozialen und wirtschaftlichen Schwierigkeiten für die Betroffenen (wozu natürlich auch die Angehörigen von Alkoholkranken zu rechnen sind).

Zu Schäden an Leber, Bauchspeicheldrüse, Hirn, Herz-Kreislauf-System und Blutsystem kommt privater und beruflicher Abstieg. Entwöhnung ist meist sehr schwierig, wenngleich es in Deutschland gutfunktionierende Modelle in Betrieben gibt. Dort versucht man recht erfolgreich, Alkoholikern am Arbeitsplatz zu helfen. Aber selbst unter Mitwirkung von Spezialisten gelingt es im großen und ganzen nicht, mehr als höchstens 30 Prozent der Kranken wirklich vom Alkohol wegzubekommen.

Sehr viele Alkoholiker verleugnen ja auf direkte Befragung ihre Abhängigkeit – unter Umständen sogar vor sich selbst! Der Arzt muß daher fast kriminalistische Fähigkeiten entwickeln, um ein Alkoholproblem beim Patienten tatsächlich zu erkennen. Denn im Frühstadium sind Alkoholkranke völlig unauffällig.

Verdachtsmomente sind häufig auftretende Unfälle (zum Beispiel mit Rippenbrüchen), blaue Flecken, vermehrter Verbrauch von Medikamenten, welche die Magensäure ausgleichen (Antazida). Weiters morgendliche Übelkeit, gleichzeitig bestehender Nikotinmißbrauch (Alkoholiker sind oft zusätzlich exzessive Raucher), leichtes Zittern oder eben bereits der typische Geruch.

Es gibt keine allgemeingültige Definition des Alkoholismus. Schließlich spielt nicht nur die täglich eingenommene Alkoholmenge eine Rolle. Aber regelmäßiger Genuß von ¾ Litern Wein und mehr pro Tag ist schon ein starker Hinweis.

**Blutbildveränderung**

Wenn ein Mensch von sich aus den Eindruck hat, er sollte seinen Alkoholkonsum vermindern, wenn er schon von anderen auf das Trinken aufmerksam gemacht wurde, liegt vermutlich bereits Abhängigkeit vor. Ein ziemlich sicherer Hinweis ist auch der Griff zur Flasche am frühen Morgen, »um in Schwung zu kommen«.

Laboruntersuchungen können nun dazu beitragen, den Verdacht auf Alkoholismus entweder zu erhärten oder zu entkräften. Keine einzelne Untersuchung beweist chronischen Alkoholmißbrauch. Sind jedoch gleichzeitig mehrere Tests abnorm, dann kann man schon davon ausgehen, daß die Diagnose richtig ist. Folgende Untersuchungen sind geeignet:

◆ das komplette Blutbild

◆ Gamma-GT, GOT und GPT (also die Leberenzyme)

◆ Triglyceride

◆ Harnsäure

◆ Alkoholbestimmung aus Harn und Blut

**Blutbildveränderung**

Bei chronischem Alkoholismus sind die roten Blutkörperchen in typischer Weise vergrößert (Makrozytose). Sie enthalten auch mehr Blutfarbstoff, also Hämoglobin (hyperchrom). Bei den heute üblichen computerisierten Blutbilduntersuchungen sind diese Veränderungen durch eine Erhöhung des MCV über 96 fl und MCH über 35 pg erkennbar.

Erst bei schwerstem Mißbrauch kommt es zu weiteren Blutbildveränderungen. Etwa durch Knochenmarkschädigung zum Absinken der Leukozytenzahl, der Erythrozyten und der Thrombozyten, der Blutzellen demnach.

Differentialblutbild
→ Seite 36

MCV und MCH
→ Seite 19

**Alkoholismus und Labor**

## Was besagt das Gamma-GT?

Gamma-GT
→ Seite 80

Gamma-GT ist ein Leberenzym, das bei schwerem Alkoholismus fast immer erhöht ist. Der Wert kann auf einige hundert U/l, selten auch über 1000 ansteigen. Bei gelegentlichem Rausch verändert sich die Gamma-GT nicht. Ist der Patient »brav«, sprich: abstinent, kann sich die Gamma-GT innerhalb von Wochen wieder normalisieren. Ein Wiederanstieg des Wertes zeigt einen Rückfall an.

Allerdings kann man einem Patienten gerade mit Gamma-GT gehörig unrecht tun – dann nämlich, wenn jeder erhöhte Wert automatisch mit Alkoholmißbrauch gleichgesetzt wird. Tatsächlich können bestimmte Medikamente (Schlafmittel, Antiepileptika, manche Antibiotika) zu erhöhtem Gamma-GT führen. Desgleichen eine längst überstandene Hepatitis.

Alkalische
Phosphatase
→ Seite 83

GOT und GPT
→ Seite 86

Wird im Blut die Gamma-GT bestimmt, sollte auch immer gleich eine Überprüfung der Alkalischen Phosphatase (AP) und der beiden anderen Leberenzyme GOT sowie GPT angeordnet werden. Sind nämlich auch die anderen Werte zu hoch, muß eine Schädigung der Leberzellen in Betracht gezogen werden. Gleichzeitige AP-Erhöhung deutet auf eine Störung im Bereich der Gallenwege hin. Bei Leberzelldefekt ist meistens die GPT höher als die GOT. Eine der Ausnahmen von dieser Regel ist jedoch gerade die durch Alkohol verursachte Leberentzündung (Fettleberhepatitis): Da ist GOT höher als GPT.

## Weitere Laborveränderungen

Nachstehend eine Auflistung von weiteren Laborveränderungen, die im Rahmen von Alkoholismus auftreten können:

Harnsäure
→ Seite 183

◆ Erhöhte Harnsäure

Triglyceride
→ Seite 190

◆ Erhöhter Triglyceridspiegel

## Blutbildveränderungen

◆ Zu niedriger Blutzucker – besonders wenn Alkohol auf leeren Magen getrunken wurde. Da kommt es zur Hemmung der Glukose-Neubildung

Blutzucker
→ Seite 165

◆ Erniedrigung von Kalium und Kalzium

Kalium
→ Seite 259

◆ Kalziumerhöhung nach einem Rausch

◆ Phosphaterhöhung nach einem Rausch

Kalzium
→ Seite 263

◆ Niedriges Phosphat beim chronischen Alkoholiker bedingt durch Mangelernährung

Phosphat
→ Seite 270

◆ Niedriges Magnesium – ebenfalls durch mangelnde Zufuhr mit dem Essen

Magnesium
→ Seite 273

◆ Erhöhte CPK durch Muskelschäden

◆ Erhöhung von Amylase und Lipase als Zeichen einer Schädigung der Bauchspeicheldrüse (Pankreatitis!)

CPK
→ Seite 104

Lipase
→ Seite 121

# Mineralstoffe (Elektrolyte) im Labor

Neben organischen Verbindungen wie Fett, Eiweiß und Kohlehydraten enthält der menschliche Körper auch organische Substanzen, die Mineralstoffe genannt werden. Es handelt sich dabei um essentielle Nährstoffe. Essentiell heißt, daß sie vom Körper nicht selbst erzeugt werden können, sondern mit der Nahrung zugeführt werden müssen.

Man unterscheidet sowohl nach dem Bestand im Körper als auch nach dem Bedarf zwei Gruppen: Mengen- und Spurenelemente. Mengenelemente sind Natrium, Kalium, Kalzium, Magnesium, Phosphat und Chlorid, die wichtigsten Spurenelemente heißen Eisen, Zink, Kupfer, Jod, Mangan, Kobalt, Molybdän und Selen.

Mineralstoffe haben im Körper eine ganze Reihe wichtiger Aufgaben zu erfüllen. Dazu gehören zum Beispiel:

◆ Stützfunktion als unlösliche Salze im Knochensystem

◆ Funktion als Elektrolyte
Das sind Verbindungen, die in wäßriger Lösung in geladene Teile, also Ionen, zerfallen. Eine Eigenschaft, die dafür sorgt, daß der Körper nicht übersäuert (Azidose) oder mit Basen überladen wird (Alkalose), beides Zustände, die zu schwersten gesundheitlichen Problemen führen. Der Elektrolythaushalt muß demnach immer im Gleichgewicht sein.

◆ Aufrechterhaltung des osmotischen Drucks
Durch halbdurchlässige Membranen, wie zum Beispiel Zellwände, aber auch die Wände der Blutgefäße kommt es im Körper zu einem Austausch von Flüssigkeiten und Stoffen. Dies ist ein enorm wichtiger Vorgang, den man Osmose nennt und der vom sogenannten osmotischen Druck geregelt wird.

## Mineralstoffe

◆ Bestandteil biologisch wirksamer Verbindungen
Eisen im Hämoglobin, Jod in Schilddrüsenhormonen, um nur zwei Beispiele zu nennen.

Akute Mangelzustände an Mengenelementen treten nur im Zuge schwerer Krankheiten oder nach massiven Verlusten auf. Etwa Natrium, Kalium und Chlorid nach heftigem Brechdurchfall oder übermäßigem Schwitzen, ohne daß für Ersatz gesorgt wurde. Mit chronischen Mangelzuständen ist vor allem bei Kalzium und Magnesium, mitunter auch Kalium zu rechnen.
Ein Mangel an Spurenelementen ist vor allem bei Eisen und Jod ein aktuelles Problem.
Aber gerade in den vergangenen Jahren wurden auch andere Spurenelemente genauer erforscht und zahlreiche wichtige Aufgaben im Organismus festgestellt. Wie zum Beispiel Selen und Zink. Normalerweise würde bei halbwegs ausgewogener Zusammenstellung des Essens nie ein Mangel an Spurenelementen auftreten. Dennoch lassen sich durch zum Teil neue Analyseverfahren Mangelzustände vielfach nachweisen.
Moderne Ernährungsgewohnheiten, aber auch »tote« Ackerböden haben allmählich zu einer Verarmung mancher wichtiger Mineralstoffe geführt. Dies kann zu Beschwerden führen, die nicht so recht zu einem bestimmten Krankheitsbild passen. Daher gehen immer mehr Ärzte dazu über, im Labor auch die Spurenelemente überprüfen zu lassen. Bisweilen läßt sich dann wirklich ein Mangel nachweisen. Ein gezielter Ersatz dieser Stoffe kann in solchen Fällen auch nach jahrelangem Leiden zur Beseitigung von Störungen führen.
Das darf nicht dazu führen, manche Spurenelemente als »Wundersubstanzen« und Alleskönner hochzujubeln. Eine kritische Betrachtung darf andererseits aber auch nicht in einer Vernachlässigung eventueller Unterversorgung mit diesen Stoffen münden.

**Mineralstoffe im Labor**

# Mengenelemente

Sowohl zu niedrige als auch zu hohe Spiegel an Mengenelementen im Serum können schwere Nebenwirkungen haben. Zum Beispiel Herzstillstand bei schwerem Mangel an Kalium, genauso aber bei entsprechend starkem Überschuß. Daher ist Überprüfung des Gehaltes an Mengenelementen bei vielen Beschwerdebildern ein absolutes Muß!

# Natrium (N)

Die Bestimmung des Natriums erlaubt die Beurteilung des Flüssigkeitshaushaltes im Organismus. In den meisten Fällen bedeutet erhöhter Wert einen Mangel an Flüssigkeit, ein erniedrigter ein Zuviel an freiem Wasser im Körper.
Normalwert:
135 bis 144 mmol/l
Die Bestimmung erfolgt aus dem Serum.

### Was ist Natrium?

Natrium wird als Alkalimetall bezeichnet. Es ist ein lebensnotwendiges Ion (elektrisch geladenes Teilchen) des Körpers und wird hauptsächlich in Form von Kochsalz zugeführt. 98 Prozent des Natriums befinden sich außerhalb der Zellen (im Gegensatz zum Kalium, das wiederum vorwiegend im Inneren der Zellen gefunden wird).
An den Zellwänden (Membranen) wird Natrium gegen Kalium ausgetauscht. Dieser Austausch hat zum Beispiel für die Erregbarkeit von Zellen (Herztätigkeit) eine entscheidende Bedeutung.
Natrium wird vorwiegend durch die Nieren ausgeschieden. Drei Hormone (Hormonsysteme) regulieren den Kochsalzhaushalt des Organismus:

◆ ADH (Anti-Diuretisches Hormon)

## Natrium

ADH wird bei hohen Kochsalzspiegeln sowie bei Flüssigkeitsmangel ausgeschieden. Es vermindert die Harnmenge und steigert den Durst. Es gibt also dem Körper gleichsam den Befehl: Trinken!

◆ Renin-Angiotensin-Aldosteron

Das sind miteinander auftretende Hormone, die bei Flüssigkeitsmangel und auch Blutdruckabfall ausgeschüttet werden. Sie bewirken eine verstärkte Rückresorption (Wiederaufnahme) von Natrium und Wasser aus dem Darm.

◆ ANP (Atriales Natriuretisches Peptid)

ANP wird im Herzen gebildet. Eine verstärkte Dehnung des rechten Vorhofes führt zur Ausschüttung dieses Hormons. ANP bewirkt in der Folge eine verstärkte Flüssigkeitsausscheidung über die Nieren.

Eine Bewertung des Natriums ist nur dann möglich, wenn der klinische Zustand des Patienten bekannt ist. Das heißt, wenn Informationen darüber vorliegen, ob ein Flüssigkeitsmangel, Flüssigkeitsüberschuß oder ein normaler Flüssigkeitshaushalt besteht. Auch kann eine Beurteilung nur im Zusammenhang mit den anderen Elektrolyten erfolgen.

### Was bedeutet erniedrigtes Natrium?

◆ Hohe Blutzuckerwerte

Blutzucker
→ Seite 165

Sehr hoher Blutzuckerwert ist osmotisch aktiv, das heißt, es kommt zum Austreten von Flüssigkeit aus den Zellen. Dadurch erfolgt Verdünnung des Blutes und ein Abfall des Natriumspiegels.

### Niedriges Natrium bei Flüssigkeitsmangel
◆ Erbrechen und Durchfall

Der Verlust größerer Mengen an Flüssigkeit aus dem Magen-Darm-Trakt geht zwangsweise mit Verlusten an Kochsalz einher und damit automatisch auch an Natrium.

# Mineralstoffe im Labor

◆ Ergußbildungen und Darmverschluß (Ileus)

Auch bei der Ausbildung von Ergüssen in den Bauchraum (zum Beispiel Aszites oder Bauchhöhlenwassersucht bei schweren Lebererkrankungen) oder in den Darm (bei einem Darmverschluß) kann gleichzeitig ein Flüssigkeitsmangel und damit ein erniedrigter Natriumspiegel (Hyponatriämie) im Blut entstehen.

◆ Verluste durch die Nieren

Bei verschiedenen Nierenleiden kann die Konzentrationsfähigkeit der Nieren eingeschränkt sein. Ebenso kann eine Dauerbehandlung mit entwässernden Medikamenten (Diuretika) eine Hyponaträmie bewirken. Werden einem Patienten größere Mengen an Bikarbonat mittels Infusion verabreicht, so kann das unter Umständen zu einer Überlastung der Nieren führen und ebenfalls einen Natriummangel bewirken.

◆ Morbus Addison

Kalium
→ Seite 259

Die Addison-Krankheit beruht auf einem teilweisen oder gänzlichen Ausfall von Hormonen aus der Nebennierenrinde (zum Beispiel Aldosteron und Kortison). Beim Ausfall von Aldosteron kann die Niere nicht mehr ausreichend Natrium gegen Kalium und Wasserstoffionen tauschen. Die Folge ist Flüssigkeitsverlust, erniedrigtes Natrium und erhöhtes Kalium.

## Niedriges Natrium bei normalem Flüssigkeitsvolumen
◆ Streß

Starke seelische oder körperliche Belastungen (etwa Schmerzen, Fieber) können zu einer Erniedrigung des Natriumspiegels führen.

◆ Medikamente

Eine Reihe von Medikamenten wie Schlafmittel, Schmerzmittel (Morphine, Antirheumatika), aber auch Nikotin (!) können eine Freisetzung des ADH (Anti-Diuretisches Hormon) anregen und damit den Natriumspiegel senken.

◆ Gehirnerkrankungen

Bei Tumoren, Entzündungen, Blutungen, aber auch nach Stromunfällen und anderen Erkrankungen des Gehirns kann eine verstärkte ADH-Freisetzung aus der Hypophyse (Hirnanhangdrüse) erfolgen.

◆ Tumoren

Bei einer Vielzahl von Krebserkrankungen kann durch die bösartige Geschwulst eine Mehrproduktion von ADH stattfinden.

◆ Lungenleiden

Ähnliches wie für die Tumoren gilt auch bei allen Arten von entzündlichen Lungenerkrankungen – auch diese verursachen manchmal über Mehrerzeugung von ADH in der Folge ein erniedrigtes Serumnatrium.

**Erniedrigtes Natrium und Flüssigkeitsüberschuß**
Bei den folgenden Erkrankungen führt eine vermehrte Ausschüttung von Aldosteron (Hormon aus der Nebennierenrinde) oder ADH zum Zurückbehalten von Flüssigkeit und zur Verdünnung des Blutes. Wird der Natriumspiegel dann gemessen, ist er erniedrigt.

◆ Herzinsuffizienz

◆ Leberzirrhose

◆ Eiweißverluste

◆ Niereninsuffizienz

**Was bedeutet erhöhtes Natrium?**

Erhöhte Natriumspiegel im Serum werden seltener beobachtet als erniedrigte. Man spricht dann von Hypernatriämie. Dieser Zustand wird vorwiegend bei Kranken gefunden, deren Wasserhaushalt im Sinne eines Wassermangels gestört ist (etwa bei Säuglingen, sehr alten Menschen und Schwerkranken).

**Mineralstoffe und Labor**

### Hohes Natrium und Flüssigkeitsmangel
◆ Durchfälle und Fieber bei Kindern

Die Kinder bekommen in diesem Fall zwar ausreichend salzhaltige Nahrung, trinken aber zuwenig Flüssigkeit.

◆ Osmotisch wirksame Substanzen

Bei hohen Blutzuckerwerten, Infusionen mit bestimmten Substanzen, bei chronischer Nierenschwäche und hochkaloriger Infusionsernährung kann erhöhtes Natrium auftreten.

◆ Diabetes insipidus

Im Zuge von Hirnerkrankungen kann es zur verminderten Ausschüttung des Hormons ADH kommen. Das führt zu der genannten Krankheit, die mit gewaltigem Flüssigkeitsverlust über den Harn sowie quälendem Durst und entsprechend großer Flüssigkeitsaufnahme einhergeht. Dadurch verschiebt sich natürlich auch das Elektrolytgleichgewicht. Ein erhöhtes Natrium tritt unter anderem auf.

### Hohes Natrium und normale Menge an Körperflüssigkeit
◆ Conn-Syndrom

So bezeichnet man die Folgen verstärkter Ausschüttung an Aldosteron. Das bewirkt eine verstärkte Rückgewinnung von Natrium und verstärkte Ausscheidung von Kalium und Wasserstoffionen durch die Nieren. Im Serum wird ein erhöhter Natriumspiegel gefunden.

◆ Kochsalzvergiftung

Bei im Meer Ertrinkenden und bei Kindern, die große Mengen salzhaltiger Lösungen trinken, können Vergiftungen beobachtet werden, die mit erhöhtem Natriumspiegel einhergehen.

## Kalium

---

**Im Gegensatz zu Natrium befindet sich Kalium vorwiegend innerhalb einer Körperzelle und gehört zu deren wichtigsten Bestandteilen.** Es ist dort ein positiv geladenes Teilchen (Kation) und ist auch an den elektrischen Vorgängen an Nerven und Muskeln beteiligt. **Der Kaliumspiegel ist vom Säure-Basen-Haushalt abhängig.**
Normalwert:
3,6 bis 4,8 mmol/l
Die Bestimmung erfolgt aus dem Serum.

---

### Was ist Kalium?

Kalium ist ein sogenanntes Alkalimetall (wie Natrium, Lithium, Rubidium und Cäsium). Von den insgesamt rund 3000 mmol im Körper sind 98 Prozent in den Zellen und nur 2 Prozent außerhalb, im Serum, zu finden. Unter normalen Bedingungen wird Kalium vorwiegend durch die Nieren ausgeschieden. Etwa 10 Prozent des täglichen Kaliumverlustes erfolgt durch den Stuhl. Bei Durchfall kann dieser Anteil jedoch beträchtlich zunehmen, was unangenehme Begleiterscheinungen nach sich ziehen kann.
Mehrere Systeme im Körper beeinflussen den Kaliumbestand im Organismus:

◆ Säure-Basen-Haushalt

Eine Übersäuerung (Azidose) geht mit Kaliumüberschuß (Hyperkaliämie), und eine Alkalose (Überschuß an Basen) geht mit niedrigem Kaliumspiegel (Hypokaliämie) einher.

◆ Aldosteron

Dieses Hormon aus der Nebenniere fördert die Kaliumausscheidung über die Nieren. Mangel bewirkt daher Hyperkaliämie, Überschuß Hypokaliämie.

◆ Insulin

# Mineralstoffe und Labor

Insulin
→ Seite 170

Dieses Hormon der Bauchspeicheldrüse fördert nicht nur den Einbau von Glukose, sondern auch von Kalium in die Zellen. Erhöhte Insulinausschüttung führt also zu niedrigem Kalium im Laborbefund. Bei der Behandlung schwerer Stoffwechselentgleisungen bei Diabetes mellitus wird der Kaliumspiegel in kurzen Abständen kontrolliert.

Kalium hält in den Zellen den sogenannten osmotischen Druck (Flüssigkeits- und Stoffaustausch zwischen einer halbdurchlässigen Membran, wie sie die Zellwand darstellt) aufrecht und ist für die Wirksamkeit einer Reihe von Enzymen (Stoffe, die im Körper chemische Reaktionen einleiten) unerläßlich. Darüber hinaus beeinflußt Kalium wegen der ungleichen Verteilung in bzw. außerhalb der Zelle die Erregbarkeit von Nerven und Muskelzellen.

Kalium spielt weiters eine Rolle beim Aufbau von Eiweiß (Proteinen) und bei der Verwertung von Zucker (Kohlenhydraten). Rote Blutkörperchen sind besonders reich an Kalium. Erhöhung nennt man Hyperkaliämie, Erniedrigung Hypokaliämie.

## Was bedeutet erniedrigtes Kalium?

Die auffallendsten Anzeichen zu niedrigen Kaliumspiegels betreffen die Muskeln. Patienten klagen über Muskelschwäche. Ist der Mangel besonders kraß ausgeprägt und auch sehr schnell aufgetreten, können sogar Lähmungserscheinungen auftreten. Die Patienten fühlen sich leicht ermüdbar und antriebslos.

Im EKG treten typische Veränderungen auf. Herzrhythmusstörungen bis hin zum gefährlichen Kammerflimmern sind gefürchtete Komplikationen. Besonders Patienten, die Herzmedikamente (Digitalispräparate) nehmen, sind bei Kaliummangel von Rhythmusstörungen bedroht.

Die Nieren verlieren ihre Fähigkeit, konzentrierten Harn zu erzeugen. Daher müssen die Patienten häufiger urinieren und verlieren auf diese Weise Flüssigkeit. Dies kann die Kreislaufsituation verschlechtern.

# Kalium

Eine Erniedrigung des Kaliums um etwa 1 mmol/l bedeutet einen Gesamtverlust von rund 100 bis 200 mmol. Abfall des Kaliumspiegels unter 1,5 mmol/l oder aber Anstieg über 11 mmol/l führt zum Tod. Mangel an Kalium kann auf folgende Ursachen zurückzuführen sein:

◆ Ungenügende Zufuhr

Im Gegensatz zu Natrium kann schon ungenügende Zufuhr mit der Nahrung Mangel an Kalium bewirken. In den meisten Fällen aber ist das nur eine Teilursache. Schwere Alkoholiker und Patienten mit Anorexie (Magersucht) sind besonders betroffen.

◆ Chronisches Erbrechen

Beim Erbrechen, aber auch bei Dauerabsaugung von Magensaft durch Sonden gehen große Mengen an Salzsäure verloren. Als Folge davon tritt Alkalose (Basenüberschuß) auf. In diesem Zustand wird vermehrt Kalium in die Zellen aufgenommen. Auch in den Nierenkanälchen (Tubuli) erfolgt vermehrte Aufnahme von Kalium, um die Alkalose auszugleichen. Das führt natürlich zur Erniedrigung des Kaliumspiegels im Serum, also außerhalb der Zellen.

◆ Chronische Durchfälle

Bei allen Durchfallerkrankungen, aber auch bei mißbräuchlicher Anwendung von Abführmitteln können schwere Kaliumverluste auftreten. Ein Liter Stuhlflüssigkeit enthält 40 bis 60 mmol Kalium.

◆ Entwässerungsmittel (Diuretika)

Die Mehrzahl von Entwässerungsmitteln ruft nicht nur Verlust an Flüssigkeit, sondern auch an Kalium hervor. Der Arzt wird sich also im Bedarfsfall für kaliumsparende Präparate entscheiden, um Komplikationen durch Kaliummangel zu vermeiden.

◆ Kaliumverlust durch die Nieren

Die Hintergründe vermehrter Kaliumausscheidung durch die Nieren können sehr vielfältig sein:

## Mineralstoffe und Labor

Alle Krankheiten, die zum Anstieg des Hormons Aldosteron führen, gehen mit erhöhtem Kaliumverlust durch die Nieren einher. Aldosteron ist zum Beispiel bei Bluthochdruck, der durch Nierenschäden bewirkt wird, vermehrt.

Bei einer als primären Aldosteronismus bezeichneten Krankheit mit verstärkter Ausschüttung von Aldosteron aus der Nebenniere zählt Kaliummangel zu den wichtigsten Anzeichen. Aldosteron kann auch im Zuge eines Nebennierentumors im Überschuß produziert werden.

Auch Kortison kann eine ähnliche Wirkung wie Aldosteron haben. Darauf ist bei der Behandlung mit diesem Hormon, das auch aus den Nebennieren stammt, aufzupassen.

Harnzucker
→ Seite 146

Phosphat
→ Seite 270

Bestimmte Nierenerkrankungen bewirken verstärkten Kaliumverlust. So gibt es einen renalen (nierenbedingten) Diabetes, bei dem der Harnzucker positiv ist, ohne daß Blutzuckererhöhungen vorliegen. Patienten mit dieser Erkrankung verlieren ebenfalls durch die Nieren Aminosäuren (Eiweißbausteine) sowie Phosphate.

### Was bedeutet erhöhtes Kalium?

Wie bei Kaliummangel überwiegen auch hier die Symptome von seiten der Muskulatur. Zum Beispiel sind die Reflexe gesteigert. Allerdings tritt bei sehr starker Erhöhung genauso wie bei Mangel eine Lähmung der Muskeln auf. Im EKG sind auch hier typische Veränderungen erkennbar. Herzrhythmusstörungen sind zu befürchten. Bei extremen Werten tritt der Tod infolge Kammerflimmerns ein. Hyperkaliämie (erhöhtes Kalium) wird hervorgerufen durch:

◆ Fehlbestimmung

Wenn bei der Blutabnahme der Arm sehr lange gestaut wurde oder aber das Blut bis zur weiteren Verarbeitung mehr als eine Stunde lang steht, zerfallen rote Blutkörperchen (Erythrozyten). Dadurch wird Kalium frei und verfälscht die Laborwerte.

**Kalzium**

● Medikamente

Nach der Einnahme kaliumsparender Entwässerungsmittel (Diuretika), bei der Verwendung von Ersatzsal-
zen (Elektrolytgetränke), bei Überdosierung von Digitalis (Herzpräparat) und von sogenannten ACE-Hem-
mern kann der Kaliumspiegel ansteigen. Besonders
betroffen sind Patienten mit eingeschränkter Nierenfunktion.

◆ Azidose

Bei akut auftretender Übersäuerung (Azidose) kommt
es zum Übertritt von Kalium aus den Zellen ins Plasma
(Blutflüssigkeit).

◆ Gewebezerfall

Dasselbe wie bei Azidose passiert bei verstärktem
Gewebeuntergang (Hämolyse, also Zerfall von roten
Blutkörperchen, bzw. auch nach Behandlung mit
Krebsmedikamenten).

Erythrozyten
→ Seite 19

◆ Nierenschwäche (Insuffizienz)

Bei schweren Störungen der Nierenausscheidung
kann das Kalium im Serum erhöht sein.

◆ Mangel an Aldosteron

Beim Morbus Addison, einer Erkrankung der Nebennieren mit verminderter Produktion des Hormons Aldosteron, wird immer ein Anstieg des Kaliumwertes
beobachtet.

## Kalzium (Ca)

> **Veränderungen des Kalziumspiegels werden bei
> Knochenerkrankungen, Fehlfunktionen der Ne-
> benschilddrüsen, Vitamin-D-Störungen und bei
> manchen Krebserkrankungen festgestellt.**
> Normalwert:
> 2,2 bis 2,7 mmol/l
> Die Bestimmung erfolgt aus dem Blut.

# Mineralstoffe und Labor

## Was ist Kalzium?

Kalzium gehört zu den sogenannten Erdalkalimetallen (Gruppenbezeichnung für die Elemente Kalzium, Magnesium, Strontium, Barium, Radium und Beryllium). Es zeichnet im Organismus für eine ganze Reihe von Funktionen verantwortlich:

— Im Knochen sind Kalziumsalze die tragende Struktur. Sie verleihen den Knochen erst die Festigkeit.
— Kalzium ist für die normale Funktion aller Nervenzellen unerläßlich.
— Alle glatten (Eingeweide, Gefäße) und quergestreiften Muskeln (Skelettmuskeln, also an Armen, Beinen usw.) benötigen für ihre Funktion Kalzium.
— Kalzium wirkt als Helfer vieler Enzyme.
— Kalzium wird auch für die Blutgerinnung benötigt.

Durchschnittlich sind im Körper eines Erwachsenen rund 1 bis 2 Kilo Kalzium enthalten, 98 Prozent davon im Skelett. Im Plasma (Blutflüssigkeit ohne Zellen, aber mit Gerinnungsfaktoren) liegt Kalzium zu 50 Prozent in ionisierter (elektrisch geladener) und 40 Prozent in eiweißgebundener Form vor. Das ist für den Arzt wichtig zu wissen, da bei Erkrankungen mit hohem Eiweiß (etwa Plasmozytom = Morbus Kahler) oder niedrigem Eiweiß (zum Beispiel nephrotisches Syndrom) falsch hohe oder falsch niedrige Kalziumwerte gemessen werden könnten.

*Eiweiß*
*→ Seite 303*

Kalzium wird im Zwölffingerdarm und im nachfolgenden oberen Anteil des Dünndarmes aus der Nahrung aufgenommen. Diese Aufnahme (Resorption) wird durch ein Kalzium-bindendes Eiweißsystem gefördert. Dieses System wiederum wird vom Vitamin D gesteuert. Die Ausscheidung des Kalziums erfolgt hauptsächlich über die Nieren.

*Vitamin D*
*→ Seite 296*

*Parathormon*
*→ Seite 291*

Das Parathormon, das in den Nebenschilddrüsen gebildet wird, reguliert den Kalziumhaushalt, indem es den Kalziumspiegel erhöht.

Erhöhte Werte werden in der Fachsprache als Hyperkalziämie, erniedrigte als Hypokalziämie bezeichnet.

**Kalzium**

## Was bedeutet erniedrigtes Kalzium?

Ein Abfall des Kalziumspiegels im Serum hat gesteigerte Erregbarkeit der Nerven und der Muskeln zur Folge. Patienten mit sehr schnellem Abfall des Kalziumspiegels entwickeln eine Tetanie (schmerzhafte Muskelkrämpfe durch Übererregung). Folgende Anzeichen sprechen dafür:

– Kribbelndes Gefühl um den Mund
– Kribbeln an Händen und Beinen
– Krampfartige Versteifung an Händen und Füßen (»Pfötchenstellung« der Hände)
– Unruhe und Angstzustände
– Epileptische Anfälle
– Erschwerte Atmung durch Verkrampfung der Bronchien und Stimmritzen
– Typische EKG-Veränderungen

Der Kalziumspiegel ist erniedrigt bei:

◆ Fehlbestimmung

Häufigste Ursache abnormer Kalziumwerte ist zum Glück Fehlbestimmung im Labor oder ein Fehler bei der Blutabnahme. Kaum ein Meßwert ist so störungsanfällig wie der Kalziumspiegel. Daher wird bei Werten außerhalb des Normalbereiches immer nachkontrolliert, ehe sich der Arzt zu Behandlungsmaßnahmen entschließt.

◆ Aufnahmestörungen im Darm

Bei allen schweren und lange anhaltenden Durchfallerkrankungen, bei chronischen Entzündungen des Darmes und auch der Bauchspeicheldrüse, bei Zöliakie (Allergie gegen Klebereiweiß, das heißt gegen die meisten Mehlprodukte), bei Mißbrauch mit Abführmitteln und auch bei Mangelernährung kann nicht genügend Kalzium über den Darm in den Körper aufgenommen werden.

◆ Unterfunktion der Nebenschilddrüse

Sogenannter Hypoparathyreoidismus bewirkt eine verminderte Ausscheidung von Parathormon. Das führt zu

265

## Mineralstoffe und Labor

Phosphat
→ Seite 270

verminderter Freisetzung von Kalzium aus den Knochen und verminderter Rückgewinnung dieses Elementes in den Nieren. Der Phosphatspiegel ist meist gleichzeitig erhöht. Häufigste Ursache dieser Erkrankung ist Schädigung der Nebenschilddrüse im Zuge einer Struma-(Kropf-)Operation.

◆ Chronische Niereninsuffizienz

Vitamin D wird in den Nieren zum wirksamen Vitamin-D-Hormon umgebaut. Kann dieses nicht ausreichend gebildet werden (eben im Zuge von Nierenschwäche), so ist ausreichende Kalziumaufnahme aus dem Darm nicht möglich.

Vitamin D
→ Seite 296

◆ Mangel an Vitamin D

Alkalische
Phosphatase
→ Seite 83

Bei Rachitis (so nennt man diesen Vitaminmangel bei Kindern) bzw. Osteomalazie (Mangel beim Erwachsenen) sind in der Regel die Werte der Alkalischen Phosphatase (AP) erhöht. Diese Erkrankungen treten heute nur noch bei Patienten mit sehr einseitiger Ernährung und gleichzeitigem Mangel an Sonnenbestrahlung auf. Sonnenstrahlen sind nämlich nötig, damit das Vitamin D überhaupt erst erzeugt werden kann. Muskelschwäche, unklare Schmerzen und Knochenverbiegung sind die auffallendsten Anzeichen.

### Was bedeutet erhöhtes Kalzium?

Die Anzeichen einer Hyperkalziämie sind nicht so typisch wie jene bei Erniedrigung des Kalziumspiegels:
— Appetitlosigkeit, Übelkeit, Erbrechen, Gewichtsverlust
— Müdigkeit, Depressionen, Muskelschwäche
— Verstopfung, Schmerzen im Oberbauch
— Niedriger Blutdruck (Hypotonie), Herzrhythmusstörungen, EKG-Veränderungen (die aber der Arzt deuten kann)
— Bildung von Nierensteinen, Durst, vermehrte Harnbildung
— Kalkablagerungen in den Blutgefäßen, Nieren und in der Haut

**Kalzium**

Folgende Ursachen kann erhöhter Kalziumspiegel haben:

◆ Fehlbestimmung

Darauf haben wir schon bei erniedrigtem Kalziumspiegel hingewiesen.

◆ Bösartige Erkrankungen

Krebs in praktisch allen Körperbereichen ist die zweithäufigste Ursache erhöhter Kalziumwerte (nach der Fehlbestimmung). Bei Tumoren, die zu Metastasen in die Knochen führen, kann der Kalziumüberschuß durch den örtlichen Knochenschwund erklärt werden. Dabei werden große Mengen an Kalzium frei. Es ist aber auch möglich, daß Tumoren Substanzen erzeugen, die wie das Parathormon wirken und somit auch ohne Metastasen Hyperkalziämie hervorrufen.

◆ Überfunktion der Nebenschilddrüse

Meist infolge eines Adenoms (gutartige Drüsengeschwulst) kommt es zur Überfunktion der Nebenschilddrüse und damit zur vermehrten Ausschüttung des in dieser Drüse erzeugten Parathormons. Die Patienten leiden besonders häufig an Nierensteinen. Oft ist gleichzeitig der Phosphatspiegel erniedrigt. Die Erkrankung wird durch Bestimmung des Parathormons bewiesen.

◆ Überdosierung mit Vitamin D

Eine Vitamin-D-Behandlung soll in regelmäßigen Abständen mit der Bestimmung des Kalziumspiegels nachkontrolliert werden.

◆ Überdosierung mit Vitamin A

Bei der Behandlung von Akne werden seit einigen Jahren immer häufiger Vitramin-A-Präparate eingesetzt. Das kann unter anderem zum Anstieg des Kalziumspiegels im Blut führen.

◆ Medikamente

Weibliche Sexualhormone (Östrogene), entwässernde

# Mineralstoffe und Labor

Mittel (Diuretika), Lithium (Medikament zur Verlängerung der symptomfreien Zeit bei der manisch-depressiven Erkrankung) und kalziumhaltige Mittel gegen Magenübersäuerung (Antazida) können eine Hyperkalziämie verursachen. Allerdings führt auch übermäßiger Genuß von Milch dazu, weil Milch viel Kalzium enthält.

## Chlorid (Cl)

**In der Mehrzahl der Fälle weist eine Veränderung des Chloridspiegels auf Störungen im Säure-Basen-Haushalt hin bzw. auf einen Chloridverlust, bedingt durch chronisches Erbrechen.**
Normalwert:
95 bis 110 mmol/l
Die Bestimmung erfolgt aus dem Blut.

### Was ist Chlorid?

Chlorid ist im Plasma das bedeutendste Anion (negativ geladenes Teilchen). Der Körper enthält etwa 80 Gramm (2200 mval) Chlorid. Davon befinden sich 88 Prozent außerhalb und 12 Prozent innerhalb der Zellen. Ein Drittel des Chlorids außerhalb der Zellen ist in den Knochen enthalten.

Täglich werden mit der Nahrung rund 120 bis 260 mval zugeführt. Die Ausscheidung geschieht fast ausschließlich über die Nieren. Der Magensaft enthält Salzsäure (HCl) und ist damit sehr reich an Chlorid. Chlorid ist gleichsam Partner des Natriums im Kochsalz (NaCl) und hat daher außerhalb der Zellen und der Knochen annähernd dessen Verteilung im Organismus.

Erniedrigung der Chloridkonzentration im Serum wird Hypochlorämie, eine Erhöhung hingegen Hyperchlorämie genannt.

Chlorid

## Was bedeutet erniedrigtes Chlorid?

◆ Chronisches Erbrechen

Bei starkem, immer wiederkehrendem Erbrechen, aber auch bei Absaugung von Magensaft durch eine Sonde geht viel HCl (Salzsäure) verloren. Es entsteht somit Hypochlorämie.

◆ Bestimmte Entwässerungsmittel

Manche Entwässerungspräparate, sogenannte Schleifendiuretika, verhindern in den Nierenkanälchen die Wiederaufnahme von Chlorid. Dadurch kann ein Mangel an diesem Element entstehen.

◆ Bestimmte Hormone

Aldosteron (Hormon aus der Nebenniere) und einige andere Hormone, die als Medikament verabreicht oder im Überschuß (Tumor) produziert werden, können den Chloridspiegel im Blut senken.

## Was bedeutet erhöhtes Chlorid?

◆ Chronische Durchfälle

Der Saft der Bauchspeicheldrüse (Pankreassekret) und die Dünndarmflüssigkeit sind reich an Bikarbonat, also alkalisch (basisch). Durch chronische Durchfälle kann Übersäuerung (Azidose) entstehen, weil diese Säfte verlorengehen. Die Nieren versuchen dann, die Übersäuerung auszugleichen, indem sie Chlorid verstärkt wieder zurückgewinnen (Rückresorption). Das erhöht natürlich den Chloridspiegel im Blut.

◆ Nierenleiden

Eine Reihe von Nierenerkrankungen bewirken Anstieg des Chloridspiegels. Die Patienten leiden an Muskelschmerzen, Knochenschmerzen, Wachstumsstörungen und Nierensteinen.

◆ Chronische Hyperventilation

Wenn Patienten zum Beispiel bei hohem Fieber oder Erkrankungen des Gehirns längere Zeit hindurch tief

# Mineralstoffe und Labor

atmen, wird das Blut alkalisch. Dieses vertiefte Atmen bezeichnet man als Hyperventilation. Die Nieren versuchen nun, das Blut durch vermehrte Rückresorption von Chlorid wieder auf einen normalen pH-Wert zu bringen.

## Phosphat (P)

**Veränderungen des Spiegels an organischem Phosphat werden bei Störungen der Nierenfunktion, der Nebenschilddrüse und des Vitamin-D-Haushaltes beobachtet.**
Normalwert:
0,84 bis 1,45 mmol/l
Die Bestimmung erfolgt aus dem Blut.

### Was ist Phosphat?

Phosphate sind Salze der Phosphorsäure. Sie sind wichtige Bausteine des Knochens. Auch im Gewebe haben sie lebenswichtige Aufgaben zu erfüllen. Alle Stoffwechselprozesse im Organismus benötigen Phosphat. In den roten Blutkörperchen (Erythrozyten) gewährleistet Phosphat mit die Sauerstoffversorgung der Gewebe. Sogenannte Adenosinphosphate sorgen für den Energietransport in den Zellen.
Im Körper eines erwachsenen Menschen findet sich etwa ein Kilogramm Phosphate. 85 Prozent davon sind in den Knochen abgelagert. Im Gegensatz zum Kalzium, das im Serum zur Hälfte an Eiweiß gebunden wird, kommt Phosphat zum Großteil in Form elektrisch geladener Teilchen (Ionen) vor. Die Konzentration im Serum wird durch das Zusammenspiel mehrerer Hormone gesteuert.
So erhöht das Wachstumshormon den Spiegel, weibliche Sexualhormone (Östrogene) senken ihn. Das Parathormon und Cortisol fördern zugleich die Freisetzung aus den Knochen und auch die Ausscheidung durch die Nieren.

270

**Phosphat**

Der Phosphatspiegel darf nur gemeinsam mit dem Kalzium und der Alkalischen Phosphatase beurteilt werden.
Überschuß heißt Hyperphosphatämie, Mangel im Blut nennt man Hypophosphatämie.

Kalzium
→ Seite 263

Alkalische
Phosphatase
→ Seite 83

### Was bedeutet erniedrigtes Phosphat?

Leicht erniedrigtes Phosphat wird relativ häufig gefunden. Meist werden überhaupt keine Symptome beobachtet. Bei schwerer Hypophosphatämie jedoch treten folgende Beschwerden auf: Schwindel, Schwäche der Muskulatur (Watschelgang), Appetitlosigkeit und Knochenschmerzen. Das Serumphosphat ist erniedrigt bei:

◆ Zuständen, die mit verminderter Zufuhr oder gesteigerter Ausscheidung einhergehen

Dazu zählen Alkoholismus, Magersucht, extreme Diät (Hungerkuren über einen längeren Zeitraum), schwere Magen-Darm-Erkrankungen, Überfunktion der Schilddrüse, Rachitis, viele Nierenleiden, unkontrollierte Einnahme von Entwässerungsmitteln.

◆ Zustände, bei denen es zur plötzlichen Verlagerung von Phosphat in das Innere der Zellen kommt

Das kann allerdings nur passieren, wenn ohnedies schon schleichender Phosphatmangel bestanden hat. Etwa im Zuge der Behandlung von schwerem Diabetes mellitus oder bei Zufuhr großer Mengen an Kohlenhydraten (Zucker) nach schweren Hungerzuständen. Auch bei der Behandlung von Alkoholikern.

### Was bedeutet erhöhtes Phosphat?

Überschuß an Phosphat verursacht keine direkten Krankheitszeichen. Falls jedoch die Phosphatspiegel über längere Zeit hindurch erhöht sind, kann es zur Auskristallisation von Kalziumphosphat in Geweben kommen. Gefürchtete Komplikation: Niereninsuffizienz. Erhöhtes Phosphat wird bewirkt durch:

# Mineralstoffe und Labor

◆ Vermehrte Zufuhr

◆ Gewebezerfall

Bei der Behandlung bösartiger Tumoren, aber auch beim Untergang von größeren Gewebeteilen (Muskelzerstörung durch Unfälle usw.) kann Phosphat aus den Zellen gelangen und den Blutspiegel erhöhen.

◆ Hormonstörungen

Kalzium
→ Seite 263

Bei Unterfunktion der Schilddrüse und bei Riesenwuchs durch eine Störung in der Hirnanhangdrüse (Hypophyse) wird häufig ein Überschuß an Phosphat festgestellt. Beim Ausfall der Nebenschilddrüsen kommt es zu hohem Phosphat und niedrigem Kalzium im Blut. Diese Erkrankung geht mit erhöhter Reizbarkeit des Nervensystems und Neigung zu Krämpfen einher.

◆ Niereninsuffizienz

Wenn die Nieren nicht mehr in der Lage sind, ausreichend Phosphat auszuscheiden, kommt es zur Ansammlung im Körper. Zugleich ist Kalzium vermindert.

## Magnesium (Mg)

Magnesium ist ein lebensnotwendiges Elektrolyt, das unter anderem für die normale Muskelfunktion notwendig ist. Ein Mangel kann bei chronischen Darmerkrankungen, bei der Verwendung von Entwässerungsmitteln und einseitiger Ernährung auftauchen.
Normalwert:
0,8 bis 1,3 mmol/l
Die Bestimmung erfolgt aus dem Blut.

**Magnesium**

## Was ist Magnesium?

»Magnesium hat keine klinische Bedeutung«, so stand es noch vor drei Jahrzehnten in den medizinischen Lehrbüchern. Heute wissen wir bereits um die große Bedeutung des Magnesiums für den Menschen. Magnesium ist ein Erdalkalimetall, das die Funktion einer Reihe von Enzymen unterstützt. Es ist auch für die Aktivität der Nerven und Muskeln notwendig. Die Hälfte des körpereigenen Magnesiums ist in den Muskeln verborgen. Vom Rest befindet sich der Großteil innerhalb von Zellen.

Pro Tag wird durch die Nahrung etwa 500 mg Magnesium aufgenommen. Eine mangelhafte Zufuhr wird bei schweren Alkoholikern beobachtet.

Eine Erniedrigung des Magnesium wird Hypomagnesiämie, eine Erhöhung Hypermagnesiämie bezeichnet.

## Was bewirkt ein Magnesiummangel?

Eine erhöhte Erregbarkeit der Muskeln mit Zuckungen, Zittern, Krämpfen und Herzjagen sind die augenfälligsten Symptome eines Magnesiummangels.

Insgesamt sind die Symptome sehr ähnlich denjenigen, die bei einem Kalziummangel auftreten können. Auch treten Störungen des Kalzium und des Magnesiumhaushaltes häufig gemeinsam auf. Oft ist ein Magnesiummangel auch mit einem Kaliummangel verknüpft.

Kalium → Seite 259

Geringgradigere Mangelzustände können lediglich eine Müdigkeit, Nervosität oder Appetitlosigkeit bewirken. Ausgeprägtere Symptome treten erst unter 0,5 mmol/l auf.

## Was bedeutet ein erniedrigtes Magnesium?

◆ Ungenügende Zufuhr

Schwerer Alkoholismus, langdauernde Unterernährung und schwere Resorptionsstörungen im Magen-

**Mineralstoffe und Labor**

Darm-Trakt können erniedrigte Magnesiumspiegel verursachen.

◆ Verluste durch den Magen-Darm-Trakt

Chronisches Erbrechen und chronische Durchfallserkrankungen können zu Mangelzuständen an verschiedenen Elektrolyten, darunter auch Magnesium führen.

◆ Vermehrte Verluste durch die Nieren

Durch die Gabe mancher Entwässerungsmittel und bei schweren Stoffwechselentgleisungen kann die Ausscheidung durch die Nieren die Zufuhr übersteigen.

◆ Hormonelle Störungen

Ein Magnesiummangel kann bei Diabetes mellitus, Schilddrüsenüberfunktion, Störungen der Nebenschilddrüsen und bei der Überproduktion von Aldosteron auftreten.

### Was bewirkt ein erhöhtes Magnesium?

Muskelschwächen, Verminderung und Ausfall der Reflexe, Herzrhythmusstörungen, Blasenfunktionsstörungen und Verstopfung sind die wesentlichsten Symptome einer Hypermagnesiämie.
Die Beschwerden treten ab einer Erhöhung des Magnesiums über 2,5 mmol/l auf. Ab einem Wert von 5 mmol/l tritt der Tod infolge Lähmung der Atemmuskeln ein.

### Was bedeutet ein erhöhtes Magnesium?

◆ Nierenschwäche und Einnahme von säurebindenden Medikamenten, die Magnesium enthalten

Eine Hypermagnesiämie wird praktisch ausschließlich bei Patienten mit einer schweren Niereninsuffizienz gefunden, wenn diese große Mengen magnesiumhaltiger Antazida einnehmen.

Eisen

## Spurenelemente

Wie der Name schon ausdrückt, handelt es sich dabei um Stoffe, die der Körper nur in sehr geringen Mengen, eben Spuren, benötigt. Mangel an Spurenelementen ist nur in wenigen Fällen durch Beschwerden bzw. Veränderung von Befunden nachweisbar. Die medizinischen Forscher sind sich heute aber sehr wohl darüber im klaren, daß eine ganze Reihe von Störungen des Wohlbefindens auf ein Defizit zurückgeführt werden kann. Bei Eisen und Jod bestand darüber ja auch früher kein Zweifel.

## Eisen

**Eisen ist unersetzbarer Bestandteil des roten Blutfarbstoffes Hämoglobin. Dieses Hämoglobin wiederum sorgt mit Hilfe des Eisens für den Sauerstofftransport im Blut. Ohne Sauerstoff könnte kein Körpergewebe überleben. Bei Verdacht auf Eisenmangel sowie auf Eisenüberladung ist die Bestimmung des Serumeisenspiegels sinnvoll. Wichtig ist auch zu wissen, daß schwere Infektionen, aber auch Krebs den Eisenspiegel senken.**
Normalwert bei Erwachsenen:
über 50 Mikrogramm
Die Bestimmung erfolgt aus dem Serum.

### Was bedeutet Serumeisen?

Der Eisengehalt eines Menschen schwankt zwischen 35 und 55 Milligramm pro Kilo. Täglich nimmt der Mensch etwa 1 bis 2 mg Eisen mit der Nahrung auf. Schon bei normalen Regelblutungen (eine wichtige Ursache für Eisenmangel ist übermäßiger Blutverlust während der Menstruation) und bei erhöhtem Eisenbedarf in der Schwangerschaft (es müssen ja zwei Menschen versorgt werden) kann Eisenmangel auftreten. Das Risiko ist noch größer, wenn eine Verdau-

## Mineralstoffe und Labor

ungsstörung besteht – dann kann unter Umständen nicht genügend Eisen aus der Nahrung aufgenommen werden.
Eisen wird im Blut an das Transferrin gekoppelt weitertransportiert. Auf diese Weise bringt Transferrin jenes Eisen, das in »Freßzellen« (Makrophagen) abgelagert ist, wieder zurück zu den Bildungsstätten der roten Blutkörperchen (hauptsächlich Knochenmark).

Transferrin
→ Seite 278

Eisen ist, wie erwähnt, für die Funktion des Hämoglobins als Sauerstofftransporteur von entscheidender Bedeutung. Darüber hinaus aber benötigen zahlreiche andere Enzyme Eisen, wenn auch nur in geringen Mengen.

### Was bedeuten niedrige Eisenwerte?

◆ Eisenmangel

Eisenbindungs-
kapazität
→ Seite 278

Ferritin
→ Seite 280

Eisenwerte unter 50 Mikrogramm/dl deuten auf Eisenmangel hin. Mit der Bestimmung des Transferrins oder der Eisenbindungskapazität oder des Ferritins kann der Verdacht bestätigt oder widerlegt werden.
Von latentem (schleichend vorhandenem) Eisenmangel spricht man, wenn neben dem Serumeisen auch das Ferritin erniedrigt ist bzw. Transferrin oder Eisenbindungskapazität erhöht sind. Häufigste Ursachen sind chronische Blutverluste und Aufnahmeprobleme im Darm (chronische Entzündungen der Darmschleimhaut führen zu Mangel an vielen notwendigen Substanzen, auch an Eisen). Zudem kommt es auch bei Menschen, die sich sehr einseitig ernähren (Alkoholiker, strenge Vegetarier) häufig zu einem Eisenmangel.

Erythrozyten
→ Seite 19

Hämoglobin
→ Seite 19

Besteht zusätzlich bereits eine Anämie (Blutarmut), so spricht man nicht mehr von latentem, sondern von manifestem Eisenmangel. Bei der Eisenmangelanämie sind die roten Blutkörperchen klein und typischerweise arm an Hämoglobin.

◆ Eisenverteilungsstörungen

Der Abfall des Eisenspiegels bei einer schweren Infek-

Eisen

tion ist ein durchaus sinnvoller Mechanismus. Eisen stellt nämlich für viele Bakterien einen wesentlichen Wachstumsfaktor dar. Indem Eisen soweit möglich aus dem Serum entfernt wird, entzieht der Organismus den Eindringlingen gleichsam die Existenzgrundlage. Das kann bei der Abheilung von Infektionen helfen. Verminderte Eisenspiegel finden sich auch bei chronisch entzündlichen Erkrankungen, Tumoren, bei Urämie (Blutvergiftung durch Nierenversagen), aber auch zu Zeiten schwerer seelischer Belastung (Streß!).

## Was bedeuten erhöhte Eisenwerte?

◆ Hämochromatose

Nach zahlreichen Bluttransfusionen, im Zuge chronischer, hämolytischer Anämien (bei diesen Krankheiten kommt es zum verstärkten Zerfall von roten Blutkörperchen), selten auch durch noch unbekannte Ursachen kann es zur Eisenüberladung im Organismus kommen.
Eine Hämochromatose führt unbehandelt zu Leberschäden, Zuckerkrankheit (Diabetes mellitus) und zu Verdauungsstörungen. Kennzeichnend ist eine spezielle Braunfärbung der Haut, die sich vom Arzt leicht richtig deuten läßt.

◆ Lebergewebsschädigung

Durch Zerfall von Lebergewebe im Rahmen schwerer Erkrankungen kann das darin gespeicherte Eisen frei werden und erhöhte Serumwerte hervorrufen.

Mineralstoffe und Labor

## Transferrin und Eisenbindungskapazität (EBK)

> In Übereinstimmung mit der Bestimmung des Se-
> rumeisenspiegels kann Transferrin oder EBK die
> Diagnose Eisenmangel oder Eisenüberladung be-
> stätigen oder widerlegen.
> Normalwerte:
> Transferrin 200 bis 350 mg/dl
> EBK 250 bis 450 Mikrogramm/dl
> Die Bestimmung erfolgt aus dem Serum.

### Was ist Transferrin?

So bezeichnet man das Transporteiweiß (Protein) für
Eisen im Blut. Transferrin kann pro Molekül zwei
Eisenatome befördern.
Bei Eisenmangel steigt die Konzentration von Transferrin an. Die Aufnahmefähigkeit von Eisen ist damit
erhöht. Auf der anderen Seite sinkt bei Eisenüberladung Transferrin und damit die Bindungskapazität
(EBK) ab.
Noch aussagekräftiger als Transferrin und EBK ist die
sogenannte Transferrinsättigung. Sie wird in Prozenten
angegeben. Ist die Transferrinsättigung unter 15 Prozent, so liegt Eisenmangel vor. Ist sie über 55 Prozent,
besteht eine Überladung mit Eisen.

$$\text{Transferrinsättigung} = \frac{\text{Serumeisen}}{\text{Transferrin}} \times 70,9$$

### Was bedeutet erniedrigtes Transferrin oder EBK?

◆ Hämochromatose

Auch massiv erhöhte Transferrinsättigung und hohes
Serumeisen kennzeichnen diese Erkrankung. Sie kann
im Gefolge wiederholter Bluttransfusionen auftreten.
Die starke Eisenüberladung bedroht Leber und Bauchspeicheldrüse (bewirkt manchmal Zuckerkrankheit),

278

**Transferrin**

führt zu Verdauungsstörungen und zur Braunverfärbung der Haut (im Fachjargon heißt das »Bronzediabetes«).

◆ Infektionen, Krebs

Bei schweren Infektionen und bei Tumorerkrankungen, aber auch bei chronischen Entzündungen werden Eisen und Transferrin aus dem Blut entfernt. Um diese Reaktion von einem echten Eisenmangel unterscheiden zu können, wird Ferritin bestimmt. Ferritin ist dann, im Gegensatz zu den wirklichen Mangelzuständen, nicht erniedrigt.

Ferritin
→ Seite 280

◆ Eiweißmangel

Bei Nieren- und Darmerkrankungen, die zu Eiweißverlust führen, aber auch infolge gestörter Eiweißproduktion (Leberzirrhose) können erniedrigte Transferrinspiegel und damit auch erniedrigte EBK gefunden werden. Aber auch hier ist der Ferritinwert aussagekräftiger.

Gesamteiweiß
→ Seite 303

**Was bedeutet erhöhtes Transferrin und EBK?**

◆ Eisenmangel

Bei Eisenmangel sind Transferrin und die EBK schon zu einem Zeitpunkt erhöht, bevor noch ein Absinken des Eisens im Serum festgestellt werden kann. Damit ist dieser Laborparameter ein empfindlicher Gradmesser für die Frühdiagnose von Eisenmangel.

◆ Östrogene

Weibliche Sexualhormone (Östrogene) können einen Anstieg von Transferrin und EBK bewirken. Das sowie der vermehrte Eisenbedarf in der Schwangerschaft erklären die erhöhten Werte in der Schwangerschaft.

# Mineralstoffe und Labor

## Ferritin

> Zur Feststellung einer Eisenstoffwechselstörung eignet sich am besten Ferritin. Der Wert gibt Aufschluß über die Körperreserven an Eisen.
> Normalwerte:
> 20–150 µg/dl
> In zunehmendem Alter wird der Bereich immer größer, die Bewertung daher schwieriger.
> Die Bestimmung erfolgt aus dem Serum.

### Was ist Ferritin?

Ferritin ist ein Eiweißkörper, der nicht nur in der Tier-, sondern auch in der Pflanzenwelt vorkommt. Ferritin ist die Speichereinheit für Eisen in der Zelle. Zugleich schützt Ferritin den Körper vor den in reiner Form vorkommenden Eisenatomen – diese wären nämlich giftig!

Ferritin sieht wie eine Hohlkugel aus. Bis zu 4000 Eisenmoleküle sind von einer Eiweißhülle umgeben, die man Apoferritin nennt. Im Gegensatz zum zweiten Eisenspeichermolekül (Hämosiderin, das aus mehreren Molekülen Ferritin besteht) ist Ferritin im Bedarfsfall rasch einsatzbereit.

Eisen
→ Seite 275

Zwischen dem im Serum vorkommenden Ferritin und der Gesamtmenge an Eisen im Körper herrscht ein bestimmtes Gleichgewicht. Ferritin ist im Serum nur wenig mit Eisen beladen und hat dort auch nur eine kurze Verweildauer. In geringen Mengen findet sich Ferritin auch in den roten Blutkörperchen (Erythrozyten). Es ist dort ein Maß für die Eisenversorgung des Systems zur Bildung der Erythrozyten. In den weißen Blutkörperchen (Leukozyten) ist Ferritin 1000fach höher.

In einer ganzen Reihe von Krebszellen ist Ferritin in hoher Konzentration enthalten. Beim Wachstum von Tumoren wird es in gewisser Menge freigesetzt und kann dementsprechend gemessen und bewertet werden.

Ferritin

## Was bedeutet niedriges Ferritin?

Verminderung des Ferritins heißt immer, daß zu wenig Eisen vorliegt. Schon lange bevor sich andere Laborwerte ändern oder Krankheitszeichen auftreten, kann anhand erniedrigten Ferritinspiegels die Diagnose »Eisenmangel« frühzeitig gestellt werden. Der Zusammenhang mit dem Gesamteisen: Ein Mikrogramm Ferritin bedeutet etwa 8 Milligramm Speichereisen. Im Verlauf einer Behandlung mit Eisenpräparaten kann die Bestimmung des Ferritins helfen. Es zeigt nämlich an, wann mit dem »Nachfüllen« von Eisen aufgehört werden muß, um nicht sogar eine Überladung mit Eisen zu riskieren.

## Was bedeutet erhöhtes Ferritin?

Hier ist die Aussage nicht mehr so klar wie bei zu niedrigem Spiegel. In Frage kommen:

◆ Eisenüberladung

Werte über 400 $\mu$g/dl können als Hinweis auf Eisenüberschuß gewertet werden, wenn keine sonstige Erkrankung vorliegt. Daher kann der Wert nur im Zusammenhang mit einer Gesamtuntersuchung des Patienten beurteilt werden. Hat der Kranke viele Blutkonserven erhalten, ist eine Überladung wahrscheinlich.

◆ Leberleiden, Tumoren

Wenn Leberzellen geschädigt sind oder Gewebe im Organismus zugrunde geht bzw. bei schweren Infektionen das Gleichgewicht der Eisenverteilung gestört ist, so finden sich erhöhte Ferritinwerte. Ein Anstieg des Ferritins erfolgt oft auch bei Krebserkrankungen, dann aber meist erst in der Spätphase der Erkrankung. Daher eignet sich Ferritin als Suchtest für Krebs bestimmt nicht.

281

**Mineralstoffe und Labor**

## Kupfer (Cu) und Coeruloplasmin

**Bei unklaren Lebererkrankungen oder Veränderungen im Nervensystem kann die Bestimmung dieser beiden Werte eine Krankheit entlarven, die man Morbus Wilson nennt, eine seltene Störung des Kupferstoffwechsels.**
Normalwerte:
Kupfer 70 bis 160 $\mu$g/l im Serum
       0,01 bis 0,06 mg im 24-Stunden-Harn
Coeruloplasmin 15 bis 60 mg/dl
Die Bestimmung erfolgt an sich aus dem Serum. Bei Kupfer wird aber auch noch die 24-Stunden-Ausscheidung im Harn gemessen.

### Was sind Kupfer und Coeruloplasmin?

Kupfer ist ein lebenswichtiges Spurenelement. Zahlreiche Enzyme (Stoffe, die im Organismus chemische Vorgänge bewirken) würden ohne Kupfer nicht funktionieren.
Kupfer wird im Dünndarm in den Körper aufgenommen (resorbiert). Anschließend erfolgt Bindung an einen Bluteiweißkörper (Albumin) und Weitertransport in die Leber. Aus der Leber wird Kupfer wieder mit Hilfe eines anderen Eiweißkörpers zu den jeweiligen Wirkungsstätten befördert.
Diese Verbindung zwischen Kupfer und dem Transporteiweiß hat eine charakteristisch blaue Farbe. Er wird deshalb Coeruloplasmin genannt. Es handelt sich dabei um ein sogenanntes Akute-Phase-Protein, das auch bei der Bewertung von Entzündungsprozessen eine Rolle spielen kann.

Akute-Phase-
Proteine
→ Seite 194

### Was bedeuten erniedrigtes Kupfer und Coeruloplasmin?

◆ Morbus Wilson

Diese erbliche Krankheit ist gekennzeichnet durch

## Kupfer

krankhafte Kupferspeicherung in der Leber, im Gehirn und in geringerem Maße auch in anderen Organen. Dies führt nach einiger Zeit zu Funktionsstörungen in den betroffenen Bereichen. Meist wird das Leiden vor dem 40. Lebensjahr erkennbar.

Bei vielen Patienten mit Morbus Wilson findet sich auch eine typische Veränderung an den Augen, und zwar ein rotbrauner Ring um die Regenbogenhaut (Kayser-Fleischer-Kornealring).

Ursache von Morbus Wilson ist wahrscheinlich ein genetisch programmiertes Unvermögen der Leberzellen, Kupfer in Form von Coeruloplasmin abzugeben. Kupfer kann dadurch auch nicht über die Galle ausgeschieden werden. Daher reichert sich dieses Spurenelement in der Leber usw. an und verursacht Störungen: Durch Ablagerungen im Gehirn treten Zittern, Bewegungsstörungen und auch psychische Veränderungen auf.

Das überschüssige Kupfer wird in stärkerem Maße als üblich durch den Harn ausgeschieden. Im Labor findet sich meist eine Erniedrigung des Kupferspiegels (unter 70 $\mu$g/l), im Harn werden dafür innerhalb von 24 Stunden mehr als 0,1 mg abgegeben. Das Coeruloplasmin ist erniedrigt (unter 15 mg/dl). Bei genauer Untersuchung des Lebergewebes (Biopsie, dann mikroskopische Überprüfung) finden sich große Kupfermengen.

◆ Menkes Syndrom

Bei dieser seltenen Erkrankung kann Kupfer nicht aus dem Darm in den Blutkreislauf aufgenommen werden. Daher sind Serumkupfer und auch Coeruloplasmin vermindert.

Neugeborene mit diesem Leiden (nur Knaben sind betroffen!) haben schwere Gehirnschäden. Sofort auffallend ist die stahlwollartige Behaarung der Säuglinge.

Verminderte Coeruloplasminspiegel treten außerdem noch bei Eiweißmangel (Nierenschäden, Mangelernährung) auf.

Eiweiß
→ Seite 303

# Mineralstoffe und Labor

## Was bedeuten erhöhtes Kupfer und Coeruloplasmin?

◆ Schwangerschaft

Im letzten Drittel einer Schwangerschaft und bei Einnahme von weiblichen Sexualhormonen (wobei die Östrogene in der »Pille« wirken) werden erhöhte Werte beobachtet.

◆ Begleiterscheinung anderer Krankheiten

*Eisen*
*→ Seite 275*

Vor allem bei Entzündungen kann Kupfer im Gegensatz zu Eisen erhöht sein. Mehr als die Hälfte aller Patienten mit akuten oder chronischen Infektionskrankheiten zeigen erhöhte Kupfer- und Coeruloplasminspiegel. Der Anstieg des Kupfers ist aber selten besonders stark: Werte von 300 $\mu$g/l werden kaum je überschritten.

Auch Erkrankungen des rheumatischen Formenkreises lassen den Kupferspiegel mitunter auf über 250 $\mu$g/l ansteigen. Weitere Ausgangssituationen für Kupfererhöhung: zwei Wochen nach einem Herzinfarkt, in den ersten Tagen nach Operationen, bei verschiedenen bösartigen Tumoren, bei verschiedenen Formen der Blutarmut (Anämie), zu rund 50 Prozent bei Patienten mit Unterfunktion der Schilddrüse (Hypothyreose), bei verschiedenen Leberleiden.

◆ Entzündungen, Tumoren

Da Coeruloplasmin ein sogenanntes Akute-Phase-Protein ist, werden bei entzündlichen Prozessen und auch bei Krebs Erhöhungen festgestellt. Der Spiegel kann dann um das Zwei- bis Dreifache ansteigen.

◆ Cholestase

Cholestase nennt man die gestörte Ausscheidung von Gallenflüssigkeit durch Leberleiden, Gallensteine, Tumoren usw. Gleichzeitig ist dabei immer auch die Kupferausscheidung behindert. Das wiederum erhöht sowohl Kupfer- als auch Coeruloplasminspiegel.

Selen

## Selen (Se)

Möglicherweise können manche unklare Beschwerden auf einen Selenmangel zurückgeführt
werden. Ein sicherer Mangel wird nur bei langdau-
ernder Ernährung durch Infusionen beobachtet.
Eine Überdosierung kann zu Hautveränderungen
und Störungen des Nagel- und Haarwachstums
führen.
Normalwerte:
0,95 bis 1,77 $\mu$mol/l im Serum
0,06–0,38 $\mu$mol / 24h im 24-Stunden-Harn

### Was ist Selen?

Selen ist ein für den Menschen notwendiges Spurenelement. Über den Stoffwechsel des Selen weiß man
relativ wenig. Wahrscheinlich ist das einzige bisher
bekannte Enzym, das Selen enthält (die Glutathionperoxidase), für den Schutz und die Intaktheit von
Zellmembranen zuständig.

### Wann ist Selen vermindert?

◆ Ernährungsbedingter Selenmangel

Nur nach sehr langer Ernährung durch Infusionen und
bei speziellen Diäten kann ein Selenmangel auftreten.
Die Patienten leiden unter Muskelschwächen (vor-
zugsweise in den Beinen). Auch eine Schädigung des
Herzmuskels (Kardiomyopathie) wurde beobachtet.
Wahrscheinlich treten die Symptome nur auf, wenn
gleichzeitig ein Vitamin-E-Mangel besteht.
Niedrige Selenspiegel können auch bei Patienten mit
Tumoren im Magen-Darm-Trakt und bei schweren
Lebererkrankungen beobachtet werden.

◆ Als Begleitphänomen bei manchen Erkrankungen

Bei schweren Muskelerkrankungen (Muskeldystrophien), bei manchen Herzmuskelerkrankungen, Le-

285

## Mineralstoffe und Labor

berzirrhose, rheumatoider Arthritis und bei Karzinomen werden bisweilen ebenfalls erniedrigte Selenwerte gefunden. Wahrscheinlich ist bei diesen Erkrankungen der Selenmangel die Folge und nicht die Ursache. Es kann aber bei diesen Störungen nicht ausgeschlossen werden, daß ein Mangel an Selen die Grunderkrankung vielleicht doch verstärkt.

### Was bedeutet erhöhtes Selen?

In gewissen Industriezweigen (Glas-, Porzellan- und Elektroindustrie) kommen – allerdings selten – auch Vergiftungen mit Selen vor. Die Patienten zeigen dann an Symptomen Hautentzündung, brüchige Nägel und Haarausfall. Bei schweren Vergiftungen tritt auch Übelkeit und Erbrechen auf. Der Tod kann als Folge von Kreislaufversagen oder eines Lungenödems eintreten. Auffallend ist der Knoblauchgeruch des Atems und des Urins bei Patienten mit Selenvergiftung. Zufuhr von Selen durch gängige Präparate kann nicht zu Vergiftungen führen, da Selen darin sehr niedrig dosiert wird.

## Weitere Spurenelemente

Alle anderen Spurenelemente wollen wir hier nur sehr kurz besprechen, da die Forschung hier noch in den Kinderschuhen steckt. Berichte haben hier vornehmlich noch Vermutungscharakter.

### Zink (Zn)

Rund 160 Enzyme und Hormone benötigen für ihre Aktivität Zink. Entsprechend schwer ist es, Mangel oder Überschuß entsprechend zu bewerten. Möglicherweise kann Zink bei der Behandlung mancher Haut- und Haarerkrankungen nützlich sein. Jedenfalls ist Zink das Zentralatom des Insulins. Zinkmangel kann daher in manchen Fällen für ungenü-

Insulin → Seite 170

**Spurenelemente**

gende Freisetzung von Insulin aus bestimmten Zellen der Bauchspeicheldrüse (Langerhans'sche Inselzellen) mitverantwortlich gemacht werden. Neben Störungen der Hautfunktion wird Zinkmangel auch mit manchen Formen der männlichen Impotenz in Verbindung gebracht. Auch die Bildung von Immunglobulinen könnte bei Zinkdefizit herabgesetzt sein. Der Arzt wird im Einzelfall entscheiden, ob er ein Krankheitszeichen mit Zinkmangel in Verbindung bringen soll, und eine entsprechende Laboruntersuchung anordnen.

Immunglobuline
→ Seite 201

## Chrom (Cr)

Chrom wird eher mit Autozubehör und Badezimmerarmaturen in Verbindung gebracht als mit einem Spurenelement, das der Körper dringend braucht. Chrom dürfte einen Einfluß auf die Zuckerverwertung und den Cholesterinstoffwechsel haben. Erhöhter Verzehr von Zucker bedeutet Anstieg des Chromverbrauchs. Ob der − geringe − Bedarf durch die Nahrung gedeckt wird, läßt sich schwer abschätzen.

Cholesterin
→ Seite 187

## Molybdän (Mo)

Dieses Spurenelement wird als Geheimtip bei Impotenz gehandelt. Jedoch sind solche Meldungen immer mit gebührender Vorsicht zu genießen. Molybdän ist tatsächlich noch sehr wenig erforscht. Bewiesen ist nur seine absolute Notwendigkeit. Der Tagesbedarf wird auf 500 Mikrogramm geschätzt. Molybdänzufuhr aktiviert den Harnstoffwechsel. Manche Sexualfunktionen bei Männern sollen mitunter auf Gabe von Zink und Molybdän günstig reagieren. Wissenschaftlich ist die Erfahrung aber nicht abgesichert.

## Mangan (Mn)

Auch hier sind die wissenschaftlichen Erkenntnisse leider noch sehr lückenhaft. Mangan ist sicher Bestandteil einiger Enzyme. Sportler, aber auch Rheumatiker weisen häufig Manganmangel auf. Mangan-Ga-

## Mineralstoffe und Labor

ben wird eine Anregung des Muskelstoffwechsels nachgesagt. Mangan-Vergiftungen treten bei 50facher Überschreitung der Tagesdosis (10 bis 30 mg) auf: Zittern, parkinsonähnliche Erscheinungen. Die ernährungsmäßige Versorgung wird in den deutschsprachigen Ländern aufgrund manganarmer Böden als nicht ausreichend angesehen.

Auf Besprechung von Kobalt, Nickel und Vanadium wollen wir in diesem Buch verzichten, weil die medizinisch-wissenschaftlichen Unterlagen dazu noch zu dürftig sind. Allerdings sind schon in naher Zukunft interessante Aufschlüsse über die Spurenelemente zu erwarten, mit neuen Erkenntnissen über den Zusammenhang zwischen Mangel und einer Reihe von Erkrankungen.

# Hormone und Vitamine im Labor

## Katecholamine

Die im Blut und Harn bestimmbaren Katecholamine umfassen unter anderem die Stoffe Adrenalin, Noradrenalin, Vanillinmandelsäure und Homovanillinsäure. Ihre Bestimmung ist vor allem bei bedrohlich ansteigenden Blutdruckwerten sinnvoll, dient aber auch der Feststellung einer allgemeinen Streßbelastung. Adrenalin ist ja als das klassische »Streßhormon« bekannt.
Normalwerte im Blutplasma:
Adrenalin unter 2,7 nmol/l (0,5 μg/l)
Noradrenalin unter 5,9 nmol/l (1,0 μg/l)
Normalwerte im 24-Stunden-Harn:
Adrenalin 4 bis 20 μg
Noradrenalin 23 bis 105 μg
Vanillinmandelsäure 3,3 bis 6,5 mg
Homovanillinsäure weniger als 8 mg

### Was sind Katecholamine?

Darunter versteht man Hormone des sogenannten sympathischen Nervensystems. Das hat nichts mit Sympathie und Antipathie zu tun, sondern mit dem Vegetativum (unbewußtes Nervensystem). Dieses besteht aus den beiden Anteilen Sympathikus und Parasympathikus. Wenn Sie zum Beispiel die Faust ballen wollen, dann läuft dieser Befehl über das zentrale Nervensystem (Gehirn, Rückenmark und periphere Nerven, die alle Skelettmuskeln versorgen). Ihre Skelettmuskeln führen den Befehl prompt aus.
Beim Versuch, die Muskeln des Magens oder der Bronchien bewußt zusammenzuziehen oder erschlaffen zu lassen, werden Sie kläglich scheitern.
Diese auch »glatt« genannten Muskeln unterliegen nur

## Hormone im Labor

der Steuerung durch das unbewußte Nervensystem. Das heißt, Sie können es mit dem Willen nicht beeinflussen. Sympathikus und Parasympathikus regulieren entweder als Gegenspieler (der eine läßt erschlaffen, der andere zusammenziehen), oder sie arbeiten miteinander. Jedenfalls ergänzen die Anteile des Vegetativums einander auf perfekte Weise. Beim gesunden Menschen allerdings nur.

Jede Fehlsteuerung in diesem System führt zu körperlichen Problemen. Überwiegt zum Beispiel der Sympathikus, so schlägt das Herz zu schnell (der Parasympathikus würde bremsen), sind die Muskeln der Blutgefäße zusammengezogen. Das wiederum führt zu Bluthochdruck und starker Herzbelastung.

Die Tätigkeit des unbewußten Nervensystems wird durch Hormone bestimmt. Im Falle des Sympathikus durch die genannten Substanzen. Sie werden im Gehirn, an sympathischen Nervenfasern und im Mark der Nebennieren gebildet.

Die wichtigsten Katecholamine sind Adrenalin, Noradrenalin und Dopamin. Dopamin ist eine Überträgersubstanz im Gehirn. Es ist zugleich Vorläufer der beiden anderen Hormone. Die Krankheit des Dopaminmangels ist unter dem Namen Morbus Parkinson bekannt.

Adrenalin hat folgende Eigenschaften:
– Es steigert den Stoffwechsel der Zellen.
– Es erhöht die Herzfrequenz.
– Es steigert den arteriellen Blutdruck.
– Es bewirkt Anstieg des Blutzuckers.
– Es setzt Fettsäuren ins Blut frei.

Noradrenalin bewirkt folgendes:
– Es vermindert die Herzfrequenz.
– Es verengt die Blutgefäße (Blutdruckanstieg).

Vanillinmandelsäure und Homovanillinsäure sind Zwischenprodukte des Stoffwechsels der Katecholamine. Und zwar entsteht Vanillinmandelsäure beim Abbau von Adrenalin und Noradrenalin, die Homovanillinsäure beim Abbau von Dopamin.

Katecholamine

## Wann sind die Katecholamine erhöht?

◆ Phäochromozytom

Die wichtigste Erkrankung, die mit Erhöhung von Adrenalin, Noradrenalin und Vanillinmandelsäure einhergeht, ist ein Tumor des Nebennierenmarks. Man nennt ihn Phäochromozytom.
Durch diesen Tumor werden die genannten Stoffe entweder dauernd oder auch nur zeitweise stark vermehrt ausgeschüttet. Die Patienten leiden unter Bluthochdruck, der manchmal krisenhaft hoch ansteigt. Weiters unter Herzjagen, Kopfschmerzen, Schweißausbrüchen.

◆ Andere Ursachen

Medikamente (etwa Theophyllin, einige Antibiotika), aber auch Streß, Rauchen (!) und körperliche Überanstrengung können zum Anstieg der Katecholamine führen. Die Bestimmung ist störanfällig: Wird zum Beispiel Adrenalin im Venenblut kontrolliert, so muß bedacht werden, daß bereits eine Blutabnahme im Stehen zu einem Anstieg um bis zu 100 Prozent gegenüber von Werten im Liegen führen kann!
Wird für eine Untersuchung auf Katecholamine der Harn über 24 Stunden gesammelt, so muß dieser immer angesäuert werden, damit es nicht zur Zersetzung der Katecholamine kommt.

## Parathormon (PTH)

Bei Störungen des Kalziumhaushaltes dient die Untersuchung des Parathormons der Erfassung der Funktionsweise der Nebenschilddrüse.
Normalwert:
2,0 bis 65 pmol/l
Die Bestimmung erfolgt aus dem Serum.

**Hormone im Labor**

## Was ist das Parathormon?

Kalzium
→ Seite 263

Vitamin D
→ Seite 296

Ein Wirkstoff, der in den Nebenschilddrüsen erzeugt wird. Zu niedriger Kalziumspiegel im Blut sowie Vitamin D und Magnesium regen die Drüsen zur Erzeugung von Parathormon an. Dieses bewirkt:

– Freisetzung von Kalzium aus den Knochen
– Steigerung der Wiederaufnahme (Rückresorption) von Kalzium in den Nieren
– Förderung der Bildung des Vitamin-D-Hormons (1,25 Dihydroxycholecalciferol) in den Nieren
– Unterstützung der Aufnahme (Resorption) von Kalzium aus dem Darm. Insgesamt regt also das Parathormon alle Mechanismen an, die zum Anstieg des Kalziumspiegels im Blut führen.

## Wann ist das Parathormon erhöht?

Erhöhte Blutspiegel an PTH können infolge einer Überfunktion der Nebenschilddrüsen sowie als Gegenmaßnahme bei Erkrankungen mit zu niedrigem Kalziumspiegel auftreten.

◆ Primärer Hyperparathyreoidismus

Hier besteht eine Überfunktion der Nebenschilddrüsen. Das häufigste Symptom, das die Patienten zum Arzt führt, sind immer wiederkehrende Nierensteine. Zusätzlich werden Knochenschäden sowie Neigung zu Geschwüren im Magen und im Zwölffingerdarm (Duodenum) beobachtet.

Phosphat
→ Seite 270

Neben dem Parathormon ist auch der Kalziumspiegel erhöht, das Phosphat meistens erniedrigt.

◆ Sekundärer Hyperparathyreoidismus

Darunter versteht man eine Überproduktion dieser Drüse durch andere Krankheitszustände.
Bei Niereninsuffizienz:
Infolge eines verminderten Kalziumspiegels wird dabei vermehrt PTH ausgeschieden. Damit versucht der Organismus, möglichst rasch den gefährlichen

**Parathormon**

Kalziummangel auszugleichen. Das Phosphat im Serum ist erhöht.
Bei Malabsorption:
So bezeichnet man den Umstand, daß Nahrungsstoffe nicht über den Darm in den Körper aufgenommen werden können. Das tritt zum Beispiel ein bei schweren chronischen Entzündungen der Darmschleimhaut und anderen Störungen in diesem Bereich, die mit chronischen Durchfällen einhergehen. In diesem Fall ist im Gegensatz zur Nierenschwäche das Phosphat neben PTH und Kalzium auch niedrig.

### Wann ist das Parathormon erniedrigt?

◆ Entfernung der Nebenschilddrüsen

Werden im Rahmen einer Schilddrüsenoperation auch die Nebenschilddrüsen (vier linsengroße Drüsen, die hinten an der Schilddrüse liegen) entfernt oder beschädigt, so tritt Hypoparathyreoidismus, also Unterfunktion der Nebenschilddrüsen auf. Bei den Patienten treten Krämpfe (Tetanie) auf, der Kalziumspiegel ist erniedrigt, der Phosphatspiegel erhöht.

◆ Magnesiummangel

Bei schweren Alkoholikern und auch bei Malabsorption kann es zu einem Mangel an Magnesium kommen. Das führt zur Unterfunktion der Nebenschilddrüsen.

Magnesium
→ Seite 273

◆ Autoimmunerkrankung

Im Rahmen eines – seltenen – Autoimmunprozesses richtet sich der Körper plötzlich gegen eigene Substanzen und zerstört zum Beispiel die Nebenschilddrüsen.

◆ Reaktion auf erhöhten Kalziumspiegel

Bei allen Erkrankungen oder Zuständen, bei denen der Kalziumspiegel erhöht ist, wird im Rahmen natürlicher Ausgleichsbestrebungen des Organismus die Ausschüttung des Parathormons unterdrückt:
– Überdosierung mit Vitamin D

**Hormone im Labor**

- Übermäßige Zufuhr von Milch (die sehr kalzium-reich ist)
- Überfunktion der Schilddrüse
- Kalziumüberschuß bei Tumoren
- Einnahme bestimmter Entwässerungsmittel

## Gastrin

> **Die Bestimmung des Gastrins ist bei allen Patienten sinnvoll, die zu wiederholten und zahlreichen Geschwüren im Magen und im Zwölffingerdarm neigen. Auf Untersuchung des Magensaftes wird hingegen zunehmend verzichtet, weil sich die Gastrinbestimmung sowie die direkte Begutachtung der Magenschleimhaut (mittels Spiegelung = Gastroskopie) als zuverlässiger erwiesen haben. Wir verzichten daher auf eine Erklärung der Magensaftanalyse und beschränken uns auf Gastrin.**
> Normalwert:
> 20 bis 100 pmol/l
> Die Bestimmung erfolgt aus dem Serum.

### Was ist Gastrin?

Gastrin ist ein Hormon, das in der Schleimhaut des Magens, des Zwölffingerdarmes und des oberen Dünndarmes (Jejunum) erzeugt wird. Nach dem Essen steigt die Konzentration um mehr als 100 Prozent an. Gastrin regt bestimmte Magenzellen zur Produktion der Salzsäure für die Nahrungszerlegung an.

### Was bedeutet erhöhtes Gastrin?

◆ Zollinger-Ellison-Syndrom (Gastrinom)

Bei dieser Krankheit besteht ein Tumor, der sich meist in der Bauchspeicheldrüse, manchmal aber

## Gastrin

auch im Magen- und Zwölffingerdarm befindet. Dieser Tumor produziert große Mengen an Gastrin. Das führt zu starker Ausschüttung von Salzsäure. Die Patienten leiden, bedingt durch den Salzsäureüberschuß, an Magen- und Zwölffingerdarmgeschwüren.
Die Werte des Gastrins sind meist über 150 pmol erhöht. Mit einem sogenannten Sekretin-Provokationstest kann ein Gastrinom bewiesen werden. Dabei wird Sekretin injiziert. Bei einem Patienten mit Zollinger-Ellison-Syndrom steigt das Gastrin daraufhin um mehr als 100 Prozent an.

◆ Überfunktion bestimmter Zellen im Magen

Wenn sogenannte G-Zellen im Magen zuviel Gastrin erzeugen, kommt es ebenfalls zur Geschwürbildung. Im Gegensatz zum Gastrinom jedoch ist hier der Sekretintest negativ. Diese Erkrankung ist sehr selten.

◆ Geschwüre nach Magenoperation

Treten nach einer Teilentfernung des Magens (Billroth II) Geschwüre auf, wird ebenfalls Gastrin bestimmt.

◆ Chronische Gastritis

Diese Erkrankung geht oft mit perniziöser Anämie einher (Mangel an Vitamin B 12, das durch den Schaden an der Magenschleimhaut nicht in den Körper aufgenommen wird). Die Gastrinwerte sind dabei meist erhöht. Zugleich besteht eine Sekretionsstörung des Magensaftes.

Vitamin B 12
→ Seite 298

◆ Nach Vagotomie

Bei dieser häufig durchgeführten Operation wird bei Patienten, die ununterbrochen an Magen- oder Zwölffingerdarmgeschwüren leiden, ein bestimmter Nervenstrang (Vagus) im Bereich des Magens durchtrennt. Das blockiert die vorher zu starke Säureausschüttung. Nach dem Eingriff kann Gastrin leicht erhöht sein. Auch hier hilft negativer Sekretintest bei der Abgrenzung gegenüber einem Gastrinom.

**Vitamine im Labor**

## Vitamin D
## Vitamin-D-Hormone

Vitamin D ist der Vorläufer der Vitamin-D-Hormone, von denen Calcitriol das wirksamste ist. Die Bestimmung dient der Feststellung eines Vitamin-D-Mangels oder Überschusses.
Normalwerte:
25-OH-D (25-Hydroxycalciferol) 25 bis 300 nmol/l
1,25-(OH2)-D3 (Calcitriol)        75 bis 175 pmol/l
Die Bestimmung erfolgt aus dem Serum. Die Blutabnahme soll morgens und beim nüchternen Patienten vorgenommen werden.

### Was sind Vitamin-D-Hormone?

Vitamin D ist ein Vorläuferhormon. Es wird mit pflanzlicher und tierischer Nahrung aufgenommen oder in der Haut unter Sonnenbestrahlung gebildet. In der Leber geht dann ein chemischer Umbau vor sich. Es entsteht das 25-OH-D. Damit hat der Körper aber noch immer nicht das eigentlich wirksame Vitamin-D-Hormon zur Verfügung. Dieses wird erst in der Folge in den Nieren gebildet und heißt Calcitriol. Die Bestimmung des 25-OH-D dient der Beurteilung der Vitamin-D-Zufuhr oder Erzeugung in der Haut. Durch Calcitriol-Bestimmung können hingegen Störungen im Umbau dieses Hormons bewertet werden.

### Was bewirkt Vitamin-D-Mangel?

Die beiden Mangelkrankheiten heißen Rachitis und Osteomalazie. Rachitis führt bei Kindern zu Wachstumsstörungen und Knochenverformungen (zum Beispiel O-Beine). Osteomalazie ist gleichsam die Rachitis des Erwachsenen. Auch hier treten Knochenverbiegungen auf. Zusätzlich leiden die Patienten an Muskelschwäche und Schmerzen am Bewegungsapparat (Gliedmaßen, Rücken). Im Serum ist zusätzlich

# Vitamin D

die Alkalische Phosphatase erhöht, Kalzium und Phosphat sind erniedrigt.

Alkalische Phosphatase → Seite 83

**Was bedeutet erniedrigtes 25-OH-D?**

◆ Vitamin-D-Mangelernährung

Kalzium → Seite 263

Bei sehr einseitiger Kost und bei Patienten, die Sonnenlicht völlig meiden, kann Osteomalazie bzw. Rachitis auftreten. Ebenso bei Störungen der Verdauungsfunktion (chronische Entzündungen der Darmschleimhaut usw.).

Phosphat → Seite 270

◆ Erhöhter Verbrauch an Vitamin D

Manche Medikamente (zum Beispiel Arzneien gegen Epilepsie und verschiedene Schlafmittel) können ein Enzymsystem anregen, das nicht nur diese Medikamente im Körper abbaut, sondern ungünstigerweise auch Vitamin D.

◆ Verlust von Vitamin D

Bei Nierenerkrankungen, die mit Eiweißverlust einhergehen, kommt es auch zum Verlust jenes Eiweißkörpers, der Vitamin D bindet (Transcalciferin), sowie des 25-OH-D.

Eiweiß → Seite 303

**Was bedeutet erhöhtes 25-OH-D?**

◆ Vitamin-D-Vergiftung

Bei übermäßiger Zufuhr von Vitamin D kann eine Hyperkalziämie (Überschuß an Kalzium im Blut) auftreten. Das äußert sich in psychischen Störungen, Appetit- und Verdauungsbeschwerden sowie vermehrter Harnbildung.

**Was bedeutet erniedrigtes Calcitriol?**

◆ Vitamin-D-Mangel

Bei allen vorher angeführten Vitamin-D-Mangelzuständen findet sich auch das Calcitriol erniedrigt.

◆ Nierenschaden mit verminderter Calcitriolerzeugung

# Vitamine im Labor

Phosphat
→ Seite 270

Bei schweren Nierenerkrankungen, angeborenen Störungen, aber auch bei erhöhten Phosphatwerten im Blut ist die Produktion dieses Vitamin-D-Hormones eingeschränkt.

## Was bedeutet erhöhtes Calcitriol?

◆ Vitamin-D-Überschuß

Sowohl bei erhöhter Vitamin-D- als auch Calcitriolzufuhr werden erhöhte Spiegel gefunden.

◆ Morbus Boeck

Diese Krankheit heißt auch Sarkoidose und äußert sich in grundsätzlich gutartiger Bildung von entzündlichen Knötchen vorwiegend in Lunge, Lymphknoten, Milz, Haut und seltener auch anderen Organen. Diese Knötchen (Granulome) sind in der Lage, aus 25-OH-D Calcitriol im Überschuß zu bilden.

## Vitamin B 12 und Folsäure

**Die Bestimmung des Vitamin B 12, die Messung der Vitamin-B-12-Aufnahme (Resorption) und die Bestimmung der Folsäure ermöglichen es, die durch Mangel an diesen Vitaminen bedingten Erkrankungen (vor allem die perniziöse Anämie) zu entlarven.**
Normalwerte:
Vitamin B 12 175 bis 700 pg/ml
Vitamin-B-12-Resorption mehr als 10 Prozent der Dosis
Folsäure mehr als 6 ng/ml
Die Bestimmung der Vitamine erfolgt im Serum. Bei Überprüfung der Resorption wird das Vitamin allerdings im 24-Stunden-Harn gemessen.

# Vitamin B 12

## Was ist Vitamin B 12?

Ein Vitamin des B-Komplexes, das vorwiegend durch tierische Nahrungsmittel aufgenommen wird. Im Magen geht dieses Vitamin mit einer bestimmten Substanz (Intrinsic-Factor) eine Bindung ein, gelangt in den Dünndarm und kann dort nur in die Blutbahn aufgenommen werden, wenn die erwähnte Bindung besteht. Alleine hat dieses Vitamin keine Chance, in den Organismus zu gelangen. Es würde unverändert wieder ausgeschieden werden. Vitamin B 12 ist für viele Zellen des Körpers ein Wachstumsförderer.

## Was bewirkt Vitamin B-12-Mangel?

Mangel führt zur Störung der Reifung aller Zellen, die sich sehr rasch vermehren (schnelle Zellteilung). Die Folge ist Blutarmut (Anämie). Wobei die roten Blutkörperchen (Erythrozyten) ungewöhnlich groß werden. Im Laborbefund steht dann eine »Makrozytose«. Zusätzlich vermindert sich die Zahl der Blutplättchen (Thrombozyten) sowie der weißen Blutkörperchen (Leukozyten), was in der Fachsprache Thrombopenie und Leukopenie heißt.

Thrombozyten → Seite 34

Leukozyten → Seite 30

Im Laborprofil ist bei der Vitamin-B-12-Mangelanämie (Perniciosa) auch die LDH stark erhöht. Aufgrund des verstärkten Zerfalls der Erythrozyten ist öfters auch das Bilirubin im Serum erhöht. Die Patienten zeigen Anzeichen einer Gelbsucht (die Haut kann strohgelb werden).

LDH → Seite 89

Bilirubin → Seite 77

Eine Besonderheit bei perniziöser Anämie ist das Auftreten einer Erkrankung des Nervensystems (funikuläre Myelose) mit Muskelschwäche und Gefühlsstörungen. Ob ausreichend Vitamin B 12 aufgenommen wird (ob also der Intrinsic-Factor im Magen zur Verfügung steht), wird mit dem sogenannten Schilling-Test bestimmt.

**Vitamine im Labor**

## Wann ist Vitamin B 12 vermindert?

◆ Mangelernährung

Bei konsequenten Vegetariern wird Mangel an vielem, darunter auch an Vitamin B 12, beobachtet. Allerdings nur dann, wenn solche Menschen neben Fleisch auch Eier und Milchprodukte meiden. Der Schilling-Test ist bei solchen Patienten normal.

Schilling-Test
→ Seite 26

◆ Perniziöse Anämie

Die Ursache dürfte eine sogenannte Autoimmuner-krankung sein. Der Körper bildet irrtümlich Antikörper (Abwehrstoffe) gegen den Intrinsic-Factor, mit dessen Hilfe Vitamin B 12 in den Körper aufgenommen wird.

◆ Magenleiden

Bei allen Erkrankungen des Magens (Krebs, operative Entfernung, chronische, schwere Entzündung der Magenschleimhaut) kann der Intrinsic-Factor nicht ausreichend produziert werden, was zur Aufnahmestörung von Vitamin B 12 führt. Der Schilling-Test ist in solchen Fällen krankhaft.

◆ Dünndarmerkrankungen

Auch eine Schädigung des Dünndarms kann zur Aufnahmestörung des Vitamins führen. Auch hier fällt der Schilling-Test meistens ungünstig aus. Folgende Krankheiten kommen in Frage:
– Morbus Crohn (chronische Darmentzündung)
– Sprue (auch Zöliakie genannt, eine mit Durchfällen einhergehende Erkrankung des Dünndarmes infolge Unverträglichkeit von Getreideeiweiß).
– Krankhafte Bakterienbesiedelung im Darm (diese können das zugeführte Vitamin B 12 aufbrauchen)
– Fischbandwurm (dieser Parasit nistet sich im oberen Dünndarm ein und verzehrt das mit der Nahrung eingelangte Vitamin B 12)

300

**Folsäure**

## Was ist Folsäure?

Folsäure ist ein Vitamin, das in vielen tierischen und pflanzlichen Speisen vorkommt. Zusätzlich aber wird ein nicht unbeträchtlicher Teil der Folsäure im Darm durch Bakterien produziert. Alle Zellen, die sich schnell vermehren, haben hohen Bedarf an Folsäure. Diese ist für die Erzeugung der Träger der Erbinformation in den Zellen (DNS) notwendig!

## Was bewirkt Folsäuremangel?

Ähnlich wie Vitamin-B-12-Mangel führt auch ein Defizit an Folsäure zu Blutarmut mit übergroßen Erythrozyten (Perniciosa). Ebenso sind Thrombozyten und Leukozyten vermindert. Bei ausgeprägtem Folsäuremangel treten auch krankhafte Veränderungen an den Schleimhäuten auf. Neurologische Anzeichen werden hingegen nicht beobachtet.
Im Serum des gesunden Menschen sind Werte über 6 ng/ml erhöht. Werte zwischen 3 und 6 ng/ml sind grenzwertig, Werte unter 3 ng/ml eindeutig krankhaft.

Erythrozyten
→ Seite 19

Thrombozyten
→ Seite 34

Leukozyten
→ Seite 30

## Was bedeutet erniedrigter Folsäurespiegel?

◆ Mangelernährung

Allerdings findet sich Mangelernährung als alleinige Ursache selten. Häufiger werden Mangelzustände bei schweren Alkoholikern beobachtet. Bei diesen wird durch Fehlernährung ein Mangel an vielen wichtigen Aufbaustoffen, so eben auch an Folsäure, festgestellt.

◆ Aufnahmestörungen

Aufnahme- oder Resorptionsstörung ist die häufigste Ursache von Folsäure-Mangel. Beim Nicht-Alkoholiker kommen folgende Ausgangssituationen in Frage:
– Krankhafte Zustände im oberen Dünndarm bzw.
  Zwölffingerdarm
– Sprue (Zöliakie)
– Hemmung der Folsäureerzeugung durch nützliche

301

## Vitamine im Labor

Bakterien (etwa nach einer Behandlung mit Antibiotika, die ja leider nicht zwischen guten und bösen Bakterien unterscheiden, sondern einfach alle umbringen)

◆ Mehrbedarf

Bei Schwangerschaften (vor allem Mehrlingsschwangerschaften) und Frauen, die kurz hintereinander mehrmals entbunden haben, wird nicht selten Folsäuremangel beobachtet.

# Eiweiß im Labor

Im Blut befindet sich immer eine gewisse Anzahl an verschiedenen Eiweißkörpern. Diese werden bei vielen Krankheiten vermindert gebildet oder vermehrt durch die Nieren oder den Darm ausgeschieden. Auf der anderen Seite kommen bei chronischen entzündlichen Erkrankungen und manchen Tumorleiden erhöhte Bluteiweißwerte vor.
Normalwert:
Gesamteiweiß (das heißt ohne eine genaue Trennung der einzelnen Arten, die unterschiedliche Funktionen haben) 6,0 bis 8,4 g/dl
Die Bestimmung erfolgt aus dem Blut (Serum).

### Was ist Serumeiweiß?

Im Serum (flüssiger Anteil des Blutes) befinden sich weit über hundert verschiedene Proteine (Eiweißkörper). Nur bei einem Teil davon kennen wir überhaupt die jeweilige Aufgabe im Organismus. Aber alle Proteine insgesamt halten den sogenannten kolloidosmotischen Druck aufrecht. Das heißt, sie wirken auf Zellen und Gewebe entquellend. Sie sorgen für die Aufrechterhaltung eines normalen Flüssigkeitshaushalts.
Ein Teil der Proteine dient als Transporter für Fette (Lipide), Stoffwechselprodukte, Hormone und Minerale. Einige sind Enzyme (Stoffe, die im Körper chemische Vorgänge in die Wege leiten). Viele Eiweißkörper des Blutes werden in der Leber gebildet. Einige stammen aus dem Immunsystem.
Störungen des Serumeiweißes sind in dreierlei Hinsicht möglich:

303

**Eiweiß im Labor**

◆ Dysproteinämie
So nennt man jede Veränderung der Zusammensetzung des Serumeiweißes. Eine Dysproteinämie wird zum Großteil mit der Elektrophorese erfaßt, einem Verfahren zur Trennung verschiedenster Substanzgemische im elektrischen Gleichstromfeld.
◆ Hypoproteinämie
(Verminderung von Serumeiweiß)
◆ Hyperproteinämie
(Vermehrung des Serumeiweißes)

**Was bedeutet eine Erniedrigung des Serumeiweißes?**

Augenfälligstes Anzeichen eines Eiweißmangels ist die Neigung zu Ödemen (Schwellung durch vermehrte Flüssigkeit im Gewebe). Im Gegensatz zu Ödemen, die bei Herzschwäche auftreten (an den Beinen sichtbar), sind Eiweißmangel-Ödeme auf das lockere Bindegewebe beschränkt. An diesen Patienten fällt als erstes eine Schwellung der Augenlider auf.
Ein Eiweißmangel kann folgende Ursachen haben:

◆ Schwerer Leberschaden

Da der Hauptteil der Bluteiweißkörper in der Leber gebildet wird (fast zwei Drittel davon entfallen auf das Albumin), verwundert es nicht, daß bei schweren Leberzellschäden auch Eiweißmangel auftreten kann. Nicht allerdings meistens bei Leberzirrhose oder entzündlichen Lebererkrankungen, da dabei in der Regel die Immunglobuline (»Abwehr-Proteine«, die im Immunsystem wirken) vermehrt sind. Das gleicht die Verminderung der Bluteiweißkörper wieder aus.

◆ Verminderte Erzeugung von Antikörpern

Immunglobuline → Seite 201

Die eben angesprochenen Immunglobuline sind praktisch Antikörper (Proteine, die beim Eindringen eines Schädlings − Antigen − zur Abwehr desselben speziell erzeugt werden). Ein Mangel an Immunglobulinen ist selten. Er kann angeboren sein oder im Gefolge einer Blutkrankheit (Leukämie) auftreten.

## Serumeiweiß

◆ Folge einer Eiweißmangelernährung

Bei lang anhaltenden Hungerzuständen (unsinnigen Diätkuren) fällt nach mehreren Wochen das Eiweiß ab. In extremen Fällen treten dann Hungerödeme auf. Bei Kindern in der dritten Welt unfreiwillig und als sogenannter »Hungerbauch« deutlich erkennbar.

◆ Darmerkrankungen mit Störung der Aufnahmefähigkeit (Resorption) von Nahrungsmitteln

Bei den chronisch entzündlichen Darmerkrankungen (Morbus Crohn, Colitis ulcerosa) und bei schwerem Durchfall kann es zu einem ausgeprägten Eiweißverlust kommen. Der Verlust wird durch Verabreichung von radioaktiv markiertem Albumin nachgewiesen. Geht viel Eiweiß mit dem Stuhl verloren, so ist die Strahlung im Stuhl erhöht.

◆ Eiweißverlust durch die Nieren

Bei manchen Nierenerkrankungen verlieren die Patienten viel Eiweiß durch den Harn. Vor allem beim sogenannten nephrotischen Syndrom (Sammelbegriff für eine Reihe von Nierenerkrankungen mit ähnlichen Symptomen) sind Ödeme durch Eiweißmangel ein wichtiger Hinweis. Aber auch bei der Glomerulonephritis (Sammelbegriff für verschiedenartige Entzündungen in bestimmten Nierenabschnitten) ist häufig die Eiweißausscheidung im Harn stark vermehrt. Dadurch kann ein Eiweißmangel auftreten. Hauptsächlich geht dabei Albumin verloren.

*Eiweiß im Harn → Seite 143*

◆ Nässende Hauterkrankungen

Nach Verbrennungen, bei nässenden Ekzemen und bei blasenbildenden Hauterkrankungen treten oft beträchtliche Eiweißverluste auf, weil das Sekret, das sich auf der Haut und in den Blasen bildet, sehr eiweißreich ist.

◆ Ergußbildungen

Die Ergußflüssigkeit bei Aszites (Bauchhöhlenwassersucht, etwa bei schweren Lebererkrankungen) oder

## Eiweiß im Labor

Pleuraerguß (Lunge) ist ziemlich eiweißreich. Es ist daher notwendig, Patienten nach mehrmaliger Punktion großer Ergußmengen Eiweiß durch Infusionen wieder zuzuführen.

◆ Pseudohypoproteinämie

Wie schon der Name »Pseudo« andeutet, liegt hier kein echter Eiweißmangel vor. Die niedrigen Laborwerte sind nur Folge einer vermehrten Blutverdünnung. Derartige Verdünnungen werden in der Schwangerschaft und nach übermäßiger Flüssigkeitszufuhr beobachtet. Aber auch nach starken Blutungen strömen aus dem Gewebe eiweißärmere Flüssigkeiten in die Blutgefäße.

### Was bedeutet ein erhöhtes Gesamteiweiß?

Im Gegensatz zu niederem Eiweißgehalt sind erhöhte Eiweißspiegel meist sehr lange symptomlos. Sie verursachen keine Beschwerden. Nur bei sehr starken Erhöhungen wird das Blut zähflüssiger. Das wirkt sich in Form von Durchblutungsstörungen aus. Es besteht häufig eine erhöhte Neigung zu Thrombosen (Blutpfropfen).

In folgenden Situationen kann eine Eiweißerhöhung im Blut vorkommen:

◆ Bösartige Bluterkrankungen

Bei Tumoren der sogenannten Plasmazellen (Plasmozytom und Morbus Waldenström, einer seltenen chronischen Krankheit, die mit einer Vermehrung von Immunglobulinen einhergeht) werden Immunglobuline (zum Beispiel IgG und IgM) im Überfluß gebildet.

IgG und IgM
→ Seite 201

◆ Chronisch entzündliche Erkrankungen

In diesen Fällen ist eine Hyperproteinämie durch die Vermehrung von Immunglobulin G bedingt. Der Gesamteiweißspiegel steigt aber nicht sonderlich stark an.

◆ Leberzirrhose

## Serumeiweiß

Auch bei der Leberzirrhose wird bisweilen eine leichte Eiweißerhöhung festgestellt. Auch hier findet, wie bereits angedeutet, eine vermehrte Bildung von Immunglobulinen (IgG) statt. In der Elektrophorese findet das seinen Niederschlag in einer breiten und hohen Gamma-Zacke. Erst im fortgeschrittenen Stadium kommt es zum Eiweißmangel, weil die Leber dann als Eiweißerzeuger ausfällt.

◆ Pseudohyperproteinämie

Nach großen Flüssigkeitsverlusten kann es gleichsam zu einer Bluteindickung kommen. Dann sind auch Hämatokrit und Bluteiweiß erhöht. Zu finden bei Durchfällen, starkem Schwitzen, massivem Erbrechen, bei Nierenversagen mit gesteigerter Harnausscheidung und bei entgleistem Diabetes mellitus (Zukkerkrankheit).

Hämatokrit
→ Seite 19

# Medikamentenbestimmung

Es gibt eine ganze Reihe von Medikamenten, deren Konzentration im Serum regelmäßig kontrolliert werden muß. Und zwar aus mehreren Gründen:
– Es kann für die Wirkung eines Medikamentes sehr wichtig sein, daß rasch ein ausreichender Blutspiegel erreicht wird.
– Bei manchen Medikamenten ist der Spielraum zwischen Behandlungswirkung und Giftigkeit sehr eng. Daher müssen solche Arzneien besonders genau dosiert werden. Das kontrolliert man durch Feststellung der Serumkonzentration.
– Bei manchen Patienten treten Beschwerden auf, die auch Folge der Überdosierung eines Medikamentes sein könnten.
– Es bestehen mitunter zwischen Aufnahme und Ausscheidung eines Medikamentes beträchtliche Unterschiede. Daher kann es bisweilen erforderlich sein nachzuprüfen, ob dieses Medikament auch ausreichend im Serum enthalten ist.

## Bei welchen Medikamenten ist Serumkontrolle sinnvoll?

Wir wollen im folgenden die wichtigsten Medikamente beschreiben, die mittels sogenanntem »Drug monitoring« überwacht werden können.

### Antiepileptika
Die Behandlung einer Epilepsie ist in der Regel eine Langzeitangelegenheit. Manchmal müssen gleichzeitig mehrere Medikamente verabreicht werden, um einen Patienten anfallfrei zu halten. Mit der Kontrolle der Serumspiegel kann man knapp unter dem giftigen Bereich dosieren. Man hat damit bestmöglichen Nutzen, aber noch keine Nebenwirkungen, die gefährlich wären.
An Medikamentenspiegeln werden kontrolliert:

## Medikamentenbestimmung

◆ Phentoin (in Epilan-D, Difhydan, Epanutin, Phenhydan)
Der Behandlungsbereich liegt zwischen 5 und 20 mg/l. Wird zuviel Phentoin verabreicht, kann die Anfallshäufigkeit sogar zunehmen. Bei Lebererkrankungen steigt die Phentoinkonzentration leicht an.

◆ Phenobarbital (in Agrypnal, Agrypnaletten, Hypnaletten und mehreren Mischpräparaten)
Der Behandlungsbereich liegt zwischen 15 und 30 mg/l. Barbiturate (in manchen Schlafmitteln enthalten) sind in der Lage, in der Leber die Bildung von Enzymen zu fördern, welche ihrerseits Medikamente abbauen können. Daher kann bei gleichbleibender Dosierung die Wirksamkeit eines Mittels gegen Epilepsie, das auch Barbiturate enthält, mit der Zeit nachlassen.

◆ Carbamazepin (in Tegretol, Neurotop)
Der Behandlungsbereich liegt zwischen 4 und 10 mg/l. Dieses Medikament wird auch gegen die Schmerzen bei Trigeminusneuralgie eingesetzt.

**Herzglykoside**
Herzglykoside sind die klassischen herzstärkenden Medikamente. Sie leiten sich von Pflanzen (Fingerhutarten) ab und haben einen schmalen Wirkungsbereich. Das heißt, in geringer Dosierung sind sie unwirksam, dann folgt ein enger Wirkungsspielraum, sehr rasch ist aber die Grenze zur Giftigkeit überschritten.
Digitoxin hat noch dazu eine sehr lange Wirkungsdauer. Auch wenn das Medikament nicht mehr eingenommen wird, sinkt der Blutspiegel pro Tag um nicht mehr als 10 Prozent ab. Bei Überdosierung treten Herzrhythmusstörungen, Übelkeit und Sehstörungen auf.

◆ Digitoxin (in Digimerck und Digitoxin »HMW«)
Der Behandlungsbereich liegt zwischen 13 und 25 ng/ml.

# Medikamentenbestimmung

◆ Digoxin (unter anderem in Lanitop, Lanicor, Novodigal)
Der Behandlungsbereich liegt zwischen 0,8 und 2,0 ng/ml.

## Theophyllin
Theophyllin ist ein wirksames Medikament, das bei Asthma bronchiale eingesetzt wird. Es erweitert die Bronchien und erlaubt dem Kranken wieder freies Atmen. Für seine Wirksamkeit müssen die Serumspiegel aber eine gewisse Mindesthöhe erreichen. Bei Überdosierung tritt vorwiegend Übelkeit auf.

◆ Theophyllin (in Theospirex, Pulmidur, Euphyllin, Mundiphyllin und vielen Mischpräparaten)
Der Behandlungsbereich liegt zwischen 8 und 20 $\mu$g/ml.

## Lithium
Auch Lithium hat eine geringe therapeutische Breite. Anstiege der Serumkonzentration über 4,0 mmol/l können bereits tödlich sein! Lithium ist ein Metall, das bei der Behandlung von MDK (manisch-depressiver Erkrankung) verwendet wird. Es heilt das Leiden zwar nicht, verlängert aber den beschwerdefreien Zeitraum zwischen zwei Phasen der Krankheit.
Steigt der Lithiumspiegel über 1,5 mol/l an, beginnt der Patient zu zittern. Es treten weiters Muskelzucken, Unsicherheit beim Gehen, Kreislaufstörungen und psychische Veränderungen auf. Bei Werten über 3,0 mmol/l kommt es zu Harnflut und zum Auftreten von schweren Krämpfen.

◆ Lithium (in Quilonorm, Neurolepsin)
Der Behandlungsbereich liegt zwischen 0,3 und 1,3 mmol/l.

## Cyclosporin A
Ohne Cyclosporin wären die großen Erfolge der Organverpflanzungen nicht denkbar. Das Medikament verhindert, daß das neue Organ vom Körper wieder abgestoßen wird. Die Therapie mit Cyclosporin muß

## Medikamentenbestimmung

sehr gewissenhaft kontrolliert werden. Bei Unterdosierung kann es zur Abstoßungsreaktion kommen. Bei Überdosierung sind die Patienten extrem infektionsanfällig und schwerst durch Lungenentzündung usw. gefährdet. Außerdem kann dann das Medikament Leber-, Nieren- und Nervenschäden hervorrufen.

◆ Cyclosporin A (in Sandimmun)
  Der Behandlungsbereich liegt zwischen 100 und 300 $\mu$g/l.

# Mikrobiologie und Bakteriologie

Mikrobiologie ist die Lehre von den Mikroorganismen (Bakterien, Viren, Pilzen, Einzellern usw.). Im medizinischen Bereich versucht man, bei infektiösen Erkrankungen den Erreger zu entlarven und seine Empfindlichkeit auf bestimmte Medikamente zu testen. Verschiedene Untersuchungsmethoden werden dafür angewandt:

### Gram-Färbung
Wenn in einer Probe Bakterien nachgewiesen werden können, werden diese mit einem speziellen Farbstoff angefärbt. Damit können Bakterien, entsprechend dem Aufbau ihrer Zellwände, in gram-positive (wenn sie sich färben lassen) und in gram-negative (wenn sie sich nicht färben lassen) eingeteilt werden. Mit Hilfe der Gram-Färbung ist es möglich, den Kreis der Erreger einzuengen und ein wahrscheinlich passendes Antibiotikum auszuwählen.

### Giemsa-Färbung
Protozoen (tierische Einzeller) können mit dieser Färbung dargestellt werden. Daher wird die Giemsa-Färbung bei Verdacht auf Malaria eingesetzt. Aber auch die Erreger der Syphilis, des Fleckfiebers, der Papageienkrankheit und des Lymphogranuloma venereum werden auf diese Weise entdeckt.

### Ziehl-Neelsen-Färbung
Die Mycobakterien (Erreger der Tuberkulose) besitzen in ihrer Zellwand eine wachsähnliche Substanz. Sie sind daher mit den üblichen Färbemethoden nicht darstellbar. Mit der Ziehl-Neelsen-Färbung gelingt das Vorhaben jedoch. Die Tuberkelbakterien lassen sich als säurefeste Stäbchen nachweisen. Der Beweis gelingt mittels Kulturen (man läßt die Erreger in einer speziellen Nährlösung wachsen und bestimmt sie dann).

## Mikrobiologie und Bakteriologie

**Bakterienkulturen**

Die verschiedenen Färbungen dienen der schnellen Entlarvung der »Übeltäter«. Zur genauen Bestimmung und vor allem zur Testung der Empfindlichkeit auf gewisse Antibiotika ist hingegen eine Kultur erforderlich.

Bei der Bakterienkultur wird die zu untersuchende Substanz (Blut, Harn usw.) in einen speziellen Behälter mit einem Nährboden ausgestrichen und in einen Brutschrank gestellt. Nach wenigen Tagen haben die Bakterien einen richtigen Bakterienrasen gebildet – sie sind gewachsen, haben sich beträchtlich vermehrt. Dann gibt man bestimmte Antibiotika dazu und beobachtet, ob sich die Bakterien dadurch umbringen oder in ihrer Vermehrung hemmen lassen. Wenn ja, hat man das richtige Medikament gefunden.

**Untersuchungen auf Parasiten**

In Ländern mit niedrigem Hygienestandard sind Erkrankungen durch Parasiten überaus häufig. Die wichtigsten Leiden sind Protozoeninfekte, Wurmbefall und Befall durch Gliederfüßler. Praktisch alle Protozoen (tierische Einzeller) können durch mikroskopische Techniken identifiziert werden. Bei einigen ist der Nachweis ihrer Eier oder Larven leichter möglich. Einige Parasiten lassen sich auch durch serologische Methoden im Blut nachweisen.

# Zytologie und Histologie

Mittels zytologischer und histologischer Methoden können die unterschiedlichsten Zellen und Gewebe des Körpers untersucht werden.

### Zytologie
Bei der Zytologie werden mittels Punktion (mit der Nadel) oder durch (Bürsten-)Abstrich Zellen gewonnen, gefärbt und unter dem Mikroskop beurteilt. Vor allem bei der frauenärztlichen Vorsorgeuntersuchung sind die zytologischen Techniken sehr wertvoll. Gesunde können von bösartigen Zellen genau unterschieden werden. So haben im allgemeinen bösartige Zellen größere, unregelmäßiger geformte und fleckige Kerne. Zur Befundung gehört aber viel Übung und Erfahrung.

Die am häufigsten angewendete zytologische Untersuchung ist der Abstrich von Zellen des Gebärmutterhalses nach PAP (Papanicolaou-Test).

PAP
→ Seite 226

Mit Hilfe der Zytologie können auch Hinweise auf Infektionen (Pilze, Viren usw.) erhalten werden. Auch der Verdacht auf rheumatische oder Autoimmunerkrankungen läßt sich bisweilen mit Hilfe der Zytologie erhärten.

### Histologie
Üblicherweise werden histologische Techniken dann angewendet, wenn bei Routineuntersuchungen Verdacht auf eine bösartige Erkrankung aufgetreten ist. Wenn im Röntgen, Ultraschall, Computertomographie oder einfach durch Ertasten (Brust) Veränderungen entdeckt wurden, die näher abgeklärt werden müssen.

Dazu werden Gewebeproben mittels Nadel (Biopsie) oder im Rahmen einer kleinen Operation gewonnen. Das Gewebe wird fixiert, gefärbt und mikroskopisch untersucht. Eventuell sogar unter dem Elektronenmikroskop.

Bei bösartigen Tumoren kann man mit Hilfe der Histo-

## Zytologie und Histologie

logie bessere Informationen über Art und Grad der Verbreitung erhalten als mit der Zytologie.

Histologische Untersuchungen können auch während einer Operation durchgeführt werden. Dann zum Beispiel, wenn sich rasch entscheiden muß, ob bei einer Brustoperation die Brust wegen einer bösartigen Geschwulst amputiert werden muß oder nicht.

# Medizinische Fachausdrücke
## von A bis Z

**AB0-System**

A-B-NULL-System = Blutgruppensystem. An der Oberfläche der roten Blutkörperchen können Eigenschaften bestimmt werden, die im Falle von Bluttransfusionen überprüft werden müssen. Diese Eigenschaften werden mit den Buchstaben A und B gekennzeichnet. 0 (= Null) bedeutet, daß von beiden Eigenschaften keine vorhanden ist. Neben dem AB0-System muß bei Bluttransfusionen auch das Rhesus-System (positiv-negativ) und eventuell auch das Kell-System (positiv-negativ) berücksichtigt werden.

**Abstrich**

Für bakteriologische oder zytologische Tests kann bei der Untersuchung eines Organs mit Spatel oder Tupfer Material gewonnen werden. Die Entnahme von Abstrichen ist eine wichtige Maßnahme in der (Früh-) Diagnostik von Tumoren und lokalen Infekten.

**ACE-Hemmer**

Angiotensin-Converting-Enzyme-Hemmer = Substanzen, die die Bildung des blutdrucksteigernden Enzyms Angiotensin II hemmen. ACE-Hemmer sind sehr wirkungsvolle und wertvolle Medikamente für die Behandlung des arteriellen Bluthochdrucks, der Herzschwäche und der koronaren Herzkrankheit (Verengung der Herzkranzgefäße).

**ADH**

Antidiuretisches Hormon. Ein aus dem Hypothalamus (einer Region des Zwischenhirns) stammendes Hormon, das unter anderem bei Flüssigkeitsmangel ausgeschieden wird. ADH fördert die Rückresorption von Flüssigkeit in den Nieren und steigert den Blutdruck.

**Adrenalin**

Das bekannteste Hormon des sympathischen Nervensystems. Es wird unter anderem in den Nebennieren gebildet. Adrenalin beschleunigt die Herzaktionen, erhöht den Blutdruck, stellt den Darm ruhig, führt zu einer Erweiterung der Pupillen und beeinflußt den Stoffwechsel.

## Medizinische Fachausdrücke

**AFP**

Alpha-1-Fetoprotein. Tumormarker, der speziell bei Tumoren, die von der Leber ausgehen, erhöht gefunden werden kann.

**Agamma-globulinämie**

Erkrankung, bei der ein Mangel an Gammaglobulinen besteht. Gammaglobuline sind zur Infektabwehr – speziell bei bakteriellen Infektionen – notwendig. Daher kommt es bei dieser Erkrankung zu gehäuften und schweren Infektionen.

**Agglutination**

Verklumpung bzw. Aneinanderlagerung von Bakterien, Partikeln oder Zellen des Blutes.

**AIDS**

Acquired Immuno Deficiency Syndrom. Erworbenes Immundefektsyndrom. HIV (Human Immunodeficiency Virus) ist der Erreger dieser meist durch Geschlechtsverkehr oder Drogensucht übertragbaren Erkrankung. Durch einen Befall der Zellen des Immunsystems kommt es zu einer zunehmenden Infektanfälligkeit des erkrankten Menschen. AIDS-Kranke erleiden häufig Infektionen durch ungewöhnliche Krankheitserreger.

**Akute-Phase-Proteine**

Eiweißkörper, die speziell im Rahmen von bakteriellen Infektionen von der Leber produziert werden. Sie spielen eine Rolle bei der unspezifischen Infektabwehr. Wichtige Akute-Phase-Proteine sind CRP, Alpha-1-Antitrypsin, Coeruloplasmin, Haptoglobin und Fibrinogen.

**Albumin**

Das wichtigste Serumeiweiß. Es ist gut wasserlöslich und das Protein, das den kolloidosmotischen Druck (Lösungsdruck) aufrechterhält. Albumin ist zusätzlich der Trägerstoff für viele Hormone, Blutbestandteile und auch Medikamente.

**Aldosteron**

Hormon der Nebennierenrinde, das den Flüssigkeitshaushalt und die Serumkonzentration von Natrium und Kalium regelt.

317

## Medizinische Fachausdrücke

**Alkalische Phosphatase**
Enzym, das im Knochen durch knochenbildende Zellen (Osteoblasten), aber auch in der Leber gebildet wird. Bei Erkrankungen von Leber oder Knochen finden sich erhöhte Serumkonzentrationen der Alkalischen Phosphatase.

**Alkalose**
Störung im Säuren-Basen-Haushalt mit Verschiebung des pH-Wertes (Maß der Ansäuerung bzw. Alkalisierung) in den alkalischen Bereich hinein. Eine Alkalose kann im Gefolge einer Atemstörung mit vertiefter Atmung oder nach Erbrechen und bei einer Überfunktion der Nebennierenrinde auftreten.

**Allopurinol**
Medikament, das die Neubildung von Harnsäure bremst. Es wird bei der Behandlung von Gicht und erhöhten Harnsäurewerten eingesetzt. Die bekanntesten Allopurinolpräparate sind: Urosin und Zyloric.

**Alpha-Amylase**
Ein Enzym, das in der Bauchspeicheldrüse und in den Mundspeicheldrüsen des Menschen gebildet wird. Es soll im Verdauungssaft Stärke abbauen.

**Alpha-1-Antitrypsin**
Enzym, das die Wirkung eiweißabbauender Stoffe hemmt. Es gehört zu den Akute-Phasen-Proteinen. Ein Mangel kann zu Lungen- und Lebererkrankungen führen.

**Alpha-1-Mikroglobulin im Harn**
Siehe Mikroglobulin.

**Aminosäuren**
Chemische Verbindungen, die die Grundbausteine sämtlicher Eiweißkörper sind. Im menschlichen Körper sind 25 Aminosäuren bekannt. Zehn davon sind essentiell, das heißt, daß sie mit der Nahrung aufgenommen werden müssen.

**Ammoniak ($NH_3$)**
Abbauprodukt von Eiweißkörpern, das in der Leber weiter zu Harnstoff umgebaut wird. Es reichert sich bei Lebererkrankungen an. Ammoniak hat einen stechenden Geruch (Salmiakgeist!)

## Medizinische Fachausdrücke

**Amöben**      Einzellige Lebewesen (Protozoen) ohne feste Gestalt. Amöben können Durchfallserkrankungen und Abszeßbildungen in Leber und Gehirn verursachen.

**AMP**      Adenosinmonophosphat. Es spielt als second messenger eine wichtige Rolle bei der Informationsweiterleitung in den Zellen.

**Amylase**      Siehe Alpha-Amylase.

**ANA**      Antinukleäre Antikörper. Autoantikörper, die gegen bestimmte Bestandteile von Zellkernen gerichtet sind. Sie werden unter anderem bei der Schmetterlingsflechte (Lupus Erythematodes) nachgewiesen.

**Anämie**      Blutarmut. Verminderung der Zahl der roten Blutkörperchen (Erythrozyten). Patienten mit einer Anämie erscheinen blaß und sind in der Leistung eingeschränkt.

**Angina pectoris**      Brustenge. Typisches Symptom der KHK (Koronare Herzkrankheit = Einengung der Herzkranzgefäße). Die Patienten empfinden nach körperlicher oder psychischer Belastung ein Druckgefühl hinter dem Brustbein. Der Schmerz hält 10–20 Minuten an und reagiert meist gut auf Nitroglyzerin.

**ANP**      Atriales Natriuretisches Peptid. Atrialer Natriuretischer Faktor (ANF). Ein vorwiegend in den Vorhöfen des Herzens gebildetes Hormon. Es wirkt entwässernd und gefäßerweiternd. Die Freisetzung erfolgt durch Dehnung der Vorhöfe des Herzens. Mit Hilfe des ANF reguliert der Organismus das Blutvolumen.

**Antacida**      Säurebindende Medikamente. Sie werden bei Erkrankungen der Speiseröhre, des Magens und des Zwölffingerdarms eingenommen und sollen die Magensäure neutralisieren.

**Antibiotika**      Medikamente, die bei der Infektion durch Bakterien eingesetzt werden. Sie töten Bakterien ab oder hindern diese an der Vermehrung.

319

# Medizinische Fachausdrücke

**Anti-DNase-B**  Antistreptokokken-Desoxyribonuklease-B. Antikörper, der bei der Diagnose von Streptokokkeninfekten eingesetzt werden kann.

**Anti-HAV**  Antikörper gegen Hepatitis-A-Virus. Ihr Nachweis beweist eine abgelaufene Hepatitis-A-Infektion.

**Anti-HAV-IgM**  Antikörper vom IgM-Typ gegen Teile des Hepatitis-A-Virus. Ihr Nachweis beweist eine erst jüngst abgelaufene Hepatitis-A-Virusinfektion.

**Anti-Hyaluronidase**  Antikörper, die gegen Hyaluronidase gerichtet sind. Hyaluronidase ist ein von Streptokokken freigesetztes Enzym, das den Bakterien das Eindringen in Gewebe erleichtern soll. Der Nachweis von Anti-Hyaluronidase weist auf einen stattgehabten Streptokokkeninfekt hin.

**Anti-NADase**  Antistreptokokken-Antikörper, die bei Streptokokkeninfekten nachgewiesen werden können.

**Antiepileptika**  Medikamente, die bei der Epilepsie eingesetzt werden. Sie erhöhen die Krampfschwelle des Gehirns und können damit einen gewissen Schutz vor Anfällen bieten.

**Antigen**  Stoff (meist körperfremde Substanz), gegen den der Körper Antikörper bilden kann.

**Antikörper**  Vom Immunsystem gebildete Globuline (Immunglobuline), die auf ein spezielles Antigen (spezielle Fremdsubstanz) gebildet werden. Damit können Antigene unwirksam gemacht und aus dem Körper schneller beseitigt werden.

**Antistreptolysin-O-Reaktion**  Nachweis von Antikörpern gegen einen Giftstoff der Streptokokken. Damit kann eine Infektion mit diesem Erreger sichergestellt werden.

**Antithrombin III**  Körpereigene gerinnungshemmende Substanz. Ein Mangel geht mit einer erhöhten Thromboseneigung einher.

## Medizinische Fachausdrücke

| | |
|---|---|
| **Aplastisches Syndrom** | Erkrankung, bei der es zu einer mangelnden oder fehlenden Neubildung von Blutzellen kommt. Sowohl die Erythrozyten, Thrombozyten als auch die Leukozyten sind davon betroffen. |
| **Apoferritin** | Ein im Körper gebildetes Eiweiß, das als Vorläufer des Eisenspeichereiweißes angesehen werden kann. |
| **Apolipoproteine** | Eiweißbausteine der Lipoproteine. Dies sind die kugelförmigen Transportpartikelchen der Fette (Triglyceride, Cholesterin, Phospholipide) im Blut. Jede Fraktion der Lipoproteine hat ihre eigene Zusammensetzung von Apolipoproteinen. |
| **Appendix** | Anhang. Im Medizinerdeutsch wird darunter meist der Wurmfortsatz des Blinddarmes (Appendix vermicularis) verstanden. |
| **Arthritis** | Gelenksentzündung. Diese geht mit einer Schwellung, Rötung, Überwärmung und Schmerzhaftigkeit des Gelenkes einher. |
| **Arthritis urica** | Siehe Gicht. |
| **Arthrosen** | Nichtentzündliche Gelenkserkrankungen. Im allgemeinen versteht man darunter alle degenerativen und abnützungsbedingten Gelenkserkrankungen, die Schmerzen in dem betroffenem Gelenk verursachen können. |
| **Arwin** | Gift der malaiischen Grubenotter, das zu einem Abbau des Fibrinogen (dem Baustein von Thromben) führt. Es wird therapeutisch bei arteriellen Verschlußerkrankungen eingesetzt, da es die Fließeigenschaft des Blutes verbessert. |
| **ASLO** | Antistreptolysin-O. Ein nachweisbarer Titer beweist einen abgelaufenen Streptokokkeninfekt. |
| **Asthma bronchiale** | Lungenasthma. Eine Erkrankung, die mit einer Verengung der Luftwege (Bronchien) einhergeht. Ein Asth- |

## Medizinische Fachausdrücke

matiker kann die eingeatmete Luft nur unter Anstrengung ausatmen. Meist besteht auch ein Hustenreiz. Typischerweise tritt Asthma bronchiale anfallsartig auf.

**Aszites**
Bauchwassersucht. Ansammlung von meist seröser Flüssigkeit im Bauchraum. Die häufigsten Ursachen sind Leberzirrhose, Tumoren und Entzündungen.

**Atherosklerose**
Arterienverkalkung. Arteriosklerose. Die Entstehung dieser Krankheit ist durch mehrere Faktoren gleichzeitig bedingt, zum Beispiel: Hypercholesterinämie, Rauchen, Bewegungsarmut, Fettsucht und erbliche Belastung.

**ATP**
Adenosintriphosphat. Substanz, die in den Mitochondrien (Bläschen, die die Kraftwerke der Zellen sind) den wichtigsten Energielieferanten darstellt. Durch Abspaltung des Phosphats entsteht ADP (Adenosindiphosphat).

**Autoimmun-erkrankungen**
Eine Fehlleistung des Immunsystems. Körpereigene Substanzen werden nicht mehr als solche erkannt und vom Immunsystem bekämpft. Autoimmunerkrankungen können praktisch alle Organe betreffen und bisweilen tödlich verlaufen.

**Azetylsalizylsäure**
Aspirin. Das weltweit am meisten verwendete Medikament. Es wirkt antientzündlich, schmerzstillend und fiebersenkend. Außerdem hat Aspirin eine thrombozytenaggregationshemmende Wirkung und wird daher bei der Prophylaxe von Erkrankungen, die mit Gefäßverschlüssen einhergehen, eingesetzt.

**Acidose**
Ansäuerung des Blutes. Gegenteil der Alkalose. Zu einer Acidose kommt es entweder bei Lungenerkrankungen durch verminderte Abatmung des Kohlendioxids oder bei einer Vielzahl von Stoffwechselerkrankungen durch eine Anhäufung saurer Valenzen.

**B-Lymphozyten**
Teil der Lymphozyten (Untergruppe der weißen Blutkörperchen). B-Lymphozyten können sich in Plasma-

## Medizinische Fachausdrücke

zellen umwandeln. Diese sind in der Lage, Immunglobuline, also die speziellen Antikörper, zu produzieren.

**Bakterien**
Einzellige, mikroskopisch kleine Lebewesen. Sie können eine Kugel-, Stäbchen- oder Schraubenform haben. Manche Bakterien sind Erreger von Krankheiten.

**Bakterienkulturen**
In Nährmedien können Bakterien angezüchtet werden. Solche Bakterienkulturen werden zur Identifizierung der Bakterien angefertigt. Durch Zufügen von Antibiotika (Antibiogramm) kann das Ansprechen von Antibiotika getestet werden.

**Basophile Granulozyten**
Basophile Leukozyten. Blutmastzellen. Weiße Blutkörperchen, die mit basischen Farbstoffen anfärbbar sind. Sie spielen eine Rolle bei Überempfindlichkeitsreaktionen wie auch bei der Abwehr von Parasiten.

**Beta-Thalassämie**
Vererbbare Erkrankung mit Bildung eines abnormen Blutfarbstoffes (Hämoglobin). Die erkrankten Personen (meist Südländer) haben eine Anämie. Die roten Blutkörperchen sind abnorm klein und werden beschleunigt abgebaut. Meist ist die Milz vergrößert.

**Bicarbonat-sekretion**
Ausschüttung von Salzen der Kohlensäure durch die Bauchspeicheldrüse in den Darm. Damit wird der saure Verdauungssaft des Magens neutralisiert.

**Bilirubin**
Gelblichgrüner Gallenfarbstoff. Bilirubin ist ein Abbauprodukt des Blutfarbstoffes Hämoglobin. Es wird über die Leber durch die Gallenflüssigkeit ausgeschieden. Bei einer Vermehrung des Bilirubins im Blut entsteht die Gelbsucht.

**Bilharzien**
Erreger der Bilharziose (Schistosomiasis). Wahrscheinlich sind an dieser Erkrankung ein Drittel Milliarde Menschen erkrankt (Tropen, Subtropen). Die Erreger dringen in Gewässern durch die Haut ein und siedeln sich im Harntrakt oder Verdauungstrakt ab. Auch Leber und Gehirn können betroffen sein.

323

## Medizinische Fachausdrücke

**Billroth I, II**

Zwei Methoden der Magenresektion. In beiden Fällen wird die untere Hälfte des Magens entfernt. Bei der Operation nach B I wird der Zwölffingerdarm endständig, bei B II der obere Teil des Dünndarms seitenständig (mit blindem Verschluß des Zwölffingerdarms) an den Magen angenäht.

**Blasten**

Keimzellen verschiedener Gewebe. So gibt es Myeloblasten (Mutterzellen für weiße Blutkörperchen), Osteoblasten (Knochenbildner), Chondroblasten (Knorpelbildner) usw.

**Blut im Harn**

Hämaturie. Mikrohämaturie (geringe Menge Blut) und Makrohämaturie (Blut kann bereits mit bloßem Auge als solches im Harn erkannt werden). Meist Symptom einer Erkrankung der Harnwege (Tumore, Entzündungen, Steine). Der Ursache einer Hämaturie sollte immer nachgegangen werden.

**Blutgerinnung**

Sehr komplizierter Vorgang, der zur Bildung von Blutgerinnseln führt. Bei der Blutgerinnung sind viele Gerinnungsfaktoren beteiligt. Der Sinn der Blutgerinnung liegt in der Abdichtung von Gefäßschäden und Wundflächen.

**Blutgruppen-bestimmung**

Mit Hilfe von Testseren kann die Zugehörigkeit eines Spenders oder Blutempfängers zu den wichtigsten Blutgruppensystemen (ABO, Rhesus, Kell) festgestellt werden. Damit wird das Risiko von Transfusionszwischenfällen deutlich reduziert. Vor einer Transfusion muß jedoch immer eine Kreuzprobe durchgeführt werden.

**Blutgasanalyse**

Bestimmung des Sauerstoffdrucks, der Kohlendioxidsättigung, des pH-Wertes (Maß der Ansäuerung) und der Basenabweichung. Die Blutgasanalyse ist vor allem im Bereich der Intensivmedizin ein unverzichtbares diagnostisches Hilfsmittel.

**Blutkoagel**

Blutgerinnsel. Endprodukt der Blutgerinnung. Im Falle einer Verletzung soll das Blutkoagel das geöffnete

324

## Medizinische Fachausdrücke

Gefäß abdichten. Die übermäßige (überschießende) Bildung von Blutkoageln führt zu Gefäßverschlüssen (Thrombosen, Embolien).

**Blutsenkung (BSG)** Blutkörperchensenkungsgeschwindigkeit. Sedimentationsgeschwindigkeit von Blut, das ungerinnbar gemacht wurde. Bei Entzündungen, Tumoren und allen Erkrankungen, die mit einer Verschiebung des Eiweißgleichgewichts im Blut einhergehen, ist die BSG erhöht.

**Blutvergiftung** Laienhafter Ausdruck für Sepsis. Die Einschwemmung von Krankheitserregern (meist Bakterien) geht mit heftigen entzündlichen Reaktionen des Körpers einher (Schüttelfrost, Fieber, Krankheitsgefühl, Schwäche, Veränderung vieler Laborwerte).

**Blutzucker** Glukose. Traubenzucker im Blut. Erhöhte Blutzuckerwerte sind das führende Symptom bei Diabetes mellitus (Zuckerkrankheit). Zustände von Unterzuckerung können sehr gefährlich werden.

**Borrelien-Antikörper** Antikörper gegen die Erreger der Lyme-Erkrankung (Borreliose). Diese durch stechende Insekten übertragbare Erkrankung führt zu Hautveränderungen (Erythema migrans, Akrodermatitis atrophicans), wiederkehrenden Fieberattacken, Gelenksbeschwerden und Gehirn- und Nervenschädigungen. Der Nachweis dieser Antikörper festigt die Diagnose.

**Bronchuskarzinom** Lungenkrebs. Häufigster bösartiger Tumor. Männer erkranken etwa siebenmal häufiger an diesem Tumor als Frauen. Tabakrauch ist einer der wichtigsten Auslöser für die Entstehung dieses Tumors.

**Brucellose** Durch Brucellen ausgelöste Infektionskrankheit, die fast ausschließlich durch Tiere übertragen wird. Die Erkrankung äußert sich in oft wellenförmig ablaufenden Fieberschüben.

# Medizinische Fachausdrücke

**C-Peptid**
Connecting Peptid. Eiweißbruchstück, das bei der Synthese des blutzuckersenkenden Hormons Insulin abgespalten wird. Das im Serum meßbare C-Peptid ist ein Maß für die körpereigene Insulinsekretion.

**CA 125**
Tumormarker, der bei Tumoren der weiblichen Geschlechtsorgane (Eierstöcke, Brustdrüse), aber auch bei Tumoren des Magen-Darm-Traktes erhöht sein kann, aber nicht sein muß. Die Bestimmung ist zur Verlaufsbeurteilung bei Therapien sinnvoll.

**CA 15-3**
Tumormarker, der mit CA 125 vergleichbar ist. Auch dieser Tumormarker ist weniger zum Screening als zur Verlaufsbeurteilung geeignet. Ein negatives CA 15-3 schließt keineswegs einen Tumor aus.

**CA 19/9**
Tumormarker, der bei bösartigen Neubildungen der Bauchspeicheldrüse, aber auch bei anderen Tumoren des Magen-Darm-Traktes erhöht sein kann. Niedrige Werte schließen einen Tumor nicht aus, ebenso sind erhöhte Werte nicht für einen Tumor beweisend.

**CA 50**
Ist mit CA 19/9 vergleichbar.

**Calcitonin**
Hormon der C-Zellen der Schilddrüse. Es senkt im Blut den Kalziumspiegel, hemmt den Knochenabbau und fördert in den Nieren die Ausscheidung von Kalzium und Phosphat. Calcitonin wird therapeutisch bei Knochenerkrankungen (zum Beispiel Osteoporose) eingesetzt.

**Calcitriol**
Vitamin-D-Hormon. Das eigentlich wirksame Vitamin D, das nach einem Umbau in der Leber und in den Nieren gebildet wird. Calcitriol fördert die Aufnahme von Kalzium aus dem Magen-Darm-Trakt. Daneben scheint Calcitriol noch andere Stoffwechselwirkungen zu haben.

**Campylobacter-Antikörper**
Antikörper gegen Campylobacter. Der Nachweis erlaubt die Diagnose der Infektion mit diesen Bakterien. Eine Infektion erfolgt meist über verunreinigte Nahrungsmittel und führt zu Durchfallerkrankungen.

## Medizinische Fachausdrücke

| | |
|---|---|
| **Cardiolipin-Reaktion** | Ein Nachweisverfahren zur Diagnose der Syphilis. |
| **CEA** | Carcinoembryonales Antigen. Meist verwendeter Tumormarker. Eine Erhöhung ist auf einen Tumor im Magen-Darm-Trakt, der Brust, Lunge oder der Schilddrüse verdächtig. Normale Werte schließen einen Tumor nicht aus. Bei der Verlaufsbeurteilung von Tumoren ist die Bestimmung des CEA sehr wertvoll. |
| **Cephalosporine** | Antibiotikagruppe. Gegen Bakterien wirksame Medikamente. |
| **Chinin** | Medikament, das zur Therapie der Malaria verwendet werden kann. |
| **Chlamydien-Antikörper** | Antikörper gegen Chlamydien. Diese sind große Viren, die als Erreger der Papageienkrankheit (äußert sich meist als Lungenentzündung), des Trachoms (chronische Augenbindehauterkrankung) und von Infektionen der Harnröhre und der Gebärmutter wie auch des Lymphogranuloma inguinale (Geschlechtserkrankung) bekannt sind. |
| **Chlorid** | Salz der Salzsäure. Anion des Kochsalzes. |
| **Cholestase** | Gallenstau. Abflußbehinderung der Galle aus mechanischen (Stein, Tumor) oder funktionellen Gründen. Eine Cholestase ist im Labor an der Erhöhung der cholestaseanzeigenden Enzyme (Gamma-GT, Alkalische Phosphatase, 5-NT, LP-X, LAP) erkennbar. |
| **Cholesterin** | Lebensnotwendige körpereigene Substanz, die ein wichtiger Baustein von Zellmembranen ist. Cholesterin ist auch Grundsubstanz zahlreicher Hormone und der Gallensäuren. Erhöhte Cholesterinwerte sind ein bedeutender Risikofaktor für die Entstehung der Arteriosklerose. |
| **Chymotrypsin** | Enzym aus der Bauchspeicheldrüse. Es wird in den Dünndarm ausgeschieden und bewirkt den Abbau von Eiweißsubstanzen im Darm. |

# Medizinische Fachausdrücke

**CK-MB**  Isoenzym der CPK. Die vorübergehende Erhöhung der CK-MB ist ein sicheres Indiz auf das Vorliegen eines Herzmuskelschadens.

**Clostridium difficile** Erreger der Antibiotikakolitis, einer nach der Einnahme von Antibiotika auftretenden, oft sehr schwer verlaufenden Durchfallserkrankung.

**Coeruloplasmin**  Transportprotein des Kupfers im Serum.

**Colitis ulcerosa**  Ulceröse Kolitis. Dickdarmentzündung unbekannter Ursache, die mit Geschwüren im Dickdarm einhergeht. Die Erkrankung ist meist im Enddarm am stärksten ausgeprägt und führt zu blutigem und schleimigem Durchfall.

**Colonoskopie (Coloskopie)**  Dickdarmspiegelung. Nach vollständiger Reinigung des Dickdarmes durch Einläufe, Abführmittel oder Trinklösungen kann der gesamte Dickdarm mit einem schlauchartigen, beweglichen Gerät untersucht werden. Während der Untersuchungen können auch Gewebsproben entnommen werden.

**Computertomographie**  Modernes röntgenologisches Verfahren, bei dem gebündelte Röntgenstrahlen rotierend durch den Körper geleitet werden. Computer berechnen daraus ein Schnittbild des Körpers.

**Conn-Syndrom**  Erkrankung, die durch eine Überproduktion des Nebennierenhormons Aldosteron verursacht wird. Als Folge entwickelt sich ein Hochdruck, niedriger Kaliumspiegel und Muskelstörungen.

**CPK**  Kreatin-(Phospho-)Kinase. Wichtiges Muskelenzym. Eine Erhöhung im Serum weist auf einen Muskelschaden hin.

**CRP**  C-reaktives Protein. Wichtiges Akute-Phase-Protein. Verläßlicher Laborparameter bei der Diagnose akuter bakterieller Infekte.

## Medizinische Fachausdrücke

**Cushing-Syndrom** Erkrankung, die durch eine überschießende Produktion von Kortison charakterisiert ist. Symptome: Stammfettsucht, Vollmondgesicht, arterieller Hochdruck, Muskelschwäche, Osteoporose, Störungen der Geschlechtsfunktion, im Blut wenig Eosinophile Leukozyten und Blutzuckererhöhung.

**Cyclosporin** Medikament, das die Immunabwehr des Organismus hemmt und bei Transplantationen die Abstoßung des Transplantates verhindert. Ohne Einführung des Cyclosporin wären die heutigen Erfolge der Transplantationschirurgie undenkbar.

**D-Dimer** Abbauprodukt von Fibrinthromben (Blutgerinnsel). D-Dimere sind immer dann im Blut nachweisbar, wenn an einer Stelle des Körpers ein Gerinnungsprozeß abläuft. Damit können Thrombosen und Embolien nachgewiesen werden.

**Diabetes** Harnruhr. Im allgemeinen wird darunter der Diabetes mellitus (Zuckerkrankheit) verstanden. Bei der Zuckerkrankheit leiden die Patienten an Durst und müssen mehr urinieren. Daneben gibt es auch einen anderen Diabetes, den Diabetes insipidus. Bei dieser Erkrankung müssen die Patienten infolge des Ausfalls des antidiuretischen Hormons in der Hypophyse sehr viel urinieren.

**Differentialblutbild** Auftrennen der Leukozyten in verschiedene Gruppen. Während früher die Auftrennung unter dem Mikroskop geschah, sind jetzt Automaten in der Lage, diese Aufgabe viel schneller durchzuführen.

**Digitalis** Digitoxin. Digoxin. Wirkstoff des gelben Fingerhuts, einer alten Arzneipflanze. Digitoxin kann die Herzkraft erhöhen und damit die Beschwerden einer Herzschwäche (Herzinsuffizienz) lindern.

**Diuretika** Entwässerungsmittel. Sie werden bei Herzschwäche, Erkrankungen, die mit Ödemen einhergehen, und bei arteriellem Bluthochdruck (Hypertonie) eingesetzt.

329

## Medizinische Fachausdrücke

**DNS**  Desoxyribonukleinsäure. Träger der Erbinformationen. Kommt in allen Zellkernen vor.

**Dysgamma-globulinämie**  Verschiebung des Gleichgewichts zwischen den einzelnen Fraktionen der Gammaglobuline.

**Dysproteinämie**  Verschiebung des Gleichgewichts der Bluteiweißkörper zueinander. Eine Dysproteinämie kann am besten in der Serumeiweißelektrophorese erkannt werden. Als Ursachen kommen Störungen in der Neubildung und abnorme Eiweißverluste (Nieren, Darm, Wunden) in Frage.

**Echinokokkus**  Hundebandwurm. Eine Infektion kann zum Auftreten von Abszessen in Leber, Lunge und Hirn führen.

**Eisen**  Ist ein lebensnotwendiges Element. Es ist Bestandteil von mehreren Enzymen. Speziell für den Sauerstofftransport mit dem Blutfarbstoff (Hämoglobin) ist Eisen unbedingt notwendig.

**Eisenbindungs-kapazität (EBK)**  Test, bei dem die Aufnahmefähigkeit des Blutes für Eisen gemessen wird. Die Eisenbindungskapazität geht direkt parallel mit der Konzentration des Transferrin (dem eisentransportierenden Protein) im Blut. Eine hohe EBK und eine hohe Transferrinkonzentration sind ein Hinweis auf einen Eisenmangel.

**Eisenmangelanämie**  Häufigste Form der Anämie. Sie wird nach chronischen Blutverlusten und/oder mangelnder Eisenzufuhr beobachtet. Typisch für eine Eisenmangelanämie sind kleine, an Hämoglobin arme rote Blutkörperchen. Das Transferrin und die Eisenbindungskapazität sind hoch, das Ferritin erniedrigt.

**Eiweiß im Harn**  Proteinurie. Ist immer ein Krankheitssymptom, wenn die Eiweißmenge 100–150 mg/24h übersteigt. Als Ursache kommen in Frage: Stauungsnieren bei Herzversagen, verschiedene Nierenerkrankungen und Erkrankungen der Harnleiter oder der Harnblase.

## Medizinische Fachausdrücke

**Eiweißstoffwechsel** Gesamtheit aller Auf-, Um- und Abbauvorgänge der im Körper aufgenommenen und verarbeitenden Proteine (Eiweiße) und Aminosäuren (Grundbausteine der Eiweiße).

**EKG** Elektrokardiographie. Aufzeichnung der elektrischen Potentiale des Herzens. Im EKG können Herzrhythmusstörungen, Störungen der Erregungsausbreitung im Herzen, Durchblutungsstörungen, Infarkte, manche Elektrolytstörungen und Veränderungen der Herzmuskelmasse erkannt werden.

**Elektrolyte** Aus Ionen bestehende Verbindungen. Sie können als Säure, Laugen oder Salze vorkommen.

**Elektrophorese** Verfahren, bei dem Substanzgemische durch Anlegen eines Gleichstromes nach ihrer Ladung aufgetrennt werden. Die diagnostisch wichtigste Elektrophorese ist diejenige des Serumeiweißes. Dabei folgt eine Auftrennung in Albumin, Alpha 1, Alpha 2, Beta- und Gammaglobuline.

**Embolie** Verschluß eines Gefäßes durch einen Embolus. In den meisten Fällen handelt es sich dabei um Thromboembolien (Embolus = Blutgerinnsel). Seltener können auch Luftblasen, Fettkörperchen, Fruchtwasser, Parasiten eine Embolie verursachen.

**Enterokokken** Bakterien (Streptokokken der Gruppe D). Enterokokken können Erreger von Lungenentzündungen sein.

**Entwässerungs-mittel** siehe Diuretika.

**Enzyme** Katalysatoren des Organismus. Sie können, ohne selbst verbraucht zu werden, chemische Prozesse ermöglichen oder beschleunigen. Enzyme sind für den Stoffwechsel unentbehrlich. Der Nachweis bestimmter Enzyme im Serum erlaubt wichtige diagnostische Rückschlüsse.

## Medizinische Fachausdrücke

**Eosinophile Granulozyten**
Teil der weißen Blutkörperchen, die durch den Farbstoff Eosin gut angefärbt werden können. Eosinophile Granulozyten sind bei allergischen Erkrankungen und bei durch Parasiten bedingten Erkrankungen deutlich vermehrt.

**Epilepsie**
Anfallsweise auftretende und mit Muskelzuckungen und Krämpfen einhergehende Erkrankung. Immer treten auch Veränderungen der Bewußtseinslage auf. Ursache der Epilepsie ist eine plötzlich auftretende Synchronschaltung der elektrischen Erregung im Gehirn. Antiepileptika (Medikamente, die bei der Behandlung der Epilepsie eingesetzt werden) bewirken eine Erhöhung der Reizschwelle im Gehirn.

**Erythropoetin**
Ein in der Niere produziertes Hormon, das die Blutbildung anregt. Erythropoetin wird jetzt auch gentechnologisch gewonnen und wird therapeutisch bei Anämien, die im Rahmen einer Niereninsuffizienz auftreten, eingesetzt.

**Erythrozyten**
Rote Blutkörperchen. Die Hauptfunktion der Erythrozyten besteht im Sauerstofftransport des Blutes.

**Erythrozyten-Indizes**
Aus der Anzahl, der Größe und dem Hämoglobingehalt der Erythrozyten können bestimmte Indizes errechnet werden.

**Extrinsic-System**
Vitamin B 12 = Cobalamin. Vitamin B 12 ist ein lebensnotwendiger Spurenstoff, der durch die Nahrung aufgenommen wird und sich im Dünndarm an einen Intrinsic-Faktor binden muß, um aufgenommen werden zu können. Ein Mangel an Vitamin B 12 ist die Ursache der perniziösen Anämie.

**Ferritin**
Speicherform des Eisens im Organismus. Ein niedriger Ferritinspiegel beweist einen Eisenmangel. Ein hoher Ferritinwert kann ein Hinweis auf eine Eisenüberlastung sein. Auch bei bösartiger Erkrankung kann der Ferritinspiegel ansteigen.

## Medizinische Fachausdrücke

**Fettstoffwechsel**  Gesamtheit aller Auf-, Um- und Abbauvorgänge der Fette im Organismus. Fette werden im Fettgewebe in den Zellen abgelagert und im Blut als Lipoproteine transportiert. Auch in den Zellmembranen sind fettige Substanzen eingebaut.

**Fibrin**  Eiweißkörper, die das Grundgerüst der Blutgerinnsel bilden. Im komplizierten Ablauf der Blutgerinnung wird aus Fibrinogen Fibrin gebildet. Dieses hat die Fähigkeit, sich zu vernetzen. Im gegenläufigen Prozeß (Fibrinolyse) werden Blutgerinnsel wieder abgebaut. Dabei entstehen unter anderem D-Dimere.

**Fibringerinnung**  Blutgerinnung. Prozeß, bei dem über einen sehr komplizierten Aktivierungsprozeß aus Fibrinogen Fibrin gebildet wird. Fibrin vernetzt sich dann zum eigentlichen Fibringerinnsel (Blutgerinnsel).

**Fibrinogen**  Vorläufer des Fibrins. Es wird nach einer Aktivierungskaskade durch Thrombin zu Fibrin umgewandelt.

**Fibrinolyse**  Auflösung von Blutgerinnseln. Der umgekehrte Prozeß zur Fibringerinnung. Das wichtigste fibrinolytische Enzym ist Plasmin. Eine Überaktivierung der Fibrinolyse (Hyperfibrinolyse) erhöht die Blutungsbereitschaft, eine verminderte Aktivierung erhöht die Thromboseneigung.

**Fibrinspaltprodukte**  Abbauprodukte des Fibrins im Rahmen der Fibrinolyse. Der Nachweis von Fibrinspaltprodukten (zum Beispiel D-Dimer) beweist das Vorliegen von mit Thrombosen einhergehenden Erkrankungen.

**Folsäure**  Vitamin der B-Gruppe. Folsäuremangel ist bei uns der häufigste Vitaminmangelzustand. Er führt zu einer Anämie mit großen Erythrozyten.

**Fructosamin**  Glykolisiertes Albumin. Vergleichbar mit dem HBA1c ist Fructosamin ein Langzeitparameter zur Überwachung einer Diabetestherapie. Der Wert informiert über die Stoffwechseleinstellung der letzten 2–3 Wochen.

## Medizinische Fachausdrücke

**FT 3/FT 4**    Direkt bestimmbare (freie = nicht an ein Trägereiweiß gebundene) Schilddrüsenhormone. Werden zur Beurteilung der Schilddrüsenfunktion bestimmt.

**FTA-ABS-Test**    Fluoreszenz-Treponema-Antikörper-Absorptionstest. Test auf Syphilis. Ein Test, der bereits 2–3 Wochen nach der Infektion positiv wird.

**5-HIES**    5-Hydroxyindolessigsäure. Im Harn nachweisbares Abbauprodukt des Serotonin. Wird beim Karzinoidsyndrom in großer Menge nachweisbar.

**25-Hydroxy-calciferol**    Calcitriol. Vitamin-D-Hormon. Es ermöglicht die ausreichende Kalziumresorption im Darm. Zusätzlich scheint Calcitriol auch verschiedene Stoffwechselwirkungen zu haben.

**Gammaglobuline**    Teil der im Plasma nachweisbaren Eiweißkörper.

**Gamma-GT**    Gamma-Glutamyl-Transferase. Vorwiegend in der Leber vorkommendes Enzym. Es ist bei allen Erkrankungen, die zu einem Gallenstau führen, erhöht. Starke Gamma-GT-Erhöhungen finden sich beim chronischen Alkoholismus.

**Gastrin**    Hormon, das von den Zellen des Magenausgangs gebildet wird. Es regt die Salzsäureproduktion im Magen an.

**Gastrinom**    Zollinger-Ellison-Syndrom. Gastrin produzierender Tumor (meist im Pankreas). Durch die starke Übersäuerung treten vermehrt Magen- und Zwölffingerdarmgeschwüre auf.

**Gastritis**    Entzündung der Magenschleimhaut. Der Nachweis ist nur mittels Gastroskopie und Magenschleimhautbiopsien möglich.

**Gastroskopie**    Untersuchungsmethode für den oberen Verdauungstrakt. Durch einen biegsamen Schlauch wird der Ma-

## Medizinische Fachausdrücke

en betrachtet. Gewebsproben können entnommen werden.

**Gelbsucht**          Ikterus. Bilirubinerhöhung im Blut. Dadurch erscheinen Haut und Lederhaut der Augen gelblich. Als Ursache kommen ein vermehrtes Angebot an Blutfarbstoff (Hämolyse), eine verminderte Ausscheidung durch die Galle (Cholestase) oder ein Leberzellschaden in Frage.

**Gerinnungsfaktoren** Gesamtheit aller Substanzen, die für die Blutgerinnung notwendig sind.

**Gesamteiweiß**       Gesamtheit aller Eiweißkörper im Blut.

**Gicht**              Arthritis urica. Sehr schmerzhafte Entzündung eines Gelenkes (häufig Großzehengrundgelenk = Podagra). Die Entzündung entsteht durch Harnsäureablagerungen im Gelenk im Rahmen einer Hyperurikämie.

**Giemsa-Färbung**     Spezielle Färbemethode. Diese Färbemethode wird insbesondere zum Nachweis von Malariaparasiten im Blut angewendet.

**Globuline**          Neben dem Albumin die zweite Hauptgruppe der Eiweißkörper. Eine Auftrennung erfolgt durch die Serumeiweißelektrophorese.

**Glomeruli**          Kapillarknäuel in den Nieren. Durch die Glomeruli wird der Primärharn gefiltert. Ein großer Teil der Flüssigkeit wird in den Tubuli wieder rückresorbiert.

**Glomerulonephritis** Meist nicht bakteriell bedingte Entzündung der Nieren-Glomeruli. Sie kann zu Nierenversagen führen.

**Glukagon**           In der Bauchspeicheldrüse gebildetes Hormon. Es erhöht den Blutzuckerspiegel. Daneben hat es noch eine Vielzahl von anderen Wirkungen.

**Glukose**            Traubenzucker. Wichtiger Energielieferant im Organismus. Bei Diabetes mellitus finden sich im Serum erhöhte Blutzuckerspiegel.

## Medizinische Fachausdrücke

**Glukuronsäure**     Durch Anlagerung von Glukuronsäure können im Körper Substanzen entgiftet und durch Leber und Nieren ausscheidungsfähig gemacht werden.

**Glutaminsäure**     Aminosäure, also ein Eiweißbaustein.

**Glykogen**     Speicherform der Glukose im Organismus. Glykogen kommt vorwiegend in den Muskeln und in der Leber vor.

**GMP**     Guanosinmonophosphat. Ist ein second messenger, also eine Substanz, die zur Weiterleitung eines Hormonimpulses in den Zellen dient.

**GOT**     Glutamat-Oxalazetat-Transaminase.

**GPT**     Glutamat-Pyruvat-Transaminase.

**Gram-Färbung**     Spezielles Färbeverfahren, das zur Unterscheidung von Bakterien angewendet wird. So kann zwischen Gram-positiven (= anfärbbar) und Gram-negativen (= nicht anfärbbar) Bakterien unterschieden werden.

**Granula**     Körnchen. So sind granulierte Leukozyten weiße Blutkörperchen, die Körnchen enthalten.

**Granulozyten**     Teil der Leukozyten. Granulozyten können noch weiter in Eosinophile, Neutrophile und Basophile unterteilt werden.

**Granulom**     Aus Granulationsgewebe gebildete geschwulstähnliche Neubildung. Granulome entstehen in der Regel als Reaktion chronisch entzündlicher Reize.

**Hämatokrit**     Wird in Prozent angegeben und gibt das Verhältnis der zellulären Bestandteile zu dem gesamten Blutvolumen an.

**Hämaturie**     Siehe Blut im Harn.

**Hämochromatose**     Bronzediabetes. Durch übermäßige Eisenablagerungen in Geweben bedingte Erkrankung. Geht mit einer

## Medizinische Fachausdrücke

Braunfärbung der Haut, Herzschädigung, Leberschädigung und Schädigung der Bauchspeicheldrüse (Diabetes mellitus) einher.

**Hämoglobin**
Roter Blutfarbstoff. Ist das Transporteiweiß für Sauerstoff im Blut.

**Hämolyse**
Überschneller Abbau der roten Blutkörperchen (Erythrozyten) im Blut.

**Hämopexin**
Eiweißkörper, der Abbauprodukte des Hämoglobins aus dem Blut abtransportiert.

**Hämophilie**
Bluterkrankheit. Durch einen Mangel an Gerinnungsfaktor VIII oder IX bedingtes vererbbares Blutungsübel.

**Hämosiderin**
Speicherform des Eisens im Gewebe.

**Haptoglobin**
Eiweißkörper, der Hämoglobin, das aus dem Abbau von Erythrozyten frei wird, abbindet. Damit vermeidet der Organismus Eisenverluste.

**Harnsäuerung**
Erniedrigung des pH-Wertes im Harn.

**Harnsäure**
Endprodukt des Purinstoffwechsels. Eine Erhöhung der Harnsäure kann zur Gicht führen.

**Harnsediment**
Bei der mikroskopischen Untersuchung des Harns kann das Sediment beurteilt werden. Dabei werden Zellen, Bakterien und Salzkristalle differenziert.

**Harnzucker**
Steigt bei einem Diabetes mellitus der Blutzuckerwert über 180–200 mg% an, wird Glukose auch im Harn nachweisbar. Die Nierenschwelle von Zucker wurde dabei überschritten.

**HbA1c**
Langzeitparameter zur Kontrolle des Diabetes mellitus. Die Menge des glykosilierten Hämoglobins ist ein Maß für die Diabeteseinstellung im Verlauf der letzten 4–6 Wochen.

## Medizinische Fachausdrücke

| | |
|---|---|
| **HBDH** | Hydroxy-Butyrat-Dehydrogenase. Isoenzym der LDH. Entspricht vor allem dem LDHl. |
| **HBE** | Hämoglobingehalt des Einzelerythrozyten. |
| **HCG** | Humanes Choriongonadotropin. Hormon, das im Mutterkuchen erzeugt wird. Es ist ein Schwangerschaftsschutzhormon. Der HCG-Spiegel ist bei manchen Tumoren der Geschlechtsdrüsen erhöht. |
| **HDL** | High-Density-Lipoproteins. Teil der Lipoproteine. Enthalten Cholesterin. HDL sollen ein Schutzfaktor gegen Arteriosklerose sein. |
| **Heparin** | Körpereigene Substanz, die blutgerinnungshemmend wirkt. Wird auch therapeutisch zur Prophylaxe von Thrombosen eingesetzt. |
| **Hepatitis** | Leberentzündung. Wird meist durch Viren (Hepatitisvirus A, B, C, D, E...) oder durch Autoimmunprozesse verursacht. |
| **Herzglykoside** | Digitoxin, Digoxin. Siehe Digitalis. |
| **Herzinsuffizienz** | Herzschwäche, Myokardinsuffizienz. Bei der Rechtsherzschwäche kommt es zum Auftreten von Beinschwellungen und Ergüssen. Bei der Linksherzinsuffizienz steht neben der Leistungsschwäche die Atemnot im Vordergrund. |
| **Herzrhythmusstörungen** | Mit zu schnellen, zu langsamen oder unregelmäßigen Herzaktionen einhergehende Funktionsstörung des Herzens. |
| **Histamin** | Überträgersubstanz, die in Mastzellen vorkommt. Spielt bei allergischen Reaktionen eine Rolle. Auch im Gehirn und im Verdauungstrakt (Magensaftproduktion) spielt Histamin eine Rolle. |
| **HIV-Elisa-Test** | Suchtest auf eine Infektion durch HIV-Viren, den Erregern von AIDS. |

338

## Medizinische Fachausdrücke

**HLA-B27-Antigen**  Human-Leukocyte-Antigen. Genetischer Marker, der bei Morbus Bechterew meist und anderen autoimmunologisch bedingten Erkrankungen häufig nachgewiesen werden kann.

**Homovanillinsäure**  Im Harn nachweisbares Abbauprodukt der Katecholamine. Siehe Phäochromozytom.

**Hormone**  Chemische Wirkstoffe, die im Körper produziert werden und andere Zellen oder Organe beeinflussen.

**Hyperchlorämie**  Erhöhung des Chlorids im Blut.

**Hyperkaliämie**  Erhöhung des Kaliums im Blut.

**Hyperkalziämie**  Erhöhung des Kalziums im Blut.

**Hypernephrom**  Nierenkarzinom. Krebsform der Nieren.

**Hyperparathyreoidismus**  Überfunktion der Nebenschilddrüse mit einer vermehrten Ausschüttung des Nebenschilddrüsenhormons Parathormon. Es kommt zum Auftreten einer Hyperkalziämie. Dadurch kann es zum Auftreten von Nierensteinen, Verkalkungen im Gewebe und Knochenabbauprozessen kommen.

**Hyperphosphatämie**  Erhöhung des Phosphats im Blut.

**Hyperproteinämie**  Erhöhung des Eiweißes im Blut.

**Hyperthyreose**  Überfunktion der Schilddrüse. Wärmeintoleranz, Herzjagen, feines Zittern, Durchfälle, innere Unruhe, Gewichtsverlust trotz guten Appetits sind mögliche Symptome.

**Hypertonie**  Arterieller Bluthochdruck. Oft ohne starke Symptome einhergehende Erkrankung. Beim Bluthochdruck können Gefäßverkalkungen vermehrt auftreten. Herzversagen, Nierenversagen und Gehirnschlag (Cerebraler Insult) sind mögliche Komplikationen.

339

## Medizinische Fachausdrücke

**Hyperurikämie**  Erhöhung der Harnsäure im Blut.

**Hypochlorämie**  Erniedrigung von Chloriden im Blut.

**Hypokaliämie**  Erniedrigung von Kalium im Blut.

**Hypokalziämie**  Erniedrigung von Kalzium im Blut.

**Hyponatriämie**  Erniedrigung von Natrium im Blut.

**Hypophosphatämie** Erniedrigung von Phosphat im Blut.

**Hypophyse**  Hirnanhangdrüse. Bildungsort mehrerer Hormone.

**Hypoproteinämie**  Erniedrigung von Eiweiß im Blut.

**Hypothyreose**  Unterfunktion der Schilddrüse. Häufige Symptome sind: Kälteempfindlichkeit, teigige Haut, Verlangsamung, Leistungsschwäche.

**Hypotonie**  Niederer Blutdruck.

**IgA**  Immunglobuline der Klasse A. Antibiotischer Schutzanstrich der Schleimhäute.

**IgD**  Immunglobuline der Klasse D.

**IgE**  Immunglobuline der Klasse E. Spielen im Rahmen von Allergien und der Erkrankung mit Parasiten eine Rolle.

**IgG**  Immunglobuline der Klasse G. Häufigste Immunglobuline, schützende Antikörper.

**IgM**  Immunglobuline der Klasse M. Treten vorwiegend in der Überwindungsphase einer Infektion als erste Immunglobuline auf.

**Ikterus**  Siehe Gelbsucht.

**Ileus**  Darmverschluß. Kann durch Verstopfung (mechani-

340

## Medizinische Fachausdrücke

scher Ileus) des Darmes, aber auch durch eine Lähmung (paralytischer Ileus) des Darmes bedingt sein.

**Immunfluoreszenz-test** Immunologische Methode zum Nachweis von Antigenen. Strukturen, die mit fluoreszierenden Antikörpern markiert worden sind, können im Mikroskop unter UV-Beleuchtung erkannt werden.

**Immunglobuline** Aus mehreren Klassen (siehe IgA, IgD, IgE, IgG, IgM) bestehende Globuline, die im Abwehrkampf des Organismus eine Rolle spielen.

**Immunkomplexe, zirkulierende** Antigen-Antikörperverbindungen, die bei Autoimmunerkrankungen nachgewiesen werden können.

**Immunreaktion** Antigen-Antikörper-Reaktion. Immungeschehen.

**Insulin** In der Bauchspeicheldrüse produziertes Hormon. Es ist unter anderem zur Verwertung von Glukose notwendig. Ein absoluter oder relativer Mangel führt zur Zuckerkrankheit.

**Interleukine** Botensubstanzen des Immunsystems.

**Intravenöse Pyelographie** Röntgenologische Darstellung der Nieren und der Harnwege. Es wird in eine Vene ein Kontrastmittel injiziert. Röntgenologisch kann die Ausscheidung dieses Mittels durch die Nieren beobachtet werden.

**Intrinsic-Factor** Eine in der Magenschleimhaut gebildete Substanz, die zur Resorption von Vitamin B 12 im Darm notwendig ist. Bei der perniziösen Anämie kann der Intrinsic-Factor durch Autoantikörper ausgeschalten sein.

**Jod** Lebensnotwendiges Element, das Bestandteil der Schilddrüsenhormone ist.

**Kala-Azar** Leishmaniose. In den Tropen vorkommende Protozoenerkrankung, die zu Hautveränderungen (Orientbeule, Hautgeschwüren) und zur Vergrößerung von Leber und Milz führen kann.

341

# Medizinische Fachausdrücke

**Kalium**

Wichtiges Kation. Kommt vorwiegend im Zellinneren vor.

**Kalzium**

Für Knochen und viele Zellfunktionen wichtiges Element. Spielt speziell bei der elektrischen Erregbarkeit der Zellen eine wichtige Rolle.

**Kaposi Sarkom**

Bei AIDS nicht selten auftretender, sehr bösartiger Tumor. Führt an der Haut zu charakteristischen Farbveränderungen.

**Karzinoid**

Serotonin produzierender Tumor. Tritt meist im Verdauungstrakt auf. Bestehen Lebermetastasen, dann treten Anfälle mit plötzlicher Rötung im Gesicht, Durchfällen und Herzjagen auf.

**Katecholamine**

Vom sympathischen Nervensystem produzierte Botenstoffe Adrenalin, Noradrenalin und Dopamin. Abbauprodukte können im Harn als Vanillinmandelsäuren und Homovanillinsäure nachgewiesen werden. Siehe Phäochromozytom.

**Kell-System**

Neben dem AB0-System und dem Rhesus-System wichtiges Blutgruppensystem. Wird heute ebenfalls vor Bluttransfusionen bestimmt.

**Ketonkörper**

Azetessigsäure, $\beta$-Hydroxybuttersäure und Azeton. Substanzen, die bei Fettabbau im Harn und Blut nachweisbar sind. Treten im Hungerzustand und beim Insulinmangelkoma im Blut auf.

**Kobalt**

Chemisches Element. Bestandteil des Vitamins B 12.

**Kortison**

In der Nebennierenrinde gebildetes Hormon.

**Kreatinin**

Eine aus der Muskulatur stammende Substanz, die durch die Nieren ausgeschieden wird. Erhöhte Serumspiegel sind in erster Linie ein Hinweis auf eine Nierenschwäche.

**Kreatinin-Clearance** Errechnete Klärleistung für Kreatinin in den Nieren.

342

## Medizinische Fachausdrücke

Die Bestimmung des Kreatinins in Harn und Serum ist zur Berechnung notwendig.

**Krebs**  Karzinom, Sarkom. Volkstümliche Bezeichnung für bösartige Tumore. Rechtzeitig erkannt sind praktisch alle Krebserkrankungen heilbar.

**Kreuz-Probe**  Vor Bluttransfusionen notwendige Überprüfung der Verträglichkeit von Empfänger- und Spendererythrozyten in den Seren.

**Kristalle im Harn**  Werden im Harnsediment gefunden. Weisen auf Stoffwechselerkrankungen hin und können bei Nierensteinleiden über die Art der Nierensteine informieren.

**Kupfer**  Metall, das Bestandteil mancher Enzyme ist.

**Latex-Test**  Immunologisches Nachweisverfahren, das ohne großen Aufwand auf einem Objektträger durchgeführt werden kann.

**LDH**  Laktatdehydrogenase. In vielen Organen des Körpers vorkommendes Enzym.

**LDL**  Low-Density-Lipoprotein. Cholesterinhältiges Fettpartikelchen im Blut. Risikofaktor für Arteriosklerose (speziell der Herzkranzgefäße).

**Leberkrebs**  Weltweit häufigster, bei uns eher seltener Tumor. Patienten, die eine Virushepatitis B oder C durchgemacht haben, sind gefährdeter.

**Leberzellschädigung**  Undichtwerden der Zellwände führt unter anderem zu einer Erhöhung der Leberenzyme GPT, GOT und GLDH.

**Leberzirrhose**  Leberverhärtung mit bindegewebiger Durchwachsung der Leber. Nach einer Hepatitis oder bei chronischem Alkoholgenuß auftretende schwere Lebererkrankung.

343

## Medizinische Fachausdrücke

| | |
|---|---|
| **Legionellen** | Erreger der Legionärserkrankung, einer eher bei immungeschwächten Menschen auftretenden Lungenentzündung. |
| **Leukämie** | Bösartige Erkrankung der weißen Blutkörperchen mit ungezügelter Vermehrung derselben. |
| **Leukopenie** | Verminderung der Zahl der weißen Blutkörperchen im Blut. |
| **Leukozyten** | Weiße Blutkörperchen mit vielfältiger Funktion. Sie werden in Granulozyten (Eosinophile, Neutrophile, Basophile), Lymphozyten und Monozyten eingeteilt. |
| **Leukozytose** | Vermehrung der Leukozyten im Blut. |
| **Lipase** | Fettspaltendes Enzym. Lipasen kommen sowohl im Verdauungstrakt als auch im Serum vor. |
| **Lipide** | Fettstoffe. |
| **Lipoproteine** | Fetttransportierende Partikelchen des Blutes. Die wichtigsten Fraktionen sind Chylomikrone, VLDL, LDL, HDL. |
| **Listeriosen** | Durch Listerien übertragbare Erkrankung, die zu Hautveränderungen, Störungen des Gehirns oder der Leber führen kann. Immungeschwächte Personen sind gefährdeter. |
| **Lithium** | Chemisches Element, dessen Salze bei der Therapie manisch-depressiver Erkrankungen eingesetzt werden. Der Serumspiegel des Lithiums muß kontrolliert werden, da es leicht zu einer Überdosierung kommen kann. |
| **LP-X** | Krankhaftes Lipoprotein, das bei Galleabflußstörungen nachgewiesen werden kann. |
| **Lues** | Siehe Syphilis. |

## Medizinische Fachausdrücke

**Lungenembolie, Lungeninfarkt**
Lungenerkrankung, die durch den Verschluß eines Lungengefäßes durch ein Blutgerinnsel entsteht. Tritt häufig nach Beinvenenthrombosen auf. Die Erkrankten leiden unter Schmerzen beim Atmen, Atemnot und Blutspucken.

**Lungenemphysem**
Lungenblähung. Mit Atemnot einhergehende Erkrankung.

**Lungenkrebs**
Karzinom der Lungen. Bei Rauchern häufiger auftretende bösartige Erkrankung der Lungen.

**Lupus Erythematodes**
Schmetterlingsflechte. Mit Hautveränderungen und Befall der verschiedensten Organe einhergehende Autoimmunerkrankung.

**Lyme-Erkrankung**
Siehe Borrelien.

**Lymphogranuloma venereum**
Eher in warmen Ländern vorkommende Geschlechtserkrankung mit geschwüriger Einschmelzung der Lymphknoten in der Leistenbeuge.

**Lymphokine**
Von Lymphozyten produzierte Botenstoffe, die bei Immunprozessen von Bedeutung sind.

**Lymphome**
Mit Vergrößerung von Lymphknoten einhergehende Erkrankungen. Lymphome können entzündlicher oder tumoröser Natur sein, gutartig oder bösartig.

**Lymphopenie**
Verminderung der Lymphozytenzahl im Blut.

**Lymphozyten**
Teil der weißen Blutkörperchen. Mit immunologischen Methoden können sie noch weiter unterteilt werden (zum Beispiel B- und T-Lymphozyten).

**Lymphozytose**
Vermehrung der Lymphozytenzahl im Blut.

**Magenkrebs**
Carcinoma ventriculi. Eine der häufigsten Krebsformen. Erkrankte können unter Appetitlosigkeit, Völlegefühl und Fleischaversion leiden.

345

## Medizinische Fachausdrücke

| | |
|---|---|
| **Magnesium** | Lebensnotwendiges Element. Ein Mangel kann, vergleichbar einem Kalziummangel, zu Krämpfen führen. |
| **Makroamylasämie** | Nicht sehr seltene Enzymstörung ohne Krankheitswert. Amylase ist im Serum erhöht, im Harn jedoch normal. |
| **Makrophagen** | Siehe Monozyten. |
| **Makrozytose** | (Junge) Erythrozyten, die übermäßig groß sind. |
| **Malabsorption** | Verdauungsinsuffizienz. Zu Gedeihstörungen führende schlechte Resorption von Nahrungsstoffen. Fettstühle, Gewichtsverlust und Muskelschwäche gehören zu den wichtigsten Symptomen. |
| **Malaria** | Tropenerkrankung. Die durch Stechmücken übertragenen Erreger (Plasmodien) verursachen Fieberschübe. Spezielle Formen der Malaria sind auch heute noch sehr gefährlich. |
| **Mammographie** | Röntgenologische Untersuchung der Brustdrüsen. Die Mammographie ist eine wichtige Untersuchungsmethode, um zwischen gutartigen und bösartigen Geschwülsten der Brüste zu unterscheiden. |
| **Mangan (Mn)** | Spurenelement. Kommt in manchen Enzymen vor. Ein Mangel wird bei Menschen kaum beobachtet. Bei einem chronischen Überangebot treten Gehirnschädigungen auf. |
| **MCH, MCHC, MCV** | (Mittleres Corpusculäres Hämoglobin, Mittlere Corpuskuläre Hämoglobin Concentration, Mittleres Corpusculäres Volumen). Es sind dies die wichtigsten Erythrozytenindizes, die über den Hämoglobingehalt, die Hämoglobinkonzentration und das Zellvolumen der roten Blutkörperchen informieren. |
| **Meningitis** | Gehirnhautentzündung. Geht meist mit einer Nackensteifigkeit, Kopfschmerzen, Fieber und Bewußtseinsstörungen einher. Als Ursache kommen hauptsächlich Bakterien und Viren in Frage. |

346

## Medizinische Fachausdrücke

**Meningokokken**

Bakterien. Wichtigste Erreger der Gehirnhautentzündung.

**Menkes-Sydrom**

Sehr seltene Kupferstoffwechselerkrankung. Die erkrankten Knaben haben eine typische stahlwollartige Kopfbehaarung.

**Metastase**

Tochterabsiedelung von Krankheitsprozessen. In aller Regel wird darunter eine Tochtergeschwulst eines bösartigen Tumors verstanden.

**Mikroglobulin**

Kleiner Eiweißkörper, der in lymphatischen Zellen produziert, durch die Nierenknäuel gefiltert und in den Nierenröhrchen rückresorbiert wird. Bei Erkrankungen des Immunsystems und der Nieren wird es vermehrt im Harn nachgewiesen.

**Milz**

Die Milz ist ein bis 200 Gramm schweres Organ im linken Oberbauch. Sie ist das Grab älterer Blutzellen (roter und weißer). Auch bei der Immunabwehr spielt die Milz bei der Heranreifung und Aktivierung von Lymphozyten eine wichtige Rolle.

**Mitochondrien**

Zellorganellen. Sie sind die Kraftwerke und chemischen Fabriken der Zellen.

**Mononukleose**

Pfeiffersches Drüsenfieber. Eine durch den Epstein-Barr-Virus verursachte Erkrankung, die mit Fieber, Mandelentzündung und Lymphknotenschwellungen einhergeht.

**Monozyten**

Teil der weißen Blutkörperchen. Sie sind in der Lage, Fremdsubstanzen aufzunehmen (phagozytieren) und eine Reihe von Botenstoffen im Rahmen von Entzündungsprozessen abzugeben. Sie sind Kommandeure des Entzündungsgeschehens.

**Monozytopenie**

Verminderung der Zahl der Monozyten.

**Monozytose**

Vermehrung der Zahl der Monozyten. Wird im Rahmen von Virusinfekten und Protozoenerkrankungen,

347

# Medizinische Fachausdrücke

aber auch bei leukämieartigen Erkrankungen beobachtet.

**Morbus Addison** Nebennierenversagen. Die Haut der Patienten verfärbt sich bronzeartig. Weitere Symptome: ausgeprägte Schwäche, Übelkeit, Erbrechen, Muskelschwund, Blutdruckabfall. Im Labor finden sich die Nebennierenhormone erniedrigt und unter anderem Kalium erhöht.

**Morbus Basedow** Autoimmunerkrankung, die mit einer Überfunktion der Schilddrüse, Vergrößerung der Schilddrüse (Struma) und Glotzaugen (Exophtalmus) einhergeht.

**Morbus Bechterew** Autoimmunologisch bedingte Erkrankung, die vorwiegend bei Männern auftritt und zu einer Rückgratverkrümmung führt. Die Patienten haben meistens den erblichen Marker HLA-B27. Die Senkung ist praktisch immer erhöht.

**Morbus Boeck** Sarkoidose. Ursächlich noch nicht geklärte Erkrankung. An verschiedenen Stellen des Körpers treten Lymphknotenschwellungen und entzündliche Geschwülste auf (vorzugsweise in den Lungen).

**Morbus Crohn** Entzündliche Darmerkrankung. Die Ursache ist noch unbekannt. An verschiedenen Stellen des Darmes (vorzugsweise Dickdarm und unterer Dünndarm) treten Geschwüre auf. Diese neigen zu Fistelbildungen, Eiterungen und Darmverengungen.

**Morbus Cushing** Nebennierenrindenüberfunktion. Die vermehrte Ausschüttung des Kortisons führt zu Stammfettsucht, Vollmondgesicht, Muskelschwächen, Bluthochdruck, Osteoporose und Blutzuckererhöhung.

**Morbus Hodgkin** Lymphogranulomatose. Leukämieartige Erkrankung, die zu Lymphknoten-, Milz- und Leberschwellungen führt. Die Patienten leiden häufig unter Nachtschweiß, allgemeiner Schwäche, Fieber und Juckreiz.

## Medizinische Fachausdrücke

**Morbus Kahler**

Plasmozytom. Zu den bösartigen Erkrankungen zählende, aber nur langsam verlaufende tumoröse Erkrankung der Plasmazellen. Im Blut treten ganz spezielle Immunglobuline vermehrt auf. Der Befall der Knochen kann zu Brüchen führen.

**Morbus Meulengracht**

Ikterus juvenilis intermittens. Relativ häufig auftretende, völlig harmlose Bilirubinausscheidungsstörung. Nach körperlichem oder seelischem Streß kommt es bei jungen Erwachsenen zu einer leichten Gelbsucht (Bilirubin steigt bis etwa 3–4 mg% an).

**Morbus Parkinson**

Schüttellähmung. Bei älteren Menschen auftretende degenerative Erkrankung des Gehirns. Die Erkrankten entwickeln einen Ruhetremor (Zittern in Ruhe, kann bewußt unterdrückt werden), eine Muskelsteifigkeit und einen Verlust an Mimik und Gestik.

**Morbus Reiter**

Zu den rheumatischen Erkrankungen zählendes Syndrom, das durch die Kombination Gelenksentzündung (Arthritis) – Entzündung der Harnröhre (Urethritis) – Entzündung der Augenbindehaut (Konjunktivitis) gekennzeichnet ist. Die Erkrankung tritt vorwiegend bei Männern auf.

**Morbus Waldenström**

Makroglobulinämie. Eine dem Morbus Kahler ähnliche Erkrankung. Hier werden IgM in großer Menge produziert. Knochenherde sind seltener. Lymphknoten-, Leber- und Milzschwellungen treten häufiger auf.

**Morbus Whipple**

Sehr seltene, oft mit Gelenksschmerzen einhergehende Erkrankung des Darmes. Es erkranken vorwiegend Männer. Die Erkrankung spricht auf Antibiotika an.

**Morbus Wilson**

Hepatolentikuläre Degeneration. Kupferspeichererkrankung. Infolge des Unvermögens, Kupfer mittels Coeruloplasmin über die Galle auszuscheiden, kommt es zu einer Ablagerung dieses Metalls in Leber und Gehirn. An den Augen entsteht um die Regenbogenhaut ein rostroter Ring.

## Medizinische Fachausdrücke

**Multiples Myelom**    Synonym für Plasmozytom. Siehe unter Morbus Kahler.

**Muskeldystrophie**    Eine mit Muskelschwund einhergehende Erkrankung.

**Myelofibrose**    Osteomyelofibrose. Bindegewebige Durchwachsung der Knochen. Das blutbildende Knochenmark wird dadurch verdrängt. Es entstehen Blutbildungsherde in Leber und Milz. Bei praktisch allen Erkrankten ist Leber und Milz mächtig vergrößert.

**Myelose**    Myeloische Leukämie. Meist ist die Chronische Myeloische Leukämie (CML) gemeint: Wucherung der granulierten Leukozyten mit Erhöhung der Leukozytenzahl im Blut und Milzvergrößerung. Bei 95 Prozent der Erkrankten findet sich eine Chromosomenabnormität (Philadelphia-Chromosom).

**Mykoplasmen**    Sehr kleine Bakterien. Sie besitzen keine feste Zellwand. Nicht seltene Erreger von Lungenentzündungen (Pneumonien).

**Myocarditis**    Herzmuskelentzündung. Als Ursachen kommen sowohl rheumatische und allergische Mechanismen als auch Infektionen in Frage. Die Erkrankten sind sehr vermindert belastbar und haben eine erhöhte Herzfrequenz oder Herzrhythmusstörungen.

**Myoglobin**    Roter Muskelfarbstoff. Vergleichbar dem Hämoglobin im Blut ist Myoglobin der sauerstoffbindende Komplex der Muskulatur.

**Myokardinfarkt**    Herzinfarkt. Der durch Thrombose oder Embolie bedingte Verschluß eines Herzkranzgefäßes führt zu einem Untergang von Herzmuskelgewebe. Die Patienten empfinden häufig vernichtende, über längere Zeit anhaltende Schmerzen hinter dem Brustbein, die auf Nitroglycerin nicht ansprechen. Im EKG und im Labor finden sich charakteristische Abweichungen. Wird ein Myokardinfarkt überstanden, bleibt eine Narbe an der Herzwand zurück.

## Medizinische Fachausdrücke

**Myosin**
Muskeleiweiß, das maßgeblich für die Muskelkontraktion verantwortlich ist.

**Natrium**
Wichtigstes Kation im Extrazellulärraum. Ein normaler Natriumspiegel im Blut ist für die Funktion aller Körperzellen Voraussetzung. Der Natriumbestand des Körpers ist eng mit dem Flüssigkeitshaushalt verknüpft.

**Nekrose**
Abgestorbenes Gewebe.

**Neopterin**
Chemische Verbindung, die aus weißen Blutkörperchen (Makrophagen) stammt. Bei anhaltenden Immunreaktionen (AIDS, manche Viren, Abstoßungsreaktionen nach Transplantationen) ist Neopterin im Harn vermehrt nachweisbar.

**Nephrotisches Syndrom**
Im Gefolge von schweren Eiweißverlusten durch die Nieren kommt es zu einer Eiweißverarmung mit Ausbildung von Schwellungen (Ödemen) vorzugsweise um die Augenlider und im Gesicht.

**Neutrophilie**
Vermehrtes Auftreten neutrophiler Granulozyten im Blut. In der Regel ist dies ein Hinweis auf das Vorliegen eines entzündlichen Prozesses.

**Niereninsuffizienz**
Nierenschwäche. Die Nieren sind nicht in der Lage, alle harnpflichtigen Substanzen auszuscheiden. Der Patient kann meist keinen konzentrierten Harn produzieren, muß nachts öfters urinieren und ist leichter ermüdbar. Bei einer schweren Niereninsuffizienz, die zu Vergiftungssymptomen führt, spricht man von einer Urämie.

**Nierenversagen**
Siehe Niereninsuffizienz.

**Noradrenalin**
Wird neben Adrenalin im gesamten sympathischen Nervensystem, vorzugsweise jedoch im Nebennierenmark gebildet. Es erhöht den Blutdruck. Im Gegensatz zu Adrenalin bewirkt es kein Herzjagen.

**Normotest**
Dem Quick-Test vergleichbarer Suchtest auf Störun-

# Medizinische Fachausdrücke

gen der plasmatischen Gerinnung. Im Gegensatz zum Quick-Test eignet sich der Normotest jedoch besser, um leichtere Gerinnungsstörungen anzuzeigen.

**Normozytose**

Normales rotes Blutbild.

**NSE**

Neuron-spezifische Enolase. Tumormarker, der bei der Mehrheit der Patienten mit einem kleinzelligen Bronchuskarzinom nachgewiesen werden kann.

**Ödem, angioneurotisches**

Quincke-Ödem. Im Rahmen von allergischen Zuständen oder bei Mangel an C1-Esterase-Inaktivator kann diese mit Schwellungen im Gesicht und eventuell mit Atemnot einhergehende Erkrankung auftreten.

**oGTT**

Oraler Glukosetoleranztest. Zuckerbelastungstest. Nach Zufuhr von Traubenzucker wird der Blutzuckeranstieg nach 30, 60 und 120 Minuten gemessen. Damit kann eine Störung im Kohlenhydratstoffwechsel nachgewiesen werden.

**Osteoklasten**

Knochenabbauende Zellen. Es sind große, mehrkernige Zellen.

**Osteomalazie**

Vitamin-D-Mangelerkrankung. Rachitis des Erwachsenen. Die Hauptsymptome sind: Knochenverbiegungen, Knochenschmerzen und Muskelschwäche.

**Östrogene**

Weibliche Sexualhormone (Östradiol, Östron, Östriol...). Werden vorzugsweise in den Eierstöcken und im Mutterkuchen gebildet. Östrogene haben im gesamten Sexualzyklus wichtige Funktionen.

**Pankreas**

Bauchspeicheldrüse. Im Oberbauch gelegenes Organ. Es erzeugt Verdauungssäfte, die in den Zwölffingerdarm ausgeschieden werden. Zusätzlich spielt die Bauchspeicheldrüse noch eine wichtige Rolle im Stoffwechsel. Insulin (das blutzuckersenkende Hormon) und Glukagon (ein blutzuckersteigerndes Hormon) werden hier produziert.

## Medizinische Fachausdrücke

**Pankreatitis**
Entzündung der Bauchspeicheldrüse. Diese bisweilen sehr schwer verlaufende und mit starken Schmerzen einhergehende Entzündung der Bauchspeicheldrüse wird meist durch Gallensteine oder Alkoholmißbrauch verursacht.

**Papanicolaou-Test (PAP)**
Zytologischer Abstrich vom Gebärmutterhals oder dem Gebärmutterinneren. Siehe Abstrich.

**Paraprotein**
Meist funktionsloses und ident aufgebautes Immunglobulin, das von einem Klon von Plasmazellen (siehe Plasmozytom) gebildet wird.

**Parasiten**
Schmarotzer. Auf Kosten eines anderen Organismus lebende Wesen. Besteht eine gegenseitige Abhängigkeit zum Nutzen beider, spricht man von Symbiose.

**Parasympathikus**
Funktioneller Gegenpol des sympathischen Nervensystems. Wird vorzugsweise bei der Verdauung und im Ruhezustand aktiv.

**Parathormon**
Hormon der Nebenschilddrüsen. Hebt den Kalziumspiegel im Serum. Wirkt auf den Verdauungstrakt (Förderung der Kalziumresorption), die Knochen (Freisetzung von Kalzium aus den Knochen) und die Nieren (Rückresorption von Kalzium).

**Parotis**
Ohrspeicheldrüse. Produziert wie die Bauchspeicheldrüse eine Alpha-Amylase. Mit modernen Testseren ist es jedoch durchaus möglich, zwischen beiden Amylaseformen zu unterscheiden.

**PcP**
Primär Chronische Polyarthritis. Rheumatoide Arthritis. Eine in der Mehrzahl der Fälle bei Frauen auftretende, mehrere Gelenke befallende, chronisch verlaufende und zu Verstümmelungen führende rheumatische Erkrankung.

**Pemphigus**
Blasensucht. Autoimmunerkrankung, bei der es zu Blasenbildungen an der Körperoberfläche kommt.

## Medizinische Fachausdrücke

**Penicillin**
Antibiotikum. Es ist das erste Antibiotikum und noch immer sehr wirksam.

**Pericarditis**
Entzündung des Herzbeutels (Perikard). Die Erkrankung kann infektiös oder autoimmunologisch bedingt sein. Sie führt zu Schmerzen im Brustbeinbereich, Fieber und einer durch Erguß bedingten Einengung des Herzens.

**Perniciosa**
Vitamin-B-12-Mangelerkrankung. Perniziöse Anämie. Durch große Erythrozyten gekennzeichnete Blutarmut. Eine Mangelernährung, häufiger aber eine Störung der Resorption ist die Ursache dieser Erkrankung. Zusätzlich können Nervenschäden auftreten.

**Petechien**
Punktförmige Hautblutungen. Diese sind entweder durch einen Mangel oder eine Minderfunktion der Blutplättchen (Thrombozyten) oder eine erhöhte Zerbrechlichkeit kleinster Gefäße bedingt.

**Pfeiffersches Drüsenfieber**
Siehe Mononukleose.

**pH-Wert**
Maßzahl für die Ansäuerung oder Alkalisierung einer Flüssigkeit. Die stärkste Säure (Salzsäure) hat einen pH-Wert von 1, die stärkste Lauge (Natronlauge) einen pH-Wert von 14. Wasser ist neutral und hat damit einen pH-Wert von 7.

**Phäochromozytom**
Meist im Nebennierenmark gelegener Tumor, der zu einer Überproduktion an Adrenalin oder Noradrenalin führt. Die Erkrankten leiden an Bluthochdruck mit Hochdruckkrisen, Schweißausbrüchen, Herzjagen und Kopfschmerzen. Im Sammelharn lassen sich vermehrt Katecholamine oder deren Abbauprodukte, zum Beispiel Vanillinmandelsäuren, nachweisen.

**Phenacetin**
Schmerzstillendes Medikament, das bei chronischer Einnahme zu Nierenschädigungen führen kann.

**Phosphat**
Salz der Phosphorsäure. Der Stoffwechsel der Phosphate ist eng mit demjenigen des Kalziums verknüpft.

354

## Medizinische Fachausdrücke

**Phosphohexose-Isomerase (PHI)**  Phosphohexose-Isomerase. Enzym, das bei manchen Tumoren im Serum (Verlaufskontrolle) und bei einer bakteriellen Gehirnhautentzündung erhöht im Rükkenmarkspunktat gefunden wird.

**Phospholipide**  Fettsubstanzen (Lipide), die Phosphorsäure enthalten.

**Plasma**  Von Zellen abgetrenntes Blut. Plasma enthält noch alle Gerinnungsfaktoren samt Fibrinogen. Von Fibrinogen und Gerinnungsfaktoren gereinigtes Plasma wird Serum genannt.

**Plasmozytom**  Siehe Morbus Kahler.

**Pneumokokken**  Bakterien. Sie sind die wichtigsten Erreger der nicht im Krankenhaus erworbenen Lungenentzündungen (Pneumonien).

**Pneumonie**  Lungenentzündung. Durch Bakterien, Viren, seltener auch durch Pilze berdingte Infektion des Lungenorgans.

**Polyarthritis**  Entzündung mehrerer Gelenke.

**Polyglobulie**  Vollblütigkeit. Vermehrung der roten Blutkörperchen im Blut. Menschen mit einer Polyglobulie sehen gerötet und bisweilen auch bläulich (zyanotisch) aus. Es besteht manchmal eine erhöhte Thromboseneigung und aufgrund der Bluteindickung eine schlechtere Durchblutung in Regionen mit arteriosklerotischer Gefäßeinengung.

**Polymyositis**  Autoimmunerkrankung mit Befall der Muskulatur. Die Erkrankten leiden unter Muskelschwächen und Muskelschmerzen. Im Blut ist die CPK stark erhöht.

**Polyzythämia vera**  Bluteindickung unklarer Ursache. Im Gegensatz zur Polyglobulie sind hier auch die weißen Blutkörperchen (Leukozyten) und die Blutplättchen (Thrombozyten) vermehrt.

355

## Medizinische Fachausdrücke

**Prostata-hypertrophie**

Gutartige Vergrößerung der Vorsteherdrüse des Mannes. Diese Erkrankung kann zu Schwierigkeiten beim Urinieren führen. Deshalb muß die vergrößerte Drüse oft operativ entfernt werden.

**Protein C, Protein S**

Eiweißkörper, die die Entstehung von Thromben bremsen. Ein Mangel geht mit einer erhöhten Thromboseneigung einher.

**Proteine**

Eiweißkörper. Sie bestehen aus einer Aneinanderreihung und Verkettung von Aminosäuren.

**Proteinurie**

Siehe Eiweiß im Harn.

**PSA**

Prostataspezifisches Antigen. Ein in der Prostata synthetisiertes Protein, das bei der gutartigen Prostatahypertrophie mäßig und beim Krebs der Vorsteherdrüse (Prostatakarzinom) meist stark erhöht gefunden wird.

**Pseudoglobulie**

Vermeintliche Blutfülle. Hier ist die Vermehrung der zellulären Blutbestandteile nicht durch eine Mehrproduktion von Zellen, sondern durch eine Eindickung infolge Flüssigkeitsverlust bedingt.

**Pseudo-hypoproteinämie**

Infolge einer Überwässerung vermeintlich erniedrigtes Serumeiweiß.

**PTT**

Partielle Thromboplastinzeit. Suchtest bei Verdacht auf eine plasmatische Gerinnungsstörung. Kann auch zur Kontrolle einer Therapie mit der gerinnungshemmenden Substanz Heparin verwendet werden.

**Purine**

Purinkörper. Bausteine der Ribonukleinsäuren (RNS). Purine werden zu Harnsäure abgebaut.

**Pyelonephritis**

Bakterieller Infekt der Nieren mit Befall des Nierenbeckenkelchsystems. Die Pyelonephritis ist die häufigste Erkrankung der Nieren und geht mit Fieber, Schmerzen in den Flanken und allgemeinem Krankheitsgefühl einher.

## Medizinische Fachausdrücke

**Pyurie**
Eiterbeimengung im Harn als Ausdruck einer bakteriellen Infektion der Harnwege.

**Quick-Test (TPZ)**
Globaltest (Test, der die Funktion mehrerer Parameter zugleich überprüft) auf plasmatische Gerinnungsfaktoren. Kann auch zur Überwachung einer Therapie mit gerinnungshemmenden Medikamenten herangezogen werden.

**Rachitis**
Vitamin-D-Mangelerkrankung der Kinder.

**Renaler Diabetes**
Angeborene Nierenerkrankung, bei der es unter anderem zu einem Auftreten von Harnzucker, auch bei normalen Blutzuckerwerten, kommt.

**Renin-Angiotensin-Aldosteron-System**
Blutdruck und flüssigkeitsregulierendes System.

**Retikuloendotheliales System (RES)**
Monozyten-Makrophagensystem. Wichtiger Teil des körpereigenen Abwehrsystems, das in Zusammenarbeit mit den Lymphozyten einen Abwehrschirm aufbaut.

**Retikulozyten**
Junge Erythrozyten, die erst im Verlaufe weniger Tage zu reifen Erythrozyten heranreifen. Die Anzahl der Retikulozyten wird in Promille angegeben und ist ein Maß für die Blutneubildung.

**Retroviren**
Viren, die bösartige Erkrankungen (Leukämien, Lymphome und Sarkome) und Erkrankungen des Immunsystems verursachen können. Auch der Erreger von AIDS, das HIV-Virus, gehört zu den Retroviren.

**Rhesus-System**
Siehe Blutgruppenbestimmung. Neben dem ABO-System das wichtigste Blutgruppensystem.

**Rheumafaktoren**
Autoantikörper gegen menschliches IgG. Kann bei einer ganzen Reihe von Autoimmunerkrankungen nachgewiesen werden. Bei Menschen mit einer rheumatoiden Arthritis ist der Rheumafaktor besonders häufig nachweisbar.

357

## Medizinische Fachausdrücke

**Salmonellen**
Bakterien, die meist Durchfallserkrankungen verursachen. Die Infektion erfolgt meist über verunreinigte Nahrungsmittel. Auch Typhus und Paratyphus sind durch Salmonellen verursachte Erkrankungen.

**Salzsäure (HCl)**
Stärkste Säure. Wird im Magen produziert. Sie leitet die Verdauung ein und ist ein Schutzschild gegen manche Erreger.

**Sarkoidose**
Siehe Morbus Boeck.

**Saure Phosphatase (SP)**
Von Osteoklasten produziertes Enzym, das typischerweise bei Prostatakarzinomen mit Knochenmetastasen erhöht gefunden wird.

**SCC**
Squamous-cell-carcinoma Antigen. Bei Plattenepithelzellkarzinomen (Gebärmutter, Lunge) häufig nachweisbarer Tumormarker.

**Schilling-Test**
Test, mit dessen Hilfe Resorptionsstörungen des Vitamin B 12 nachgewiesen werden können.

**Schwangerschaftsglukosurie**
Schwangerschaftsdiabetes. Eine während der Schwangerschaft auftretende oder sich verschlechternde Zukkerkrankheit.

**Segmentkernige Granulozyten**
Unter den granulierten (gekörnten) Leukozyten (= Granulozyten) wird zwischen stabkernigen und gelapptkernigen oder segmentierten unterschieden. Die segmentierten Granulozyten sind reife und langsamer herangewachsene, die stabkernigen auf einen Entzündungsreiz schnell ausgestoßene jugendliche Granulozyten.

**Sekretin-Pankreozymin-Test**
Ein bei Verdacht auf eine Funktionsschwäche der Bauchspeicheldrüse angewendeter Test.

**Selen (Se)**
Wichtiges Spurenelement. Kommt in Enzymen vor. Ein Mangel kommt bei normaler Ernährung nicht vor.

**Serologie**
Wissenschaft von der Zusammensetzung, der Funk-

358

## Medizinische Fachausdrücke

tion und den bei Krankheiten auftretenden Veränderungen des Serums.

**Serotonin**
Überträgerstoff im Gehirn, in Basophilen Granulozyten und in Thrombozyten. Serotonin beeinflußt die Funktion der glatten Muskulatur. Beim Karzinoid-Syndrom wird Serotonin in großer Menge ausgeschüttet.

**Serum**
Die nach der Blutgerinnung übrigbleibende klare Flüssigkeit. Blut = Fibringerinnsel + Blutkörperchen.

**Serumeisen**
Das im Serum meßbare Eisen.

**Serumeiweiß**
Eiweißkörper des Serums. Kann mittels der Serumeiweißelektrophorese in mehrere Fraktionen aufgespalten werden (Albumin, Alpha-1-Globuline, Alpha-2-Globuline, Beta-Globuline, Gamma-Globuline).

**Shigellen**
Bakterien. Erreger der Bakterienruhr, einer mit wäßrigen Durchfällen einhergehenden Erkrankung.

**Sintrom**
Vitamin-K-Antagonist. Gemeinsam mit Marcoumar das am häufigsten zur Hemmung der Blutgerinnung verwendete Medikament. Die Wirkung des Vitamin K, das zur Synthese verschiedener Gerinnungsfaktoren notwendig ist, wird damit gehemmt. Vitamin-K-Antagonisten werden zur Prophylaxe von arteriellen und venösen Thrombosen verwendet. Zur Ermittlung der Dosierung wird die Therapie mittels des Thrombotests oder des Quick-Tests überwacht.

**SP-1**
Schwangerschaftsspezifisches Beta-1-Glykoprotein. Bei der Blasenmole und dem Chorionepitheliom, zwei seltenen Tumorerkrankungen, findet sich SP-1 häufig erhöht. Es dient zur Verlaufsbeobachtung bei diesen Erkrankungen.

**Spondylarthrosen**
Degenerative, also nicht entzündlich bedingte Veränderungen der kleinen Wirbelgelenke.

**Spondylose**
Spondylosis deformans. Degenerative, oft mit Rük-

359

# Medizinische Fachausdrücke

kenschmerzen einhergehende Erkrankung der Wirbelsäule.

**Sprue**

Mit Durchfällen und verminderter Aufnahme von Nahrungsbestandteilen (Malabsorption) einhergehende Erkrankungen. Bei der Zöliakie (= einheimische Sprue) besteht eine Gliadinunverträglichkeit (kommt in Getreide vor). Bei der tropischen Sprue ist die Ursache der Erkrankung bis jetzt unbekannt.

**Stabkernige Granulozyten**

Siehe Segmentkernige Granulozyten. Jugendformen der granulierten Leukozyten.

**Staphylokokken**

Bakterienart. Staphylokokken sehen kugelig aus und kommen in Traubenform vor. Infektionen neigen zur Abszeßbildung.

**Steatorrhoe**

Fettstühle. Können bei allen mit Malabsorption einhergehenden Erkrankungen auftreten.

**Sternalpunktion**

Zur Diagnose von Bluterkrankungen und zum Nachweis von Tumorerkrankungen kann eine Punktion des Brustbeins durchgeführt werden. Diese geschieht im allgemeinen unter Lokalanästhesie. Mit einer Spritze werden Blutzellen aus dem Knochenmark abgesaugt.

**Steroidhormone**

Chemisch ähnlich aufgebaute Hormone. Zu den Steroidhormonen zählen: Östrogene, Gestagene, Androgene, Kortison, Mineralkortikoide.

**Streifchentest**

Sehr einfaches chemisches Testverfahren. Teststreifen werden mit der zu untersuchenden Flüssigkeit benetzt. Gewisse Substanzen können dann anhand von Farbveränderungen des Teststreifchens erkannt werden.

**Streptokokken**

Bakterienart. Streptokokkenbakterien sind kugelig und kettenartig aneinandergereiht. Viele eitrige (und oft auch mit Fieber einhergehende) Infekte des Nasen-Rachen-Raums und der Haut sind durch Streptokokken verursacht.

## Medizinische Fachausdrücke

| | |
|---|---|
| **Streptolysin** | Von Streptokokken produziertes zellschädigendes Gift. |
| **Struma** | Kropf. Vergrößerung der Schilddrüse. |
| **Sufonamide** | Medikamentengruppe. Abkömmlinge der Sulfonamide werden zur Therapie von bakteriellen Infekten, bei der Therapie des Diabetes mellitus und als Entwässerungsmittel verwendet. |
| **Sympathikus** | Teil des vegetativen Nervensystems. Gegenpol zum Parasympathikus. Die Erregung führt zu Blutdruckanstieg, Herzjagen, Erweiterung der Pupillen und Ruhigstellung des Darms. |
| **Syphilis-Serologie** | Die Lues, eine durch Treponema pallida übertragbare Geschlechtskrankheit, kann heute gut serologisch nachgewiesen werden. Die wichtigsten Tests sind TPHA, FTA-ABS, Cardiolipin-Reaktion. |
| **TBG** | Thyroxinbindendes Globulin. Transporteiweiß des Thyroxin. |
| **Testosteron** | Stärkstes Androgen. Männliches Sexualhormon. Wird im Hoden synthetisiert. Beeinflußt die Sexualfunktionen des Mannes und den Eiweißstoffwechsel. |
| **Tetrazykline** | Antibiotikagruppe. Werden zur Behandlung von bakteriellen Infekten eingesetzt. |
| **Theophyllin** | Medikament, das bei der Therapie von Atemwegserkrankungen, die mit einer Engstellung der Bronchien einhergehen (zum Beispiel Asthma bronchiale), verwendet wird. Theophyllin erweitert die Bronchien. Es wirkt auch leicht harntreibend. |
| **Thrombinzeit (TZ)** | Gerinnungstest. Wird auch zur Überwachung einer Heparintherapie eingesetzt. |
| **Thrombopathie** | Erkrankung der Thrombozyten (Blutplättchen). Punktförmige Blutungen und eine allgemeine Blutungsneigung sind die Folge. |

## Medizinische Fachausdrücke

**Thrombopenie**    Verminderung der Zahl der Thrombozyten. Dadurch kann es zum Auftreten von punktförmigen Blutungen und einer Blutungsneigung kommen.

**Thromboplastine**    Thrombokinase. Substanzen, die die Blutgerinnung in Gang setzen können.

**Thrombose**    Blutpfropfbildung. Völliger oder teilweiser Verschluß eines Gefäßes durch ein Blutgerinnsel.

**Thrombotest (TT)**    Gerinnungsuntersuchung, die zur Therapieeinstellung mit Vitamin-K-Antagonisten (Marcoumar, Sintrom) eingesetzt wird.

**Thrombozyten**    Blutplättchen. Blutzellen, die die Blutgerinnung auslösen können. Sie können bei Verletzung eines Gefäßes dieses abdichten und die Blutgerinnung auslösen.

**Thrombozytose**    Vermehrung der Zahl der Thrombozyten. Eine erhöhte Thrombosegefahr kann die Folge sein.

**Thyroxin (T4)**    Schilddrüsenhormon. Ist weniger wirksam als Trijodthyronin (T3) und wird in dieses übergeführt.

**Tine-Test**    Tuberkulintest. Mittels eines kleinen Stempels wird Tuberkuloseprotein auf/in die Haut gebracht. Bei Menschen, die eine Tuberkuloseinfektion durchgemacht haben oder auch nur wirksam geimpft sind, entwickelt sich eine entzündliche Hautreaktion.

**Titer**    Hoher Titer bedeutet in hoher Konzentration vorhanden. Niedriger Titer heißt, daß die Substanz nur in einer niedrigen Konzentration nachweisbar ist. Der Titer ist das Ergebnis des Titrierens, also des Nachweises einer Substanz in einer immer größeren Verdünnung.

**TPA**    Tissue Polypeptide Antigen. Tumormarker. Kann zur Verlaufsbeurteilung bei manchen bereits diagnostizierten Tumoren eingesetzt werden.

## Medizinische Fachausdrücke

**TPHA**  reponema Pallidum HämAgglutinationstest. Siehe Syphilis.

**TPZ**  Siehe Quick-Test.

**Transaminasen**  Enzyme GOT und GPT. Eine Erhöhung der Transaminasen weist auf Zellschädigungen hin.

**Transferrin**  Transporteiweiß für Eisen im Serum.

**Treponemen-spezifische IgM-Antikörper**  Bei Lues (Syphilis) nachweisbare Antikörper. Die Höhe des Titers informiert über die Behandlungsbedürftigkeit der Infektion.

**TRH-Test**  Dem Patienten wird Thyreotropin Releasing Hormon gespritzt. Vor und nach der Injektion wird TSH (das Schilddrüsen stimulierende Hormon) bestimmt. Ein geringer Anstieg erlaubt die Diagnose einer Schilddrüsenüberfunktion, ein übermäßiger Anstieg erlaubt die Diagnose einer Schilddrüsenunterfunktion.

**Trichinen**  Fadenwürmer. Erreger der Trichinose, einer Erkrankung, bei der sich Larven des Parasiten in der Muskulatur ablagern können. Die Erkrankung geht mit starken Muskelschmerzen einher.

**Trichomonaden**  Birnenförmige Einzeller (Protozoen), die bei Mann und Frau zu einem eitrigen Ausfluß führen können.

**Triglyceride**  Neutralfette. Energielieferanten der Zellen.

**Trijodthyronin (T3)**  Das eigentlich wirksame Schilddrüsenhormon.

**Treponema pallidum**  Erreger der Lues. Siehe Syphilis.

**Trypsin**  Eiweißspaltendes Verdauungsenzym. Es wird in der Bauchspeicheldrüse produziert und in den Zwölffingerdarm ausgeschieden. Bei einer Pankreatitis kann es zur Selbstverdauung der Bauchspeicheldrüse beitragen.

363

# Medizinische Fachausdrücke

| | |
|---|---|
| **TSH** | Thyreoideastimulierendes Hormon der Hypophyse. Seine Ausscheidung wird durch niedrige Spiegel der Schilddrüsenhormone stimuliert und von hohen Spiegeln gebremst. |
| **Tuberkelbazillen** | Erreger der Tuberkulose. |
| **Tuberkulose** | Durch Tuberkelbazillen verursachte Infektionskrankheit. Sie befällt vorzugsweise die Lunge, kann aber prinzipiell in allen Organen in Erscheinung treten. |
| **Tubuli** | Röhrchen. Nierentubuli = Nierenkanälchen. |
| **Tumormarker** | Substanzen, die bei bösartigen Tumoren erhöht im Serum gemessen werden können. Sie sind speziell bei der Verlaufsbeobachtung maligner Tumore interessant. Für Screeninguntersuchungen sind sie jedoch nicht geeignet. |
| **Typhus** | Schwere, durch Salmonella typhi verursachte Erkrankung. Die Erkrankten haben hohes Fieber, sind im Bewußtsein beeinträchtigt, erbrechen und haben meist Durchfall. |
| **Urämie** | Nierenversagen. Harnvergiftung. Symptome: Anämie, Blutungen, Überwässerung, Übelkeit, Erbrechen, Bewußtseinsstörungen. |
| **Urethritis** | Entzündung der Harnröhre. |
| **Uroblinogen** | Abbauprodukt des Bilirubin. Es entsteht durch bakteriellen Abbau im Darm und wird von dort wieder in den Blutkreislauf aufgenommen. |
| **Vagotomie** | Operative Durchtrennung des Nervus Vagus. Dadurch kann bei Magen- und Zwölffingerdarmgeschwüren die Salzsäureproduktion unterdrückt werden. |
| **Vanillin-mandelsäure** | Im Harn nachweisbares Abbauprodukt der Katecholamine Adrenalin und Noradrenalin. Eine Erhöhung findet sich bei Phäochromozytom. |

## Medizinische Fachausdrücke

**Varizellen**
Windpocken. Hochinfektiöse, aber meist gutartig verlaufende Infektion durch Varizellen-Zoster-Viren. Die Erkrankung führt zu Bläschenbildung am gesamten Körper.

**Vaskulitis**
Entzündliche, meist allergisch bedingte Erkrankung von Gefäßen.

**Vaterschaftstest**
Mit bestimmten genetischen Untersuchungsmethoden kann heute mit fast 100prozentiger Sicherheit eine Vaterschaft nachgewiesen werden.

**VDRL-Test**
Veneral Disease Research Laboratory Test. Test auf Lues.

**Vegetativum**
Vegetatives Nervensystem. Autonomes, nicht dem Bewußtsein unterworfenes Nervensystem. Im allgemeinen wird darunter das Zusammenspiel von Sympathikus und Parasympathikus verstanden.

**Verbrauchs-koagulopathie**
Blutungsübel, das durch den Aufbrauch oder Verbrauch von Gerinnungsfaktoren entstanden ist.

**Vibrio Cholera**
Erreger der Cholera, einer mit schweren Durchfällen einhergehenden Erkrankung.

**Viren**
Einfachste Lebewesen, hauptsächlich als Krankheitserreger bekannt. Viren können sich nur in Zellen anderer Organismen vermehren, da sie selber nicht über alle zur Vermehrung notwendigen Enzyme verfügen.

**Vitamin B 12**
Cobalamin. Siehe Extrinsic Factor.

**Vitamin-B-12-Resorption**
Aufnahme des Vitamin B 12 durch den Darm. Dazu ist ein Eiweißkörper (Intrinsic Factor) im Darm notwendig. Mit Hilfe des Schilling-Tests kann die Resorption des Vitamins gemessen werden.

**Vitamin D**
Cholecalciferol und Ergocalciferol. Wird in Leber und Nieren zum Vitamin-D-Hormon Calcitriol umgewandelt. Siehe Calcitriol.

365

## Medizinische Fachausdrücke

**Vitamin K**
Substanzgruppe, die zur Produktion von Gerinnungsfaktoren des Blutes notwendig ist. Ein Mangel erhöht die Blutungsbereitschaft.

**VLDL**
Very low Density Lipoproteins. Von einer Eiweißmembran umgebene Fettkügelchen im Blut, die vorwiegend Triglyceride enthalten.

**Vorsorge-untersuchung**
Zur Krankheitsfrüherkennung und Verhütung durchgeführte Untersuchung, die die Bestimmung mehrerer Laborparameter einschließt.

**Waaler-Rose-Test**
Test zum mengenmäßigen Nachweis des Rheumafaktors.

**Xanthom**
Gelblicher Hautknoten. Xanthome treten bei schweren Fettstoffwechselerkrankungen auf.

**Xanthurie**
Auftreten von Xanthin im Harn. Xanthin ist ein Abbauprodukt der Nukleinsäuren, tritt bei Nierenerkrankungen und bei allen Erkrankungen, die mit einem verstärkten Zellzerfall einhergehen, auf.

**Yersinien**
Bakterien. Erreger der Pest, der Pseudotuberkulose und von Durchfallerkrankungen (eventuell gemeinsam mit Gelenksentzündungen).

**Ziehl-Neelson-Färbung**
Färbemethode zum Nachweis »säurefester« Bakterien. Wird bei Verdacht auf Tuberkulose durchgeführt.

**Zink**
Lebenswichtiges Spurenelement. Zinkmangelzustände sind beim Menschen nicht bekannt.

**Zöliakie**
Siehe Sprue.

**Zollinger-Ellison-Syndrom**
Siehe Gastrinom.

**Zucker im Harn**
Glukosurie. Bei Diabetes mellitus tritt Zucker im Harn immer dann auf, wenn der Blutzucker die Nierenschwelle (etwa 180–200 mg%) überschreitet.

366

## Medizinische Fachausdrücke

**Zyanose**

Blaufärbung der Haut. Tritt immer dann auf, wenn reduziertes Hämoglobin erhöht ist. Eine Zyanose tritt bei einer verlangsamten Blutzirkulation infolge verengter Gefäße, aber auch bei einer Sauerstoffuntersättigung im Blut auf.

**Zylinder im Harn**

Zylindrurie. Die Zylinder können aus Eiweiß (Hyaline Zylinder), Erythrozyten, Leukozyten und Epithelien bestehen. Zylinder sind Abdrücke der Nierenkanälchen. Sie können einen Nierenbefall (zum Beispiel bei einer Infektion) beweisen.

**Zystitis**

Blasenentzündung. Meist durch Bakterien verursacht. Bewirkt einen vermehrten Harndrang und Brennen beim Urinieren.

**Zytomegalie**

Speicheldrüsenviruskrankheit. Bei nicht abwehrgeschwächten Menschen verläuft die Erkrankung meist ganz leicht. Bei immungeschwächten Menschen (zum Beispiel AIDS) kann die Erkrankung jedoch sehr schwer verlaufen.

**Zytoplasma**

Zellplasma, enthält Eiweißkörper, Mitochondrien und Zellbläschen.

367

# Verwendete und weiterführende Literatur

Adler, G.: Die Akutdiagnostik der Pankreatitis. Diagnose und Labor, 1988

Bäckman, L. A.: Beurteilung der Nierenfunktion nach Nierentransplantation. Diagnose und Labor, 1989

Beuers, U.: Quantitative Leberfunktionstests – Modeerscheinung oder sinnvolle Maßnahme?, 1989

Binswanger, U.: Harnsteine. In: Labor und Diagnose, 1988

Bodemann, H. H.: Blutbild. In: Labor und Diagnose, 1988

Cella-Watson et al.: Nurse's manual of laboratory tests, 1989

Dahlmann, N.: Alte und neue Tumormarker. DMW, 114, 47, 1989

Dati, F.: Nierenschädigungen. Früherkennung durch neue Methoden zum Nachweis einer Proteinurie. Diagnose und Labor, 38, 1, 1988

Deus, B.: Creatin-Kinase in Labor und Diagnose. In: Labor und Diagnose, 1988

Deutsch-Geyer et al.: Laboratoriumsdiagnostik, 1975

Dörner, K.: Magnesium-Kupfer-Zink-Selen. In: Labor und Diagnose, 1988

Dörner, K.: Eisen-Transferrin und Eisenbindungskapazität. In: Labor und Diagnose, 1988

Ehrhardt-Schmelzer, S.: Fettausscheidung im Stuhl. In: Labor und Diagnose, 1988

Ehrhardt-Schmelzer, S.: Vitamin-A-Test. In: Labor und Diagnose, 1988

Foster, Daniel W.: Lactacidose, Harrison's Principles of Internal Medicine, 1983

Fuchs, D.: Neopterin als Marker für die Zelluläre Immunität. Spektrum Aids, 1990

Gohlke, H.: Bedeutung der Hypercholesterinämie für Epidemiologie und Prävention der KHK. DMW, 114, 50, 1989

Guder, W. G.: Die Proteinurie. Ursache, Formen, Bestimmungsmethoden. Diagnose und Labor, 38, 1, 1988

## Literatur

Hasslacher, Ch.: Frühdiagnostik der diabetischen Nephropathie. Diagnose und Labor, 38, 1, 1988

Hauck, W.: Chrom-Mangan. In: Labor und Diagnose, 1988

Hauke, W.; Müller, O. A.: Inselsystem und Diabetes-Ökoendokrinologie-Evolution von Hormonsystemen. DMW, 47, 1989

Heintz, Robert: Das Harnsediment, Stuttgart, 1976

Kahn: Die Bedeutung der Ferritinbestimmung. Berichte der ÖGKC, 1989

Kaiser, H. F.: Diagnose des akuten Myokardinfarkt. Diagnose und Labor, 39, 1989

Kaltwasser, J. P.: Ferritin. In: Labor und Diagnose, 1988

Karetta, Margarete: Epidemiologie und Sozialmedizin rheumatischer Erkrankungen. Rheumatologie 2000, 1988

Klein, Gert: Stellenwert und Interpretation von Laborbefunden in der Rheumatologie. Rheumatologie 2000, 1988

Koop, H.: Fraktionierte Magensaftsekretionsanalyse, Gastritis. In: Labor und Diagnose, 1988

Köbberling und Windeler: Okkultes Blut im Stuhl. In: Labor und Diagnose, 1988

Kutkuhn, B.: Endokrine und nuklearmedizinische Diagnostik der renovaskulären Hypertonie. DMW, 114, 47, 1989

Lembcke, B.: D-Xylose-Test; Laktosetoleranztest; C-Glykocholat-Atemtest. In: Labor und Diagnose, 1988

Lentner, C.; Eggstein, M.: Interpretation des Serumkupferspiegels. Leitsymptom Laborwert. Documenta Geigy, 1976

Lorentz, K.: Alpha-Amylase; Lipase in Labor und Diagnose. In: Labor und Diagnose, 1988

Mathies, H.: Leitfaden für Diagnose und Therapie rheumatischer Erkrankungen. Basel, 1984

Mertz, Dieter Paul: Gicht, Stuttgart, 1987

Meyer, J. G.: Labormedizin, Köln, 1990

Müller-Plathe, O.: Säure-Basen-Gleichgewicht und Blutgase. In: Labor und Diagnose, 1988

369

## Literatur

Petersdorf, R. G. et al.: Harrison's Principles of Internal Medicine, New York, 1988

Petzoldt, R.: Blutglukose, oGTT, Insulin, C-Peptid. In: Labor und Diagnose, 1989

Pfannenstiel, P.: Schilddrüsenfunktionen. In: Labor und Diagnose, 1988

Pfannenstiel, P.: Schilddrüsenkrankheiten-Diagnose und Therapie, 1985

Pschyrembel: Klinisches Wörterbuch, Berlin, New York, 1990

Ravel, Richard: Clinical Laboratory Medicine (Fifth Edition), Year Book Medical Publishers, 1989

Reinauer, H.: Nichtenzymatisch glykosylierte Hämoglobine, Glykierte Proteine. In: Labor und Diagnose, 1988

Riesen, W. F.: Cholesterin; Triglyceride; Analytische Auftrennung der Lipoproteine; HDL; LDL; Apolipoproteine; LP-X. In: Labor und Diagnose, 1988

Samiy, A. H. et al.: Textbook of diagnostic medicine, 1987

Schmidt-Gayk, H.: Mineralhaushalt und Nebenschilddrüse. In: Labor und Diagnose, 1988

Schmitz, A.: Nichtinsulinpflichtiger Diabetes. Mikroalbuminurie und Überlebenszeit. Diagnose und Labor, 89, 39, 1989

Siegenthaler, Walter: Differentialdiagnose innerer Krankheiten, Stuttgart, 1988

Simmons, P.: Immunfluoreszenztest zum Nachweis antinukleärer Antikörper. Laboratoriumsblätter, 30, 2, 1980

Speicher, Carl E.: The Right Test-A Physician's Guide to Laboratory Medicine, 1989

Stags, B. H.: Ferritin-Bestimmung. Immunoassay. Laboratoriumsblätter, 1, 1979

Stein, J. H. et al.: Internal Medicine, 1990

Theml, H.: Die Lymphozyten. Ihre Funktion und Störungen. Therapiewoche, 40, 4, 1990

Thomas, L.: Blei-Cadmium-Quecksilber-Thallium. In: Labor und Diagnose, 1988

## Literatur

Thomas, M.: Differentialdiagnose und Therapie tumorbedingter Hypercalcämien. DMW, 114, 41, 1989

Thomas, L.: Ammoniak; Bilirubin; Harnsäure; 5-Hydroxy-Indolessigsäure im Urin; Hydroxyprolin; Lactat. In: Labor und Diagnose, 1988

Thomas, L. (Hrsg.): Labor und Diagnose, 3. Auflage, 1988

Thumb, N.: Lokale und systemische Parameter im synovialen Milieu. Z. Rheumatol, 44, 20, 1985

Tietz, W. et al.: Clinical guide to laboratory tests, 1990

Wagner, H.: Vitamin B 12; Folsäure. In: Labor und Diagnose, 1988

Walb, D.: Wasser- und Elektrolythaushalt. In: Labor und Diagnose, 1988

Weber, W. H.: Diagnostik der tubulären Proteinurie. Diagnose und Labor, 1988

Ziegler, Reinhard: Hormon- und stoffwechselbedingte Erkrankungen in der Praxis, 1987

Ziegler, R.: Aluminium. In: Labor und Diagnose, 1988

# Register

ABO-System 15
»Abstrich« (Papanicolaou-Test) 226,
314
Abführmittel 170
Abwehrsystem 180
ACE-Hemmer 108, 263
Adenom 267
Adenosinphosphate 270
ADH (Anti-Diuretisches Hormon)
254ff
**Adrenalin** 160, 162, 241, **289ff**
**AFP (Alpha-Fetoprotein)** 230, 234,
**236f**
Agammaglobulinämie 204
Agglutination 17
AIDS 41f, 74, 99, 116, 191, 241, 242,
245ff
Akute-Phase-Proteine 63, 194f, 197,
282, 284
Albumin 70, 77, 127, 129, 144, 145,
282, 304f
Albumin im Harn 140, 145f
Aldosteron 162, 265ff, 261ff, 269
Aldosteronismus 262
Alkalimetalle 254, 259, 264
**Alkalische Phosphatase (AP)** 13, 81,
**83ff,** 87, 107, 109, 127, 129, 222,
250, 266, 271, 297
Alkalose 143, 252, 261
Alkohol 167, 182, 184, 190, 207,
231, 235, 241, 251, 273, 301
Alkoholismus 26, 81, 248ff, 271
Alkoholmißbrauch 117, 120, 161
Alkoholschäden 72
Allergien 38f, 124, 241
Allopurinol 185
Alpha-Amylase 120
**Alpha-1-Antitrypsin** 192, 194f, **197f**
Alpha-1-Mikroglobulin im Harn 141,
146
Alpha-Zacke 176

Aminosäure 70, 86, 93, 140, 262
**Ammoniak** 70, 92, **93f,** 140
Amöben 157
AMP 183
**Amylase** 119, **120f,** 127, 129, 251
**ANA (Antinukleäre Antikörper)** 176,
**180f**
Anämie (Blutarmut) 19ff, 23ff, 68,
127, 129, 162, 176, 220, 222f,
246, 276, 284, 299, 301
Angioneurotisches Ödem 38
Angina Pectoris 100, 161
Anorexie 261
ANP (Atriales Natriuretisches Peptid)
255
Antazida 223, 248, 268, 274
**Anti-DNase-B** (Antistreptokokken-De-
soxyribonuklase) 207, **212,** 215
**Anti-HAV** 91, 95
**Anti-HAV-IgM** 91, **94f**
**Anti-HBc 95ff**
**Anti-HBc-IgM** 95, **97f**
**Anti-HBe 95f,** 98
**Anti-HBs 95f,** 98
**Anti-Hyaluronidase** (AHy) 207, **212,**
215
**Anti-NADase** (Antistreptokokken-NA-
Dase-Reaktion) **212,** 215
Antibabypille 60, 62, 132, 170
Antibiotika 33, 40f, 57, 58, 137, 159,
170, 196, 200, 209, 250, 301, 313
Antiepileptika 131, 250, 308
Antigene 38, 43, 115, 179f, 201ff,
206, 304
Antikörper 16f, 19, 28, 38, 40, 42f,
59, 84, 94f, 111, 113f, 178f, 181,
193, 201, 204, 214f, 218, 246,
300, 304
Antirheumatika 184, 256
Antistreptolysin-O-Reaktion 214
**Antithrombin III (AT III)** 48ff, **61ff**

372

# Register

Aortenaneurysma 217
Aplastische Anämie 29
Aplastisches Syndrom 35
Apoferritin 280
Apolipoproteine 189
Appendix 224
Arthritis 174ff
Arthrosen 174f
Arwin 54
**ASLO** 176, **212**, 214f
Asthma bronchiale 38, 310
Aszites 54, 56, 305
Atherosklerose 44, 55, 186, 190
ATP 183
Autoimmunerkrankungen 23, 28, 59,
    149, 180, 202, 205, 218, 242, 245,
    293, 314
Autonomes Adenom 131
Azetylsalizylsäure 68
Azidose 18, 252, 259, 263, 269

B-Lipoproteine 215
B-Lymphozyten 41ff, 193, 201f, 205f
Bakteriologie 312ff
Barbiturate 309
Barium 156, 264
**Basophile Granulozyten 36f,** 39, 240
Bauchspeicheldrüse (Pankreas) 55,
    117ff, 122ff, 155, 158, 159, 164,
    166, 171, 231, 234, 235, 248, 251,
    260, 264, 269, 278f, 287, 294
Bauchtyphus 39
Beinvenenthrombose 49, 66
Bence-Jones-Eiweißkörper 155
Beryllium 264
Beta-Blocker 163, 170
Beta-Thalassämie 25
Bikarbonat 123, 256, 269
Bikarbonatsekretion 122
Bilharzien 38
**Bilirubin** 26, 29, 74, **77ff,** 109, 127,
    137, 172
Billroth II 124, 195
Biopsie 226, 283, 314
Blasten 32

Blut 18ff, 65, 72ff, 78, 80, 86, 89, 93,
    95, 98, 101f, 104, 107, 111, 120,
    129, 132, 134, 136f, 139, 149,
    155, 162, 166, 168, 172f, 178,
    180, 183, 188, 195, 207f, 210f,
    216, 241, 243f, 249, 263, 268,
    270, 272, 289, 303
Blut-Harnsäure-Spiegel 153
Blut im Harn 142, 148f, 152, 220f
Blut im Stuhl 14, 160
Blutgerinnung 43ff, 50, 53, 56, 58,
    64, 69, 109, 150, 264
Blut, okkultes 159
Blutarmut s. Anämie
Bluteiweiß 109, 140, 307
Blutfett 163, 127
**Blutgasanalyse** 108, **109**
Blutgefäße 14, 45, 66, 179
**Blutgruppenbestimmung 14ff,** 113,
    234
Blutharnsäure 185
Bluthochdruck (Hypertonie) 107,
    161ff, 190, 262
Blutkonserve 14, 16
**Blutkörperchen, rote (Erythrozyten)**
    14f, 16ff, **19ff,** 26ff, 37, 44, 69, 74,
    77f, 91, 109, 112f, 148, 152, 158f,
    170, 172, 212, 220, 224, 244, 246,
    249, 262, 270, 272, 276f, 280,
    299, 301
**Blutkörperchen, weiße (Leukozyten)**
    18f, **30ff,** 33, 37, 44, 102, 111f,
    118f, 127, 137, 148, 150ff, 157,
    162, 175, 191f, 222, 246, 249,
    280, 299, 301
Blutkortison 162
**Blutplättchen (Thrombozyten)** 18,
    **34ff,** 240, 244, 299
**Blutsenkung** 55, **67f,** 102, 111, 113,
    118, 127, 129, 175ff, 220
Blutstillung 18, 45f, 52f, 109
Bluttransfusion 17, 24, 34, 58
Blutvergiftung (Sepsis) 28, 32, 62,
    136, 197, 212
Blutverlust 22f, 25, 27, 29, 31, 93

373

# Register

Blutwäsche (Dialyse) 139
**Blutzucker** 12, 14, 71, 102, 117ff,
127, 129, 146f, 163f, **165ff,** 170ff,
246, 251, 255, 258, 262, 290
**Borrelien-Antikörper** 203, **208f**
Borrelien-Antikörper-Titer 209
Borreliose 208
Bronchoskopie 227
Bronchuskarzinom 110, 227f, 238
Brucellose 41, 41f
Brustkrebs s. Mammakarzinom
**BUN** 107f, 118, 126, 129, 136ff,
**139ff**

**C-Peptid** 165, **170f**
CA 125 226ff
CA 15-3 226
**CA 19/9 (Carbohydrate Antigen 19/9)**
**119,** 234f
**CA 50 (Carbohydrate Antigen 50)**
228, **235**
Calcitonin 230
**Calcitriol 296f**
**Campylobakter-Antikörper** 158, 206,
**211f**
Candida-albicans-Fäden 154
Carbamazepin 309
Cardiolipin-Reaktion 218
Cäsium 259
**CEA (Carcinoembryonales Antigen)**
116, 119, 223, 226, 228ff, **231ff**
Cephalosporine 58
Chemischer Marker 177
Chemotherapie 185, 225, 238
Chinin 28
**Chlamydien-Antikörper** 205, **210f**
**Chlorid** 252f, **268ff**
Cholera 157
Cholestase 71, 83, 284
**Cholesterin** 10, 13f, 71, 100, 127,
163, 186, **187ff,** 287
Cholezystokinin 113
**Chrom 287**
**Chymotrypsin (im Stuhl)** 118, 123,
**124,** 158

**Chymotrypsin (Pankreasfunktions-**
**test) 122f**
**CK-MB** 98, 102, **104ff**
Clostridium difficile 159
**Coeruloplasmin** 194, **282ff**
Colitis ulceriosa 41, 157, 160, 180,
305
Colonoskopie 223
Computertomographie 119f, 221,
230, 314
Conn-Syndrom 162, 258
Coombs-Test 28
Cortisol 270
**CPK (Kreatin-Phosphokinase)** 13,
103, 89f, 102, **104ff,** 129, 251
**CRP (C-reaktives Protein)** 102, 111ff,
118, 175f, 194, **195ff**
Cushing-Syndrom 162
Cyclosporin 310

**D-Dimer** 56, **65ff**
Darminfektion 157
Darmkrebs 240f
Darmverschluß (Ileus) 256
Delta-Antigen 99
Delta-Antikörper 99
**Delta-Hepatitis-Serologie 99**
Delta-Virus 99
Depression 8
**Diabetes mellitus (Zuckerkrankheit)**
55, 65, 82, 119, 139, 144, 146f,
150, 163, **164ff,** 169, 171f, 190,
258, 260, 262, 271, 277, 307
Dickdarmkrebs 222, 229, 232, 234f
**Differentialblutbild 36ff,** 84, 249
Digitalis 260, 263
Digitoxin 309
Digoxin 310
Dihydroxy-Cholecalciferol 292
Diastolischer Wert 126
Diuretika 108, 184f, 256, 261, 263,
268f
DNS 182f, 246, 301
DNS-Polymerase 95, 98
Dopamin 290

# Register

Drei-Gläser-Probe 149
Durchblutungsstörung 187
Dysgammaglobulinämie 205
Dysproteinämie 304

Echinokokkus 38
Eierstockkrebs 227, 236ff
**Eisen** 20, 23, 29, 76f, 129, 176, 252f,
**275ff,** 279, 284
**Eisenbindungskapazität (EBK)** 276,
**278f**
Eisenmangelanämie 25, 29
Eisenpräparate 156
**Eiweiß** 43, 53, 93, 102, 114, 119,
124, 131, 136f, 140f, 143, 151,
157, 163, 171, 195, 206, 222, 243,
246, 252, 264, 270, 283, **303ff**
Eiweiß im Harn 143ff, 151, 206, 220,
305
Eiweißstoffwechsel 70, 140
EKG 101, 103f
Elektrolyte (Mineralstoffe) 13, 156,
252ff
Elektrolytgetränk 263
Elektrophorese 139, 144, 175, 194,
307
Elliptozytose 27
Embolie 62, 64, 66, 244
Entwässerungsmittel 170
Entzündungen 166, 175f, 179, 190,
191ff, 197, 207, 209, 276, 284,
293, 297
Enzyme 27, 31, 39, 53, 55, 61, 64,
66, 72f, 80f, 83, 86, 88, 90, 94,
104f, 118ff, 123, 161, 173, 185,
197f, 241, 244, 260, 264, 273,
276, 282, 287, 297, 303, 309
Enzymimmunoassay 121
**Eosinophile Granulozyten 36ff,** 157
Epilepsie 308
Epithelzylinder 152
ERCP 117, 119, 121f
Erdalkalimetalle 273
Erregernachweis im Harn 153f
Erysipel 212

Erythroblast 23
Erythropoetin 30, 162
**Erythrozyten s. Blutkörperchen, rote**
Erythrozyten-Zylinder 149, 152

Felty-Syndrom 177f, 180
**Ferritin** 25, 29, 129, 276, 279, **280f**
Fett-Eiweißkörper 51, 71
Fetteiweiß 189
Fettleber 182
Fettleber-Hepatitis 81
Fettstoffwechselstörungen 71, 182,
186ff
Fibrin 46, 53, 57, 66
Fibringerinnung 46
**Fibrinogen** 46, 49, 51f, **53ff,** 57, 60,
194
Fibrinolyse 47, 57, 59, 66
**Fibrinspaltprodukte** 56f, 59, **65ff**
Fingerbeere 169
Fleckfieber 312
**Folsäure** 20, 26, 29, 35, **298ff**
Folsäureanämie 199
**Fructosamin** 168, **173**
Fructose 167
**FT 3 (freies Trijodthyronin)** 127, **132**
**FT 4 (freies Thyroxin)** 127, **129ff**
FTA-ABS-Test (Fluoreszenz-Trepo-
nema-Antikörper-Absorptions-Test)
218f
**5-HIES (5-Hydroxy-Indolessigsäure)**
224, **240f**
**25-OH-D (25-Hydroxycalciferol)**
**296f**
Funikuläre Myelose 299

Galaktoseintoleranz 167
Gallenfarbstoff 141
Gallenflüssigkeit 69, 155
Gallengangs-AP 83
Gallenstauung 82, 119
Gallensteine 27, 63, 78, 84, 117, 284
Gallenwege 63, 77ff, 83f, 88, 92,
142, 213, 235, 250
Gamma-Globuline 246

375

# Register

Gamma-GT 13f, 73f, **80ff,** 84, 88,
107, 109, 119, 249f
Gamma-Zacke 176, 307
**Gastrin 294f**
Gastrinom (Zollinger-Ellison-Syndrom)
294f
Gastritis 211, 295
Gastroskopie 223, 294
Gebärmutterkrebs 226, 235, 238
Gehirnblutung 82
Gehirnhautentzündung 209, 212f
Gehirnschlag 44, 161, 186f
Gehirntumor 82
Gehirnverkalkung 257
Gelbsucht 72f, 77ff, 88, 92, 166, 170,
289, 299
Gerinnungsfaktoren 52f, 58ff, 64, 67,
70f, 264
Gesamteiweiß 70, 279, 303, 306
Gicht (Arthritis urica) 136f, 153, 177,
182ff, 185, 190
Giemsa-Färbung 312
GLDH 70, 81, 87
Globin 77
Globuline 30
Glomeruli 138, 143ff, 149, 180
Glomerulonephritis 149, 151, 180,
213, 215
Glukagon 71, 117, 166
Glukose 71, 120, 146f, 165f, 168ff,
198, 251
Glukose im Harn 168
Glukose-6-Phosphat-Dehydrogenase
27
Glukuronsäure 77
Glutaminsäure 70
Glutathionperoxidase 285
Glykogen 69, 71, 170, 184
Glykoprotein 239, 243
GMP 183
**GOT** 70, 73f, 78f, 81f, **86ff,** 90, 92,
102, 105ff, 119, 127, 129, 249f
**GPT** 70, 73f, 79, 81f, **86ff,** 102, 106ff,
119, 249f
Gram-Färbung 111f, 312

Granulierte Zylinder 151
**Granulozyten** 31, **36,** 191, 193, 240
Granulome 198

**Hämatokrit 19,** 21ff, 29f, 67, 307
Hämaturie 222
Hämochromatose 166, 277f
**Hämoglobin** 15, **19ff,** 28ff, 74, 77f,
249, 253, 275f
Hämoglobin-Elektrophorese 25
Hämolyse 14, 23, 25, 28, 78f, 90, 92,
212, 214, 263
Hämolytische Anämie 27, 92, 277
Hämolytischer Ikterus 78
Hämopexin 20, 78
Hämophilie 44, 59
Hämorrhoiden 156, 160
Hämosiderin 78, 280
Haptoglobin 20, 78, 194
Harnanalyse 108f, 120f, 163
Harnfarbstoff 142
Harnkultur 153
Harnsäuerung 136, 142
**Harnsäure** 13f, 69, 129, 136f, 142,
153, 163, 182, **183ff,** 249f
Harnsäure im Blut 182
**Harnsediment 148ff**
Harnstoff 70, 93f, 140
Harnstoff-Stickstoff s. BUN
**Harnuntersuchung** 14, **141ff**
Harnwegsinfektionen 143, 153
Harnzucker 141, 146f, 262
Hautpigment 216
**HbA1c** 167, **172**
HBcAg 96
**HBDH** 86, **89ff,** 102, 106
HBE 22
**HBeAg 95f,** 98
HBsAg 95ff
HBV-DNS 98
HBV-DNS-Nachweis 95
**HCG (Humanes Choriongonadotro-
pin)** 237, **239f**
HDL(-Cholesterin) 10, 14, 187ff

# Register

Heparin 39, 49, 52, 55f, 59ff, 64, 68, 131
Hepatischer Ikterus 79
Hepatitis 28, 42, 73ff, 79, 82, 87f, 142, 236f, 250
Hepatitis A 73, 84, 94ff
Hepatitis-A-Antigen (HAAg) 91, 94
Hepatitis-A-Antikörper 95
**Hepatitis-A-Serologie 94f**
Hepatitis B 73f, 76, 84, 96f, 99
Hepatitis B-Oberflächenantigen (HBsAg) 94f
**Hepatitis-B-Serologie 95ff**
Hepatitis Non-A, Non B 73
Hepatitis C 73, 76, 84
Hepatitis D 73
Hepatitis E 71
Herzglykoside 309
Herzinfarkt (Myokardinfarkt) 44, 49, 61, 63, 65, 82, 86, 88, 90, 100ff, 161, 164f, 186ff, 196, 199
Herzinsuffizienz 141, 257
Herzmuskelschwäche 107
Herzrhythmusstörungen 107f, 126, 262, 266, 274, 309
Herzschwäche 66, 99, 107f, 150, 161, 304
Herzvergrößerung 128
Heuschnupfen 32
Histamin 39, 43
Histologie 314f
HIV-ELISA-Test 245
HIV-Infektion 242, 246
HIV-Virus 245
HLA-B-27-Antigen 177
Hodenkrebs 236ff
Hodgkin-Lymphome 208
**Homovanillinsäure** 285, **289f**
Hormone 7, 69, 71, 117, 123, 125, 129, 130ff, 136, 162, 166, 168, 170f, 188, 239, 254ff, 260ff, 266, 269, 272, 274, 289ff, 303
Hormonpräparate 170
Hormonstoffwechsel 71

Hyaline Zylinder 109, 151
Hydroxycalciferol 296
Hydroxyprolin 85
Hyperchlorämie 268
Hyperkaliämie 259, 262
Hyperkalziämie 264, 266ff, 297
Hypermagnesianämie 273
Hypernatriämie 257
Hypernephrom 220f
Hyperparathyreoidismus 85, 162, 292f
Hyperphosphatämie 271
Hyperproteinämie 304, 306
Hyperthyreose 125f, 133, 177
Hypertonie s. Bluthochdruck
Hyperurikämie 182f, 185
Hyperventilation 269
Hypochlorämie 268f
Hypoglykämie 71, 147, 167
Hypokaliämie 259
Hypomagnesiämie 273
Hyponatriämie 256
Hypophosphatämie 271
Hypoproteinämie 304
Hypothalamus 135
Hypothyreose 86, 133, 135, 284
Hypotonie 266

**IgA** 181, **201ff**, 205ff
**IgE 201ff**
**IgG** 114, 178, 181, **201ff**, 207f, 306f
**IgM** 95, 96, 114, 178, 181, **201ff**, 206f, 208, 306
Ikterus s. Gelbsucht
Ileus (Darmverschluß) 256
Immunabwehr 96
Immunelektrophorese 208
Immunfixations-Elektrophorese 208
Immunfluoreszenztest 113, 210
**Immunglobuline** 40, 43, 96, 114, 145, 181, 191ff, **201ff**, 287, 304, 306f
Immunreaktion 193
Immunsystem 115, 191

377

# Register

Infektion 28, 111, 113, 136, 141, 151, 156f, 164, 175, 179f, 194, 197, 200ff, 241, 276f, 279, 314
Infektionskrankheiten 200ff, 241, 284
Infusion 140, 209, 256, 258
Inkubationszeit 96
**Insulin** 71, 117, 166ff, **170f,** 221, 223, 259f, 286
Interleukin 195
Intravenöse Pyelographie 221
Intrinsic-Factor 299f
Irrigoskopie 223
IVP 221

Jod 130f, 252f, 275

K-Antigen 17
Kälteagglutinintest 113
Kala-Azar 41
**Kalium** 107f, 127, 162, 169, 251ff, 170, 254, 256, 258, **259ff**
**Kalzium** 85, 117f, 127, 129, 162, 185, 220, 230, 246, 251ff, **263ff,** 271f, 291ff, 297
Kalziumoxalat 153
Kalziumphosphat 271
Kammerflimmern 262
Kardiomyopathie 285
Karzinoid 224f, 240f
Karzinom 41, 55, 160, 218, 286
**Katecholamine** 71, 162, **289ff**
Kayser-Fleischer-Kornealring 283
Keimzellenkrebs 236f
**Kell-System 17**
Keton 137
Ketosäure 86
Knochen-AP 83
Knochenmarktumor 245
Knochenstoffwechsel 85
Koageln 149
Kobalt 252, 288
Koffein 170
Kohlenhydratstoffwechsel 71f, 168f
Kolibakterien 157
Komplementsystem 179, 192, 202

Kontrastmittel 113
Kortison 39, 42, 68, 116, 131, 162, 166, 170, 188, 206, 256, 262
Kreatin 104, 137
Kreatinphosphat 138
Kreatin-Phosphokinase 104
**Kreatinin** 107f, 118, 127, 129, 136, **137ff,** 163
**Kreatinin-Clearance 137ff**
Krebs 29, 33ff, 68, 94, 116, 121, 159f, 166, 184f, 204ff, 220ff, 241, 247, 280f, 284, 300
Kreuz-Probe 17
Kristalle im Harn 147, 152f
Kugelzellanämie 27
**Kupfer** 76, 252, **282ff**

Lamblien 211
Langerhans'sche Inselzellen 287
LAP 81, 84, 87
Latex-Test 65, 103, 178f, 212, 214
**LDH** 26, 74, 78, 87, **89ff,** 102, 105ff, 109, 129
LDL(-Cholesterin) 10, 71, 187ff
Leberbiopsie 72
Leberenzyme 75, 249
Lebergewebserkrankungen 52
Leberkarzinom 233
Leberkoma 76
Leberkrebs 75f, 82, 228, 236, 241
Lebermetastasen 82
Leberschäden 52, 59, 62, 68, 72, 84, 304
Leberstauung 82
Leberzellinsuffizienz 94
Leberzellkrebs 236f
Leberzirrhose 47, 57, 71, 75f, 84, 88, 94, 227, 232, 235ff, 257, 279, 285f, 304, 306f
Legionellen 113f
Lepra 218
Leukämie 20, 29, 33ff, 42, 68, 184, 241, 304
Leukopenie 31ff, 41, 246, 299
Leukozyten s. Blutkörperchen, weiße

# Register

Leukozyten im Harn 145
Leukozytenzylinder 150, 152
Leukozytose 31ff, 37, 112
**Lipase** 118, 120, **121f,** 251
Lipide 71, 303
Lipoproteine 71, 187, 189
Liquor 198, 201
Listeriosen 41
Lithium 259, 268, 310
LPX 71, 81
Lues s. Syphilis
Lungenembolie 44, 91, 107
Lungenemphysem 197
Lungenentzündung 110ff, 199, 210,
   212f, 227
Lungeninfarkt 47, 199
Lungenkrebs s. Bronchuskarzinom
Lundenödem 109
Lupus Erythematodes 218
Lyme-Erkrankung 208
Lymphatische Leukämie 206
Lymphgranuloma venerum 210, 312
Lymphokine 42f
Lymphome 41, 68
Lymphopenie 41f
Lymphorgane 203
**Lymphozyten** 31, 34, **36f,** 40ff, 202,
   246
Lymphozytose 41f

Magenblutung 140, 160
Magengeschwür 93, 117, 211, 294f
Magenkrebs 223f, 233ff, 240f
Magensaft 123
Magersucht 271
**Magnesium** 108, 127, 169, 246,
   251ff, 264, **272ff,** 279, 292f
Makroamylasämie 121
Makrohämaturie 229
Makrophagen (»Freßzellen«) 31, 40f,
   43, 77, 179, 192, 195, 197, 241,
   276
Makrozytose 21, 24, 249
Malabsorption 155, 157

Malaria 28, 31f, 41, 218, 312
Mammographie 225
Mammakarzinom 199, 225f, 232f,
   236
Mandelentzündung 175
Mangan 252, 287f
MAO-Hemmer 170
Marcoumar 49ff, 59f, 64
Masern 218
MB-Isoenzym der CPK 104
**MCH (Mittleres Corpusculäres Hämo-**
   **globin) 19,** 21f, 29, 249
**MCHC (Mittlere Corpusculäre Hämo-**
   **globin Concentration) 19,** 22
**MCV (Mittleres Corpusculäres Volu-**
   **men) 19,** 26, 28f, 81, 249
Medikamentenbestimmung 308ff
Menengitis 199
Meningokokken 112
Menkes Syndrom 283
Menstruation 29, 148
Metabolisches Syndrom 163
Metastasen 29, 33, 76, 82, 85, 221,
   224, 229, 232, 241, 243, 267
Mikrobiologie 312f
Mikroglobulin im Harn 141, 144, 146
Mikrozytose 21
Miliartuberkulose 115
Milz 23, 27f, 32ff, 43, 178, 193, 203,
   205, 298
Minerale 303
Mineralstoffe (Elektrolyte) 156, 252ff
Mitochondrien (AMA) 70, 84, 87
Mittelstrahlharn 148, 153
Molybdän 252, 287
Mononukleose 28, 41, 209, 218
**Monozyten** 31, **36,** 40f, 43, 191, 193,
   197
Monozytopenie 40
Monozytose 40
Morbus Addison 256, 263
Morbus Basedow 131
Morbus Bechterew (Spondylitis aky-
   losans) 176f, 180
Morbus Boeck 298

379

# Register

Morbus Crohn 41, 160, 180, 197, 238, 300, 305
Morbus Cushing 42, 166
Morbus Hodgkin 39, 41
Morbus Kahler 57, 208, 264
Morbus Meulengracht 79
Morbus Padget 85
Morbus Parkinson (»Schüttellähmung«) 8, 290
Morbus Reiter 180
Morbus Waldenström 208, 306
Morbus Whipple 225
Morbus Wilson 282f
Morphine 256
Mukoviszidose (zystische Fibrose) 180, 232
Muskeldystrophien 91, 285
Muskelerkrankungen 92, 105, 138, 199
Muskelfarbstoff 102
Muskelschwäche 126, 167, 260, 296, 299
Muskelschwund 139
Mycobakterien 312
Myelofibrose 32
Myeloische Leukämie 39
Mykoplasmen 28, 110, 113f
**Myoglobin** 96, **102f**
Myokardinfarkt s. Herzinfarkt
**Myosin** 97, **103**

**Natrium** 107f, 129, 252f, **254ff**, 259f
Nebenschilddrüse 85, 162, 184, 263f, 266f, 270, 291ff
Nekrose 101, 179
**Neopterin 241f**
Nephrotisches Syndrom 68, 145, 264, 305
Nervenschäden 208
Neurotop 309
Neutralfett 190
**Neutrophile Granulozyten 36ff**, 40
Nickel 288
Nierenbeckenentzündung (Pyelonephritis) 149ff

Nierenerkrankungen 68, 143, 145, 147, 151, 161ff, 180, 183, 213, 269, 271, 279, 297f
Niereninfarkt 92, 107
Niereninsuffizienz 122, 137f, 140, 152, 185, 257, 263, 271f, 292
Nierenkarzinom s. Hypernephrom
Nierenschwäche 27, 136, 153, 266, 274
Nierensteine (Uratsteine) 85, 149, 183, 183, 166
Nierentransplantation 146
Nierentuberkulose 149, 151
Nierenversagen 63, 66, 79, 140, 152, 161, 164, 186f
Nikotin 256
Nitrit 137
Nitropräparate 100
**Noradrenalin** 162, 285, **289ff**
**Normotest (NT) 50ff**
Normozytose 21, 27
Nüchternblutzucker 166f
Nukleinsäuren 182
NSE (Neurospezifische Enolase) 116, 228

Ödem 304f
Ödem, angioneurotisches 38
**oGTT (oraler Glukose-Toleranztest)** 163, **168ff**
Onkotischer Druck 70
Ornithose 210
Osmose 252
Osmotischer Druck 252, 260
Osteoblasten 83, 85
Osteocalcin 85
Osteochondrosen 175
Osteoklasten 244
Osteomalazie 85, 266, 296f
Östrogen 71, 132, 225, 236, 267, 270, 279, 284
Oxalase 153

**Pankreasfunktionstest** 119, **121ff**
Pankreasinsuffizienz 124

# Register

Pankreaskarzinom 117, 119, 228, 233f
Pankressaft 122f
Pankreatitis 82, 117fff, 122, 156, 190
Pankreozym 122
Papageienkrankheit 312
Papanicolaou-Test (PAP) 226, 314
Paraproteine 208
Parasiten 38, 157, 201, 313
Parasympathikus 289f
**Parathormon (PTH)** 85, 162, 230, 264f, 267, 270, **291ff**
Parotitis 120
PcP (primär chronische Polyarthritis) 176, 178
Pemphigus 38
Penicillin 28, 57f, 208
Pericarditis 88
Perniciosa 24, 26, 299, 301
perniziöse Anämie 26, 29, 35, 92, 199, 298, 300
Petechien 45
Pfeiffersches Drüsenfieber s. Mononukleose
pH-Wert (Harn) 18, 137, 141ff, 270
Phäochromozytom 162, 291
Phenacetin 28
Phenobarbital 309
Phentoin 309
**PHI (Phosphohexose-Isomerase)** 198f
Phlegmone 212
**Phosphat** 85, 104, 147, 162, 251f, 262, 265, 267, **270ff**, 292, 297f
Phospholipide 71, 189
Pilze 31, 110, 154, 200, 242, 312, 314
Plasmarenin 161
Plasmin 66
Plasmozytom 57, 208, 264, 306
Pneumocystis carinii Pneumonie 116
Pneumokokken 112, 213
Pneumonie s. Lungenentzündung
Polyarthritis 178
Polyglobulie (Vollblütigkeit) 19, 21, 30, 68, 184
Polymyositis 105

Polyzythämia vera 30, 32, 39, 68
Progesteron 225
Proinsulin 171
Prostatahypertrophie 121, 243
Prostatakarzinom 199, 221f, 243f
**Protein C** 49, **63ff**
**Protein S** 49, **63ff**
Proteinurie 145
Protozoen 312
**PSA (Prostataspezifisches Antigen)** 222, **243**
Pseudoglobulie 29
Pseudohypoproteinämie 306f
Psittacose 210
**PTT (Partielle Thromboplastinzeit)** 48ff, 52, 56, **58ff**, 61
Purinstoffwechsel 182
Pyelographie, intravenöse (IVP) 221
Pyelonephritis 150, 152
Pyurie 150

**Quick-Test (TPZ)** 48f, **50ff**, 56, 58ff

Rachitis 85, 266, 271, 296f
Radium 264
Renaler Diabetes 147
Renin 156, 161
Renin-Angiotensin-Aldosteron 255
Reserpin 170, 241
Retikuloendotheliales System (RES) 192
Retikulozyten 20, 23ff, 78
Rezidiv 230
**Rhesus-System** 15f
Rheuma 33, 174ff, 286f
**Rheumafaktoren (RF)** 172, 176, **177ff**
RNS 182f
Röteln 42
Rubidium 259
Rückenmark 289
Rückenmarkspunktion 201
Ruhr 158

Salmonellen 157f
Sarkoidose 41, 196

381

# Register

Saure Phosphatase (SP) 85, 221f, 244
Säure-Basen-Haushalt 141ff, 259, 268
SCC (Squamous-cell-carcinoma Antigen) 228
Scharlach 175, 213
Schilddrüsenfunktion, normale (Enthyreose) 134
Schilddrüsenkrebs 230, 232f
Schilddrüsenüberfunktion 125f, 131, 133ff, 161, 166, 293
Schilddrüsenunterfunktion 127ff, 133, 135, 190
Schilling-Test 26, 299f
Schwangerschaftsglukosurie 147
Segmentkernige Granulozyten 36
Sekretin 123
Sekretin-Pankreozymintest 117, 122f, 295
Selen 252f, 285f
Serotonin 39, 224, 240f
Serumcholesterin 186
Serumeisen 176, 275
Serumeiweiß 194, 207, 303ff
Serumelektrolyte 108
Serumnatrium 257
Serumphosphat 271
Shigellen 157f
Sichelzellenanämie 68
Sintrom 49
Skelettmuskelerkrankung 89, 91, 105f
Sklerodermie 218
Sonographie 221
Soor-Infektion 154
SP 1 (Schwangerschaftsspezifisches Beta-1-Glykoprotein) 238
Spondylarthrosen 175
Spondylitis akylosans 176
Sprue s. Zöliakie
Stabkernige Granulozyten 36, 38
Staphylokokken 112, 157
Steatorrhoe (Fettstuhl) 156
Stenokardie 100
Sternalpunktat 23
Steroidhormone 71

Stoffwechselstörung 167, 182
Strahlenschäden 29, 35
Streifchentest 141, 144f, 147f, 153
Streptokinase 57
Streptokokken 112, 175, 212ff
Streptokokken Gruppe A 212, 214
Streptokokken Gruppe B 213
Streptokokken-Serologie 212ff
Streptokokken-Toxine 212
Streptolysin 214
Strontium 264
Struma 130, 266
Stuhl 73, 94, 98, 124, 155, 158, 183, 222f, 259, 305
Stuhltest auf okkultes Blut 159, 222
Stuhluntersuchungen 155ff, 159
Sulfonamide 28, 131
Syphilis 41f, 208, 216ff, 312
Syphilis-Serologie 216ff
Systemischer Lupus Erythematodes 180f

T-Lymphozyten 41ff, 193
Target-Zellen 25
TBG 130ff
Tegretol 309
Testosteron 71
Tetanie 293
Theophyllin 310
Transcalciferin 297
Transfusion 96, 277f
Thrombin 53, 55
Thrombinzeit (TZ) 48f, 55ff, 59ff
Thrombopathie 46
Thrombopenie 46, 246, 299
Thromboplastinzeit (TPZ) 50
Thrombosen 44, 47, 54, 56, 59ff, 63ff, 90, 103, 149, 197, 244, 306
Thrombotest (TT) 50ff
Thrombozyten (Blutplättchen) 18, 30, 32, 34ff, 45ff, 57, 118, 178, 244, 246, 249, 299, 301
Thyreostatika 130
Thyroxin (T4) 71, 125ff, 129ff, 134, 161

# Register

Tine-Test 115
Titer 98, 209f, 215, 219
TPA (Tissue Polypeptide Antigen) 116, 226, 228
TPHA (Treponema-pallidum-Häma-glutinations-Assay) 217ff
**TPZ (Quick-Test) 50ff**
Trachom (Bindehautinfektion) 210
**Transaminasen (GOT, GPT)** 70, 79, 81, 83, **86ff**
**Transferrin** 25, 29, 276, **278f**
Transplantation 241
Traubenzucker (Glukose) 69, 165
Treponem 217
Treponema pallidum 216
Treponemenspezifische IgM-Antikörper 219
**TRH-Test** 127, 130f, **133ff**
Trichinen 38
Trichomonaden 154
Trigeminusneuralgie 309
**Triglyceride** 14, 71, 117f, 127, 163, 186, 189, **190**, 249f
**Trijodthyronin (T3)** 71, 125ff, 130, **132f**, 161
Tripolphosphat 153
Trypsin 119, 122f
**TSH (Thyreoideastimulierendes Hormon)** 127f, 130f, **133ff**, 161
Tuberkelbazillen 113, 115
Tuberkulose 32, 41, 110, 114ff, 150, 184, 196, 199, 218, 312
Tumormarker 116, 119, 226, 228ff, 231, 234ff, 238ff
Tumor-Nakrose-Faktor 195
Turbidimetrischer Test 121
Typhus 32, 157f

Übergewicht 163, 169, 171
Ultraschall 230, 314
Unterzucker 167, 170
Urämie 66, 139, 277
Urate 152
Urethritis (Harnleiterentzündung) 151
Urobilinogen 78

Urtikaria (Nesselfieber) 38

Vagotomie 295
Vanadium 288
**Vanillinmandelsäure** 162, 285, **289ff**
Varizellen (Windpocken) 218
Vaskulitis 41
VDLR-Test 218
Verbrauchskoagulopathie 52f, 59f, 62, 64, 66
Verschlußikterus 78f, 84, 88
Vibrio cholerae 158
Virushepatitis 87
Virusinfektion 33, 96, 180
Vitamine 156, 289ff
Vitamin A 267
**Vitamin B-12** 20, 24, 26, 29, 35, 92, 199, 195, **298ff**
Vitamin-B-12-Resorption 298
**Vitamin D** 85, 263f, 266f, 270, 292f, **296ff**
**Vitamin-D-Hormon** 292f, **296ff**
Vitamin E 285
Vitamin K 52, 63f
VLDL 71, 190
Vollblütigkeit s. Polyglobulie
**Vorsorgeuntersuchung 13f**

Waaler-Rose-Test 178f
Windpocken 218

Xanthom 190
Xanthurie 185

Yersinien 157

Zellulose 155
Ziehl-Neelson-Färbung 312
Zink 252f, 286f
**Zirkulierende Immunkomplexe** 176, **179f**
Zitratplasma 58, 63, 65

# Register

Zöliakie 124, 224f, 264, 300f
Zollinger-Ellison-Syndrom (Gastrinom) 294f
Zucker im Harn 146ff, 164
Zuckerbelastungstest 168
Zuckereinstellung 172f
**Zuckerkrankheit** 141f, 144, **164ff,** 182, s. a. Diabetes mellitus
Zuckerstoffwechsel 90
Zwölffingerdarmblutungen 160

Zwölffingerdarmgeschwür 93, 117, 211, 294f
Zylinder im Harn 146, 151f
Zystennieren 149
Zystitis (Blasenentzündung) 150
**Zytologie 314f**
Zytomegalie 42
Zytoplasma 87, 90, 198
Zytostatika 206
Zytostatikatherapie 33